被遗忘的古方

（第三辑）

主　编　钟相根　徐　爽

副主编　任沁怡　王海晓

编　委（按姓氏笔画排序）

王海晓　任沁怡　张卫平

郑智礼　封　婷　赵沛涵

赵京博　钟相根　徐　爽

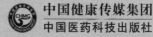

中国健康传媒集团

中国医药科技出版社

内容提要

本书作者查阅了大量的文献资料，撷英取华，将一些名医喜用但并不为人熟知的中医古方收入本书，共计48首。每首方剂从来源、组成、用法、功效、主治、方解、名医经验、临床应用方面予以详细介绍，最后，用方剂歌诀予以总结，以便读者记忆掌握。全书内容丰富，资料珍贵难得，值得中医院校师生、临床大夫收藏研读。

图书在版编目（CIP）数据

被遗忘的古方 . 第三辑 / 钟相根，徐爽主编 .—北京 : 中国医药科技出版社，2023.8
ISBN 978-7-5214-4104-8

Ⅰ . ①被… Ⅱ . ①钟… ②徐… Ⅲ . ①方剂—汇编—中国—古代 Ⅳ . ① R289.2

中国国家版本馆 CIP 数据核字 (2023) 第 151230 号

美术编辑　陈君杞
版式设计　易维鑫

出版　**中国健康传媒集团** | 中国医药科技出版社
地址　北京市海淀区文慧园北路甲 22 号
邮编　100082
电话　发行：010-62227427　邮购：010-62236938
网址　www.cmstp.com
规格　710×1000mm　¹/₁₆
印张　17 ¹/₂
字数　342 千字
版次　2023 年 8 月第 1 版
印次　2023 年 8 月第 1 次印刷
印刷　北京市密东印刷有限公司
经销　全国各地新华书店
书号　ISBN 978-7-5214-4104-8
定价　**45.00 元**

获取新书信息、投稿、为图书纠错，请扫码联系我们。

　　中医方剂，是历代医家临床经验的结晶，是中医临床防病治病的主要手段。纵观秦汉以来，新方创制不断增加，载方文献汗牛充栋，组方理论渐趋完善，为炎黄子孙的健康和中华民族的繁衍昌盛作出了巨大贡献。然而，中医方剂数量众多。彭怀仁主编的《中医方剂大辞典》收载有方名的方剂约 10 万首，而全国高等中医药院校规划教材《方剂学》介绍方剂仅三百余首，因此，有大量方剂并不为众人熟知，随着时间流逝，慢慢地已被后人遗忘。纵观近现代名医成才之路，有个非常有趣的现象，即每位名医都有几首自己临床应用非常得心应手的古方，并积累了大量经得起时间、实践检验的古方应用经验，形成了自己独特的认识。如已故名医江尔逊喜用"金沸草散"治咳嗽，云："数十年来，余治咳嗽，无论新久，亦无论表里寒热虚实，恒喜用此方化裁。"国医大师伍炳彩喜用《温病条辨》之"杏仁汤"，称此方为"夏秋季退热神剂"。然而，这些古方并没有被《方剂学》教材收录，不为人熟知。有些古方虽见诸于《方剂学》教材，他人并不陌生，然其临床运用之要妙并没有为他人掌握，极大地限制了该古方的临床应用。这些名医历经多年积累的古方应用经验，已成为中医药学宝库中重要的组成部分，挖掘整理并继承发扬这些古方应用经验，具有十分重要的现实意义。

　　有感于此，我一直想把当代名医各自所掌握的古方收集成册，广而告之，如此更多的医者会用这些古方去救助更多患者，服务于健康中国这一国家战略。然岁月蹉跎，时光荏苒，转眼已过十余年，今终集结成册，名之曰《被遗忘的古方》，并将之陆续整理出版，此为第三辑。

编　者

2023 年 6 月

Contents
目 录

安冲汤 01

【来源】

安冲汤，源于清·张锡纯《医学衷中参西录·治女科方》。

【组成】

白术（炒）六钱　生黄芪六钱　生龙骨（捣细）六钱　生牡蛎（捣细）六钱
大生地六钱　生杭芍三钱　海螵蛸（捣细）四钱　茜草三钱　川续断四钱

【用法】

水煎服。

【功效】

益气健脾，固冲摄血。

【主治】

治妇女经水行时多而且久，过期不止或不时漏下。

【方解】

方中生黄芪、白术健脾益气固冲，为君药；生地黄、白芍、续断滋阴补肝肾，为臣药；生牡蛎、生龙骨、海螵蛸收敛固涩止血，茜草化瘀止血，使止血而不留瘀，共为佐药。张锡纯云："（茜草、海螵蛸）大能固涩下焦，为治崩之主药也。"全方配伍，共奏益气健脾、固冲摄血之效。

【名医经验】

全国名中医欧阳惠卿教授认为，安冲汤益气固冲止血，是治疗妇科月经病之名方、验方。欧阳教授临证多年，常以安冲汤为基础方治疗崩漏，并根据临证情况灵活加减化裁。欧阳教授认为，久漏必有瘀，患者舌象可见瘀斑，此时加入善治气血不和之蒲黄，生用善活血化瘀、炒用可止血妄行。且崩漏日久，气随血脱，阴津耗伤，胞宫失于温煦，欧阳教授常加入山茱萸收敛元气、敛阴固脱，以固护冲任。此外，其在治疗肝经湿热证之多囊卵巢综合征时强调，湿热之邪流注下焦，损伤冲任，血海失常，是导致本病发生的原因，但不能一味使用龙胆泻肝汤泻火祛湿，当清热解毒祛湿、益气固冲止血方能奏效，因而选择以安冲汤为基础方加减，收获显著疗效。冯倩怡，黄洁明.欧阳惠卿活用安冲汤医案3则［J］.新中医，2018，50（2）：178-179.

邓启源教授临证数年，常用安冲汤治疗妇科各种出血疾病，如流产后子宫出血不止、经行淋漓不止、更年期子宫出血不止、不全流产导致出血不止等，疗效甚佳。邓教授认为，安冲汤具有补脾、益气、收敛等功用，在临床中只要加减得当，对证属中气下陷、脾失统摄的出血病证，均可收到明显疗效。邓老还指出，本方在治疗过程中未有不良反应发生，且药价低廉、易于购买，不仅能为患者减少痛苦，还能节约经济费用。邓启源.邓启源医学文集［M］.福州：福建科学技术出版社，2018：273-274.

【临床应用】

案1：崩漏（欧阳惠卿医案）

黄某，女，38岁，孕0。因"月经紊乱半年，阴道出血9天"于2015年4月28日初诊。既往月经周期27～34天，经期6～7天，量中等，无痛经，无血块，经前乳胀。2014年11月因家庭、工作压力和哮喘发作，出现月经紊乱，先后不定期20～50天，每次经量较以往月经少，10～20天方干净。4月2日少量阴道出血，一周干净；4月20日开始阴道出血，量略多，色鲜红，无血块，无腹痛及腰酸；4月28日阴道出血量未明显减少，前来就诊。症见：无咳嗽及气喘，怕冷，夜汗多，夜寐欠佳，胃纳一般，大便稀烂，舌淡胖、舌尖边红见瘀斑，苔厚白，脉细。B超提示：子宫大小正常，内膜厚0.8cm，双附件未探及明显异常回声。处方：黄芪30g，生地黄、茜草、生龙骨（先煎）、生牡蛎（先煎）、续断各20g，白芍、地榆各15g，白术、海螵蛸、蒲黄、远志各10g。5剂，每天1剂，水煎分2次服。服药4剂后阴道出血停止，夜汗减少，睡眠改善，大便成形。

5月5日二诊：无阴道出血，白带不多，手心热，余无特殊不适，舌淡、舌尖红见瘀斑，苔薄白，脉细。处方：黄芪、山茱萸各 30g，生地黄、生牡蛎（先煎）、生龙骨（先煎）、续断、丹参各 20g，地骨皮、远志各 15g，白术、三七各 10g，浮小麦 40g，甘草 6g。4 剂，每天 1 剂，水煎分 2 次服。

5 月 10 日至 11 日，自觉透明白带增多，5 月 23 日月经来潮，量正常，色鲜红，5 天干净。随访，末次月经 6 月 21 日，量色正常，6 天干净，无特殊不适。

原按 《素问·上古天真论》曰："太冲脉盛，月事以时下，故有子。"女子以血为本，而冲为血海，对女性的发育和生殖有着至关重要的作用，且冲任二脉源于胞中，劳伤过度，冲任不固，不能制约经血。欧阳教授认为本案患者正因劳伤过度耗伤冲任气血，冲任失调则血海蓄溢失常，导致月经周期、经期皆紊乱，故以安冲汤固冲任、摄经血。方中黄芪补气升提以治崩带，白术为后天资生之要药，黄芪、白术合用则补气健脾，统摄经血。龙骨能收敛正气，凡元气精血滑脱皆能止，且敛正气而不敛邪气，配伍固精止带之牡蛎，收涩固脱之力更强。续断补肾以固冲任、摄经血。海螵蛸即乌贼鱼骨，能补益肾经而助其闭藏之用，兼能活血消瘀，茜草功效凉血止血、祛瘀通经，此二药实为开通之品，又具收涩之力，相得益彰。生地黄、地榆清热凉血生血、白芍滋阴养血、退热除烦、敛阴，且可制黄芪之温燥。欧阳教授以为，久漏必有瘀，患者舌象可见瘀斑便是佐证，故方中加入蒲黄，蒲黄善治气血不和，生用活血化瘀力优，炒用又善止血妄行。远志安神益智，且善理肺利痰，患者崩漏始于哮喘发作，欧阳教授加用远志充分体现其治病溯源的思想。纵观全方，先后天同治而兼标本，固涩经血而不留邪，疗效显著。血属阴分，崩漏日久则耗伤阴津，虚瘀互结，第二阶段治疗在益气固冲的基础上加用山茱萸以敛阴固脱，佐地骨皮、浮小麦以清虚热，并加三七、丹参以活血化瘀。经治患者诸症告愈。

冯倩怡，黄洁明. 欧阳惠卿活用安冲汤医案 3 则［J］. 新中医，2018，50（2）：177-178.

案 2：无排卵性功能失调性子宫出血（欧阳惠卿医案）

赵某，女，47 岁。2015 年 1 月 19 日初诊。既往月经规律，周期 30 天，经期 5 天，量偏多。近 2 ～ 3 年月经周期、经期紊乱，未系统诊治。孕 3 产 3，已结扎。末次月经 2014 年 10 月 7 日，10 余天方净，经量多。2014 年 12 月 31 日因"阴道流血量多"于外院行诊断性刮宫术，术后阴道流血量减少，3 天干净，术后病理结果提示：子宫内膜单纯性增生过长。2015 年 1 月 17 日再次出现阴道流血，量多，至就诊时已用日用卫生巾 10 片，均湿透，血色红，有血块，伴下腹坠胀疼痛，1 月 18 日查 B 超提示子宫大小正常，内膜厚 6mm，双附件区未见占位性病变，舌苔黄，脉细。处方：续断、黄芪各 30g，山茱萸、茜草各 20g，生地黄、白术、白芍、生龙骨（先煎）、生牡蛎（先煎）各15g，海螵蛸、三七、蒲黄（包煎）、艾叶各10g。7剂，每天1剂，复煎，早晚各1次温服。

2015年2月2日二诊：服药后，阴道流血于1月22日止，面色萎黄，耳鸣，便溏，无头晕，舌暗瘀、苔白，脉细。初诊方去白芍，7剂，每天1剂，水煎饭后温服。

2015年2月14日三诊：1月22日血止后一直无阴道流血，白带略多，质稠，汗多，动则甚，夜间盗汗，纳眠好，二便调。舌淡红有齿印、苔白厚干，脉沉细缓。处方：浮小麦60g，生薏苡仁30g，旱莲草、茯苓、山茱萸各20g，麻黄根、煅牡蛎（先煎）、续断、女贞子各15g，白术、陈皮各10g。7剂，每天1剂，复煎，早晚各1次温服。药后患者诸症消失，3月23日月经来潮，6天干净，量不多，随访3个月，月经周期30～35天，经期5～6天，量色质正常。

原按 本案属于西医学中的无排卵性功能失调性子宫出血范畴，西医一线治疗方案是激素治疗，对于急性大出血者，施以诊断性刮宫术以求速效。但本案患者于诊刮后短暂止血，半月后再次出现大量阴道流血，证明该法对其无效。欧阳教授细究其因，认为患者七七肾气衰，天癸竭，任脉虚，太冲脉衰少，不能固摄气血，出现崩漏反复，故治疗上应以补肾益气、固冲止血为法，方选安冲汤。然欧阳教授考虑崩漏日久，气随血脱，元气耗伤，胞宫失于温煦，故方中加入山茱萸以收敛元气、固涩滑脱，艾叶以暖气血而温经脉。且崩漏常虚瘀互结，瘀血不去则新血不生，以三七、蒲黄祛瘀生新。后期治疗阶段，欧阳教授考虑诸症皆因阴津亏虚所致，且复旧当重视调补脾肾，兼理心肝气血，故以二至丸养阴津，浮小麦、麻黄根、煅牡蛎以敛阴止汗，白术、山茱萸、续断、茯苓、薏苡仁以健脾补肾，陈皮、厚朴以理气。药后诸症皆消，月经规律。冯倩怡，黄洁明. 欧阳惠卿活用安冲汤医案3则［J］. 新中医，2018，50（2）：178.

案3：多囊卵巢综合征（欧阳惠卿医案）

谢某，女，22岁。因"月经紊乱8年"于2015年5月11日就诊。14岁月经初潮，周期14～37天，经期7～30天，每月来潮时，经量正常；不规则出血时，经量少，色暗红，无血块，无痛经。2012年11月起于广州中医药大学第一附属医院门诊就诊，曾查性激素六项提示黄体生成素/卵泡刺激素＞3，睾酮升高，诊断为多囊卵巢综合征，以龙胆泻肝汤加减治疗，效果一般。2015年3月11日至5月4日反复不规则阴道流血，量时多时少，伴腰背酸痛，口咽干燥，带下偏多，水样，无阴痒，小便黄，大便干结，2～3天一行。舌暗红、舌尖红、苔微黄，脉细滑。妇科检查：外阴已婚式，阴道分泌物量中等，色白，宫颈光滑，宫体前位，大小正常，活动尚好，右附件增厚，压痛（+），左附件区未见明显异常。B超提示：子宫大小正常，双附件区未见明显包块，双侧卵巢多囊样改变，子宫直肠窝液性暗区。处方：山茱萸30g，续断、旱莲草、茜草、黄芪各20g，生地黄、败酱草、生龙骨（先煎）、生牡蛎（先煎）各15g，白术、三七、蒲黄、海螵蛸各10g。7剂，每天1剂，复煎，早晚各1次温服。

2015年5月21日二诊：服药后未再有阴道流血，面色萎黄，腹胀，大便稀烂，1～2天1次，舌暗红瘀斑、苔略黄，脉细弦。处方：续断、麦芽各30g，山茱萸、黄芪、丹参各20g，生龙骨（先煎）、生牡蛎（先煎）、白术、茜草、生地黄各15g，海螵蛸、三七、陈皮各10g。10剂，每天1剂，水煎饭后1次温服。末次月经5月25日至6月4日，经量中等，未诉特殊不适。

原按 多囊卵巢综合征是妇科疑难病之一，目前病因不明，治疗效果不佳。根据中医理论审证求因，本病责之于肾、肝、脾三脏，临床常分为肾虚、气滞血瘀、肝经湿热等证型，临床上许多医家拟专方随症加减治疗，其中，因肝经湿热证最为多见，故常以龙胆泻肝汤加减治疗。本案患者以龙胆泻肝汤加减治疗后仍出现反复不规则阴道流血，欧阳教授细察之，认为湿热之邪流注下焦，损伤冲任二脉，开合失宜，血海蓄溢异常，导致本病的发生，不能一味泻火祛湿，当清热解毒祛湿、益气固冲止血方能奏效，予安冲汤加减。欧阳教授予安冲汤补气升提、活血摄血基础上去白芍，以避阴柔之物，加败酱草图其入肝经，既能清肝胆湿热，又能祛瘀止痛，再以山茱萸收敛正气以固冲任，三七、蒲黄祛瘀血、生新血，以旱莲草补益肝肾、凉血止血。全方攻补兼施，摄血而不留邪，药后止血效果显著。再诊，欧阳教授辨其中阳不振导致面色萎黄、腹胀、便溏，前方基础上加用麦芽、陈皮健脾理气，《医学衷中参西录》提到麦芽与人参、黄芪、白术并用，能增强运化补益之力，不至作胀满，且麦芽善舒肝气以行肾气，为疏肝健脾补肾之良品。诸药配伍，各司其职，故能收效。冯倩怡，黄洁明. 欧阳惠卿活用安冲汤医案3则[J]. 新中医，2018，50（2）：178-179.

案4：流产后子宫出血不止（邓启源医案）

危某，22岁，工人，1966年2月27日初诊。其母代诉：小女早产后至今已有月余，阴道一直出血不止，曾服中西草药多次，血仍淋漓不断，至今精神倦怠，四肢无力，动则头晕心悸，夜眠不宁，寐则梦多纷纭。查体：面肤苍白无华，舌质淡红，肌肤有虚浮之象，双足按之微陷，脉来濡数。辨证：诊为气血双亏，冲任不固。处方：安冲汤加减。炙黄芪10g，吉林参10g，龙骨15g，牡蛎25g，炒白芍10g，海螵蛸10g，茜草10g，炭南山楂15g，嘱其连服2剂。

二诊：药进 2 剂，其症若失，血已全止，精神较前振作，唯面肤尚苍白，肌肤仍有虚浮，处以八珍汤加黄芪，调理而告痊愈。邓启源. 邓启源医学文集 [M]. 福州：福建科学技术出版社，2018：272.

案 5：经行淋漓不止（邓启源医案）

江某，38 岁，工人，1972 年 10 月 2 日初诊。自诉：上月初经水适行，因家务繁重，劳累过甚，以致经来淋漓不尽，迄今已将近 1 个月，时多时少，色淡不鲜，头晕目花，腰酸腹坠，经治未愈。查体：面苍不华，肌肉消瘦，舌质淡白，脉来沉细无力。辨证：诊为脾失统摄，中阳下陷，以致经行不尽。处方：安冲汤加减。黄芪 15g，白术 10g，龙骨 15g，牡蛎 25g，海螵蛸 10g，阿胶 15g，西党参 15g，炙甘草 5g，嘱其连进 3 剂。

二诊：喜而告曰药进 2 剂，血已大减，3 剂进后，血已全止，诸症亦感好转。后以补中益气汤调理，服 5 剂而安。邓启源. 邓启源医学文集 [M]. 福州：福建科学技术出版社，2018：272-273.

案 6：更年期子宫出血不止（邓启源医案）

朱某，49 岁，1973 年 5 月 15 日初诊。自诉：前 5 个月月经由原来 5 日减至 2 日，且量少色淡。前 2 个月经停未行，自以为经已绝，唯感头晕，夜眠差，性情急躁，好生气，口中干苦，少腹时感闷痛。前 1 周，经水复行若崩，色紫有块，至今 8 日尚未停，曾服止血诸药及打针，血仍不止，要求治疗。查体：舌赤苔薄，脉来弦实有力。辨证：断为肝经血热妄行。处方：安冲汤加减。生地黄 15g，生白芍 15g，炭栀子 10g，生龙骨 15g，生牡蛎 15g，海螵蛸 10g，茜草 10g，嘱其连进 2 剂。

二诊：服药后 1 剂减，2 剂血全止，唯夜眠较差，口苦舌赤，脉仍弦实，处以龙胆泻肝汤合知柏六味加减而告痊愈。邓启源. 邓启源医学文集 [M]. 福州：福建科学技术出版社，2018：273.

案 7：不全流产，出血不止（邓启源医案）

涂某，41 岁，农民，1971 年 6 月 4 日初诊。自诉：妊娠 4 个月余，因跌扑致见红，经服用安胎诸药，血未止，后住某医院，诊断为不全流产，经刮宫一次，血仍淋漓不尽，该院再度动员刮宫，患者因恐惧而拒绝，后到本院，要求服中药治疗。查体：神志清晰，肌肉消瘦，面苍无华，舌淡色暗，脉来弦数。辨证：拟诊瘀血内积。治则：治宜祛瘀止血。处方：安冲汤加减。生地黄 10g，赤芍 10g，白芍

10g, 茜草 10g, 海螵蛸 10g, 益母草 15g, 粉甘草 3g, 生黄芪 10g, 嘱服 3 剂。

二诊: 药后血已全止, 后以四物汤加味调理而愈。邓启源. 邓启源医学文集[M].
福州: 福建科学技术出版社, 2018: 273.

案8: 功能失调性子宫出血 (吴克明医案)

陈某, 43 岁, 初诊时间 2007 年 11 月 8 日。患者以阴道间断出血 3 个多月, 血量增多 3 天就诊。平素月经规律, (4~5)/28 天, 量、色、质均正常。G2P1+1。末次月经 2007 年 6 月 21 日。就诊前 3 天始血量增多, 色暗红, 夹血块。伴腰酸小腹胀, 纳眠差, 阵发潮热汗出, 全身乏力, 头晕耳鸣, 四肢欠温, 大便溏, 小便调。舌淡红, 苔薄黄, 脉沉细。既往体健。辅查: 血常规示 PLT 111×10^9/L, HGB85g/L。B 超示: 子宫前后径 3.5cm, 内膜厚 0.6cm, 余 (-)。中医诊断为崩漏 (脾肾两虚证)。西医诊断: 围绝经期功血; 继发贫血。治法: 补肾健脾, 清热凉血, 固冲止血。处方安冲汤化裁: 黄芪 30g, 炒白术 12g, 黄芩 12g, 焦栀子 12g, 干地黄 12g, 白芍 12g, 山茱萸 15g, 炒川续断 15g, 茜草 15g, 仙鹤草 30g, 陈皮 12g, 桑寄生 15g, 炒地榆 15g, 生牡蛎 30g, 上方共 4 剂, 水煎服, 每日 1 剂, 分 3 次服。血止后服中成药八珍颗粒, 每次 3.5g, 每日 2 次冲服。注意阴部清洁卫生, 放松紧张情绪。

二诊 (2007 年 11 月 12 日): 服药 3 剂后阴道流血已干净, 纳谷渐增, 觉阴部微痒, 偶有潮热汗出, 腰酸, 大便不实, 舌质仍淡红, 脉沉细。治则: 补肾健脾, 养血调经。方药: 黄芪 30g, 当归 12g, 炒白术 12g, 干地黄 12g, 山药 15g, 枣皮 15g, 炒续断 15g, 桑寄生 15g, 女贞子 15g, 旱莲草 15g, 补骨脂 15g, 陈皮 12g, 6 剂, 煎服方法同前, 继服八珍颗粒, 同时予皮肤康洗液清洗外阴。

三诊 (2007 年 11 月 22 日): 药后大便得实, 寐食俱佳, 腰酸乏力有所好转, 潮热汗出减轻, 无阴痒, 继用上方, 去续断、桑寄生, 加五味子 8g、枸杞子 15g。5 剂, 煎服方法同前, 继用八珍颗粒。停药后观察数月, 经事正常, 余症皆愈。罗春艳, 方英, 季青云, 等. 吴克明教授运用安冲汤化裁治疗崩漏经验介绍[C].
第十次全国中医妇科学术大会论文集. 2010: 55.

> **方剂歌诀**
>
> 安冲汤安经水久, 过期不止不时漏。
>
> 海蛸茜草龙牡地, 术芍黄芪川续断休。

保元汤 02

【来源】

保元汤方名最早见于明·魏直《博爱心鉴·上卷》，后《医方考》《景岳全书》《医宗金鉴》等医著中所载保元汤均增以魏直方后加减法之小剂量肉桂，仍旧名为保元汤。

【组成】

黄芪三钱　人参二钱　甘草（炙）一钱　肉桂春夏二三分，秋冬六七分

【用法】

上四味，水煎服。

【功效】

益气温阳。

【主治】

治男妇气虚之总方也。婴儿惊怯，痘家虚者，最宜。

【方解】

方中黄芪补气升阳、托毒生肌，为君药；人参补益脾肺、大补元气，挽危厄于顷刻，为臣药；肉桂少量，温暖元阳，助阳化气，为佐药；炙甘草益气和中、调和诸药，为使药。正所谓"人参益内，甘草和中，实表宜用黄芪，助阳须凭官桂。前三味得三才之道体，后一味扶一命之巅危"。四药共奏益气温阳之功，气充体壮则虚损自复。

【名医经验】

国医大师李辅仁教授运用保元汤合四物汤加阿胶、艾叶作为经验方治疗痛经

证属气血虚弱者。症见经期或经后小腹绵绵作痛、按之痛减、面色苍白、精神倦怠、语声低微、月经量少、舌质淡红、舌薄白、脉虚细。李教授认为，气血充足则荣而痛消失，治疗时应益气补血。本方中人参可换党参，与黄芪相伍具有很好的补气作用。宁泽璞，蔡铁如，杨建平.国医大师专科专病用方经验（第2辑）·妇科病分册［M］.北京：中国中医药出版社，2018：83-84.

全国名老中医谢昌仁教授运用保元汤治疗冠心病之心肾阳虚证，颇有疗效，病情重者用原方中的人参，轻者可用党参代替。谢教授认为冠心病等心系疾病若屡感风热，易伤气阴；风湿乘袭，心阳更衰；久病当从瘀血治。故气阴伤加黄芪、玉竹，改善心肌营养，增强心肌收缩力，提高机体对疾病及外界环境的抵抗力和适应性，以利心律失常的恢复；阳虚水泛者合用真武汤；血瘀者加当归、丹参，扩张血管，增加冠状动脉的血流量，改善心肌代谢。李柳骥，李志明，林毅.心律失常［M］.北京：人民军医出版社，2012：313-314.

全国著名经方大师王付教授认为，运用保元汤与失笑散合方，可以治疗心系疾病之心气虚夹瘀证，其辨治要点是心悸、心痛如刺、舌质暗淡、苔薄白，并根据临床情况对方药和药量进行加减化裁，如气虚甚者，可加大人参、黄芪的用量。为巩固疗效，可易汤剂为散剂继服。王付.王付内科杂病选方用药技巧［M］.郑州：河南科学技术出版社，2016：194-195.

【临床应用】

案1：怔忡（查玉明医案）

李某，男，50岁。初诊：2003年9月27日。既往患冠心病、心律不齐，频发多源性早搏。因胸闷心悸多次住院治疗，近半年诸症复发。现症：面色晦黄，舌绛少苔，心悸气短，心区隐痛，神疲胸闷，夜间时有憋醒，尿频数，色清，血压正常。脉沉缓而细，结代，脉率50次/分。辨证：系心阳虚衰，下元不足，肾气不能蒸化，导致阳衰，气阴两损，营卫失调则心律不齐；久则气血亏虚，故见心悸神疲，面色少华，脉动不能相续、时现间歇、结代频见。诊断：怔忡、心动悸（心动过缓、心律不齐）。治则：温阳益气，养心复脉。方药：生脉散合保元汤加减。党参30g，麦冬25g，五味子10g，黄芪50g，桂枝10g，仙灵脾15g，补骨脂10g，甘草10g，川芎15g，赤芍15g，大枣10枚。高新彦，张麦芳.冠心病中医诊疗经验集［M］.西安：西安交通大学出版社，2011：133.

案2：冠心病（谢昌仁医案）

李某，女，72岁。1992年12月13日初诊。胸闷、心悸3年余。多次查心电图示：心房纤颤、冠状动脉供血不足。刻下症见：头晕、心悸，气短，语声低微，懒动乏力，下肢浮肿，不能劳作。脉象细弱，至数不均，苔薄白。证系心气衰弱，胸阳失展，心脉运行失调，肾阳亦虚。治拟温阳益心、兼顾肾元。方用保元汤合真武汤加减。处方：熟附子6g，干姜4g，茯苓15g，白芍12g，太子参15g，黄芪20g，肉桂1.5g（后下），炙甘草6g，玉竹12g，当归6g，丹参12g。多次复诊，症状明显改善，家务操作如常，后以养心汤加减调理，病情稳定。

原按 本证属心肾阳气衰微，心火不得下降于肾，阴水停聚不化，上凌心肺。治以益气温阳利水。保元汤出自《景岳全书》，由参、芪、桂、草组成，有温补阳气之功。重者用人参，轻者用党参，参芪补肺脾之气，甘草补胃气，肉桂温肾气，补命门，四药相伍，可使内外上下之气皆得温补。真武汤出自《伤寒论》，取其温阳行水。以附子、干姜振奋心阳，"益火之源，以消阴翳"。黄芪、玉竹补气养阴改善心肌营养，增强心肌收缩力，提高机体对疾病及外界环境的抵抗力和适应性，以利心律的恢复；当归、丹参养血活血化瘀，扩张血管，增加冠状动脉的血流量，改善心肌代谢。谢老认为：心系疾病成因不外虚实二端，虚者乃气血、阴阳之不足，实者咎痰、瘀、气滞为患。屡感风热，易伤气阴；风湿乘袭，心阳更衰；肥人多痰，多气虚；咳喘需顾及肺肾；久病当从瘀血治。李柳骥，李志明，林毅.心律失常［M］.北京：人民军医出版社，2012：313-314.

案3：心绞痛（王付医案）

马某，女，64岁，郑州人。有多年冠心病心绞痛病史，1年来心绞痛发作较频繁，服用中西药但未能有效改善心绞痛，近由病友介绍前来诊治。刻诊：心痛如针刺，时时心悸，心烦，倦怠乏力，面色不荣，全身怕冷，手足不温，腹胀，口腻不渴，舌质暗淡夹瘀紫、苔薄白，脉沉弱略涩。辨为心阳虚夹痰瘀证，治当温补心阳、活血化痰，给予保元汤、茯苓四逆汤、小半夏汤与失笑散合方加味。黄芪18g，红参10g，肉桂8g，生附子5g，干姜5g，茯苓12g，生半夏24g，生姜24g，五灵脂10g，蒲黄10g，陈皮15g，炙甘草6g。6剂，水煎服，第1次煎40分钟，第2次煎25分钟，合并药液，每日1剂，每次服150ml左右，每日分早、中、晚3次服。

二诊：心痛减轻，心悸好转，以前方6剂继服。

三诊：仍然腹胀，心痛较前又有减轻，以前方变陈皮为24g，6剂。

四诊：腹胀减轻，心悸基本消除，以前方减陈皮为15g，6剂。

五诊：心烦止，仍有轻微全身怕冷，以前方6剂继服。

六诊：心痛基本缓解，口腻基本消除，以前方6剂继服。

七诊：诸症基本消除，又以前方治疗30剂，为了巩固疗效，以前方变汤剂为散剂，每次6g，每日分早、中、晚3次服。随访1年，一切尚好。

原按 根据心悸、倦怠乏力辨为心气虚，再根据全身怕冷、手足不温辨为心阳虚，因腹胀、口腻辨为痰湿，又因舌质暗淡夹瘀紫辨为瘀。以此辨为心阳虚夹痰瘀证。方以保元汤补气温阳；以茯苓四逆汤温阳散寒，益气宁心；以小半夏汤燥湿化痰；以失笑散活血化瘀止痛。方药相互为用，以奏其效。王付. 王付内科杂病选方用药技巧［M］. 郑州：河南科学技术出版社，2016：195-196.

案4：皮肤紫斑（沈国良医案）

林某，男，8岁，1968年春初诊。皮肤出现大小不等紫斑点年余，经医院输血等治疗病情不能控制，转诊于余。症见：面色淡黄，唇白无华，精神不振，肌肉消瘦，气促，食少声微，下肢散见黑斑，右胁连中脘微痛，舌淡无苔，六脉沉而虚。证属气虚夹瘀，血脉流行不畅，致血不循经所致。治以补气祛瘀生新法。保元汤加味：党参12g，黄芪9g，桂枝9g，炙甘草3g，三七3g。水煎服，4剂。

二诊：精神转佳，呼吸平稳。黑斑稍减，宗上方再给4剂。

三诊：症状基本消失，守前方去三七加怀山药12g，再服4剂而愈。中华全国中医学会福建龙溪分会，福建省龙溪地区医学科学研究所. 福建省龙溪地区老中医学术经验汇编［M］. 1981：114-115.

案5：胸痹（胡思荣医案）

患者张某，女，60岁，干部，已婚。2004年3月10日初诊。患者主因胸闷隐痛阵作，伴气短乏力4年就诊。4年前因过劳而发胸闷隐痛，伴气短乏力。经他院心电图检查，诊断为冠心病，病态窦房结综合征。予"阿托品"口服，服药月余症状缓解。后每因劳累或情志不遂而致上症发作。自服上药不缓解，收入院。现症：胸闷隐痛阵作，伴气短乏力，夜间时有憋醒，四肢畏寒，纳差，寐欠安，二便调。望闻切诊：舌质暗淡，苔白欠润，脉沉迟。心电图：ST-T改变，心率46次/分。中医诊断：胸痹（气阳两虚）。西医诊断：冠心病并心律失常（病态窦房结综合征）。治则：益气温阳，活血复脉。中药处方：保元汤加味。黄芪30g，党参18g，肉桂8g，炙甘草6g，当归10g，丹参30g，川楝子10g，郁金

10g，焦三仙各 9g，枳壳 10g，酸枣仁 24g，远志 10g，龙眼肉 10g，熟附子 8g（先煎 45 分钟），熟地黄 10g，炙麻黄 10g，炙甘草 15g，生龙骨、生牡蛎各 30g。14 剂，水煎服。

二诊：2004 年 3 月 25 日。患者服药 14 剂后胸闷隐痛减轻，气短乏力仍作。夜间时有憋醒已除，四肢畏寒，纳差，寐欠安，伴口干，二便调。舌质暗淡，苔白欠润，脉沉迟。上方减附子之辛燥，加仙鹤草 40g 以复脉，继服 14 剂。

三诊：2004 年 4 月 10 日。患者服药 28 剂后胸闷隐痛未作，气短乏力已除，四肢转温，纳增，夜寐转安，伴有口干、心烦、二便调。舌尖红，苔白欠润，脉沉迟。上方加栀子 8g 以清心除烦、延胡索 10g 以增活血通脉之力。继服 14 剂。

原按 本例以胸闷隐痛阵作，伴气短乏力为主症。观其舌质暗淡，苔白欠润，切其脉沉无力。主因劳累过度，加之病程较长，正气已虚，劳则气耗。日久则气损及阳，肾阳不足，不能鼓动五脏之阳，致心阳不振；心气不足血运无力，心脉痹阻，故发为胸痹，如《金匮要略》所言"所以胸痹心痛者，责其极虚也"。舌质暗淡、苔白欠润、脉沉迟无力皆为气阳两虚之候。病位在心，涉及脾、肾。故治以益气温阳、安神复脉之法。方中用保元汤益气温阳；当归、酸枣仁、远志、龙眼肉、丹参、炙甘草助其益气养心、安神复脉之功；熟附子、熟地黄、炙麻黄温肾助阳以治其根，川楝子、郁金行气止痛以治其标；焦三仙、枳壳为动药，既护脾胃气血生化之源又不使药力之滋腻太过；龙牡重镇安神、收敛心气。全方共奏滋补阴阳、安神复脉之功。服药 14 剂，患者诸症好转，畏寒减轻，说明阳气渐复。又增口干，说明津液渐伤。故减附子大辛大热之品，加仙鹤草益气复脉。又进 14 剂，诸症大减，观其舌尖略红，心烦，虑有阴虚化热之象，脉虽沉迟，从舌舍脉。加山栀子 8g 清心除烦、延胡索 10g 以增活血通脉之功。慢病守方。连服 20 剂，诸症基本消失，唯觉劳累后胸闷气短，舌质转淡红，苔白，脉沉迟。心电图较前有所恢复而出院。左明晏，许从莲.胡思荣中医临床带教录[M].北京：中国科学技术出版社，2017：168-169.

案 6：冠心病（尹小星医案）

患者，男，60 岁。初诊日期：2000 年 5 月 19 日。现病史：于 2008 年冬季洗浴时感胸闷、气短、心悸，休息后缓解，未予诊治。2009 年 3 月晨练时，突然出现心前区闷痛连及后背，呈压迫状，心悸气短，汗出肢冷，送至我院急诊。心电图检查：窦性心律，ST-T 低平。诊断：冠心病、心绞痛。住院给予扩冠、抗凝等药物治疗 3 周，症状缓解出院。近半月又觉心前区闷痛不适，经西医治疗

2周无效，遂转中医诊治。刻诊：痛如针刺，入夜尤甚，劳累后加重伴气短心悸，舌质淡红苔薄白，脉沉涩。证候诊断：胸阳不振，气虚血瘀，心脉痹阻。治法：益气温阳，化瘀通痹。处方：保元汤化裁。黄芪30g，党参20g，桂枝15g，生姜10g，白芍12g，川芎9g，香附9g，降香9g，炙甘草6g。每日1剂，水煎服，早晚分服。连服30余剂，症状消失。

原按 冠心病属中医学"胸痹、心痛"的范畴，病机系胸阳不振、阴乘阳位、阳微阴弦，为本虚标实之证。本例老年患者，系胸阳不足、气虚血瘀、心脉痹阻、不通则痛所致。治宜温心阳、益心气、通心脉。药用桂枝温阳通经、畅脉止痛；黄芪、党参甘温补虚、助阳益气；佐以生姜助桂枝温阳通经；加川芎、香附、降香以增强活血开痹、化瘀散结之力。全方温中寓补，补中寓通，冀阳气旺而血行，瘀阻祛而脉畅，标本兼治。张竞之，柯宗贵. 全国名中医医案集粹·胸痹［M］. 广州：中山大学出版社，2019：368－369.

案7：心悸（严东标医案）

邹某，男，66岁，退休干部。患心脏病史15年余，近年病情加重，心率越来越慢，曾两度出现"晕厥"。1995年10月在上海某院诊断为病态窦房结综合征，并建议安装人工心脏起搏器。因患者恐惧而未实施，回本地服中药。刻诊：胸闷心悸，气短无力，形寒肢冷，舌淡，脉沉迟。证属心阳亏虚、鼓动无力之心悸。予保元汤加减。处方：红参10g（另炖），肉桂8g，炙黄芪30g，丹参30g，附子12g（先煎），当归12g，炙甘草6g。服药7剂，心率由每分钟42次提高至每分钟48次，自觉症状减轻。继服半个月，心率增至每分钟56次，临床症状消失，压低的ST段恢复正常。上方附子减至6g，连服30日，心率维持在每分钟58次左右，自觉良好。后在上方基础上加鹿角胶、龟甲胶、西洋参、紫河车、枸杞子、杜仲、焦山楂、淫羊藿研末为丸，巩固治疗3个月。1996年、1997年立冬前，以上方为基础出入研末为丸巩固治疗。随访4年，未见复发。严东标. 保元汤治疗老年心律失常30例［J］. 实用中医内科杂志，1999，13（3）：31.

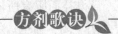 方剂歌诀

保元补益总偏温，桂草参芪四味存。

男妇虚劳幼科痘，补肺益脾功效奇。

补坎益离丹 03

【来源】

补坎益离丹，源于清·郑钦安《医法圆通·卷一·心病不安》。

【组成】

附子八钱　桂心八钱　蛤粉五钱　炙甘草四钱　生姜五片

【用法】

水煎服。

【功效】

温补心肾，滋阴调中。

【主治】

治心阳虚方。此方功用最多，凡一切阳虚诸症，皆能奏功，不独此耳。

【方解】

《医法圆通》云："补坎益离者，补先天之火，以壮君火也。真火与君火本同一气，真火旺则君火始能旺，真火衰则君火亦即衰……方用附、桂之大辛大热为君，以补坎中之真阳……复取蛤粉之咸以补肾，肾得补而阳有所依，自然合一矣。附、桂补坎中之阳。阳，气也。蛤粉补坎中之阴。阴，血也。气行血随，血行气附，阴阳合一，升降不乖，何心病之能治乎。此方功用最多，凡一切阳虚诸症，皆能奏功，不独此耳。况又加姜、草调中，最能交通上下，故曰：中也者，调和上下之枢机也。此方药品虽少，而三气同调，学者务在药之性味与人身之气机，何品从阳，何品从阴，从阴、从阳，旨归不一，有从元阴、元阳者，坎离之说也。"

【名医经验】

关东火神张存悌认为补坎益离丹主治心阳不足所致心神不安、心悸等症，疗效颇佳。张老指出，临床上见脉结代、心动悸之症，应辨证分析，不可擅投炙甘草汤，心阳不足，无力推动血脉亦可以造成心动悸、脉结代之症，应选用补坎益离丹补其心阳。张老提及，本方之桂心补心作用强于桂枝，但药房少见此药。此外，吴佩衡在本方的基础上重用附子，加龙眼肉一味，名为"坎离丹"，治心病不安等症，效果极好。张存悌. 关东火神张存悌医案医话选 [M]. 沈阳：辽宁科学技术出版社，2015：12-13.

云南著名中医学家戴丽三认为补坎益离丹阴阳兼顾，蛤粉补阴，甘草缓急，巧妙解决了扶阳方中加桂则燥性大增的问题，适用于阳虚但补阳时心悸更甚患者。方中黑附子用量颇大，可至 60g。张存悌，张泽梁. 中医火神派医案新选 [M]. 沈阳：辽宁科学技术出版社，2019：33-35.

火神派医家傅文录常应用补坎益离丹治疗心肾阳虚之心房颤动，主要见症为脉沉迟无力、舌淡苔白滑等。本方中制附子用量可至 30g，应先煎 2 小时防止不良反应。张存悌，张泽梁. 中医火神派医案新选 [M]. 沈阳：辽宁科学技术出版社，2019：36.

【临床应用】

案 1：心悸（张存悌医案）

辛某，男，55 岁，某医院院长。2013 年 4 月 20 日初诊：心悸，眠差 1 周。乏力，畏冷，尿无力，舌淡胖润，脉浮滑寸弱。心阳不足，郑钦安补坎益离丹正为此症而设。方药：附子 30g，干姜 20g，海蛤粉 30g，桂心 30g，红参 10g，五灵脂 10g，龙齿 30g，茯神 30g，酸枣仁 45g，肉桂 10g，炙甘草 10g，生姜 20 片。服药后心悸消失，眠差改善，余症均减。

原按 补坎益离丹为郑钦安所拟，主要用治心阳不足之证。组成：附子 24g，桂心 24g，蛤粉 15g，炙甘草 12g，生姜 5 片。

郑氏解曰："补坎益离者，补先天之火，以壮君火也。真火与君火本同一气，真火旺则君火始能旺，真火衰则君火亦即衰。方用附、桂之大辛大热为君，以补坎中之真阳；复取蛤粉之咸以补肾，肾得补而阳有所依，自然合一矣。况又加姜、草调中，最能交通上下。""此方功用最多，凡一切阳虚诸症，皆能奏功，不独此耳"。个人体会，治心阳不足所致心神不安、心悸等症，确为良方，所治多效。桂心补心，应该强于桂枝，只是多数药房不备此药。

另外吴佩衡制有"坎离丹"一方，与补坎益离丹大同小异：附子60g，肉桂15g，蛤粉12g，炙甘草9g，龙眼肉24g，生姜24g。据称"治心病不安等症，效果极好"。与补坎益离丹比较，多龙眼肉一味，剂量亦较重。张存悌. 关东火神张存悌医案医话选［M］. 沈阳：辽宁科学技术出版社，2015：12.

案 2：房颤（张存悌医案）

李某，女，72岁，2014年4月5日初诊。房颤一年半，心率50～100次/分。几乎每天发作心悸，发时觉得心颤身亦颤，眩晕、乏力，便溏，纳差，耳鸣，鼻干，眠差，后半夜睡眠差，动则汗出。舌胖润，脉沉滑，时有结代。心电图示：阵发性房颤。前服某中医之药不效，视之，乃经方炙甘草汤。查其脉症乃系心脾肾三脏阳气不足，水湿偏盛，治当温扶心肾之阳、祛除湿气，方拟补坎益离丹扶助心阳，合真武汤温肾利水。桂心30g，白芍25g，附子30g，白术30g，炮姜30g，海蛤粉30g，茯神30g，红参10g，炙甘草15g，龙骨30g，牡蛎30g，生姜10片，大枣10枚。7剂。

复诊：心悸发作减少，余症亦轻。附子加至45g，服后感觉头痛而胀，遂减至40g，同时出入药物尚有黄芪、肉桂、枣仁、砂仁、丹参等，服药2个月，症情稳定，偶有发作，程度亦轻。

原按 本案房颤前医用炙甘草汤不效，这里大有学问。在有关伤寒的研究中，有专家主张"方证对应"论，有是证用是方，对有证有方的条文拿来就用。如"伤寒，脉结代，心动悸，炙甘草汤主之"。凡见脉结代，心动悸之证，无问其他，即可投之，称之为"方证辨证"，胡希恕先生"把辨方证称之为最高级辨证"。

考炙甘草汤组成以滋补阴血为主（生地黄、麦冬、阿胶、炙甘草、人参、麻仁、大枣、生姜、桂枝），但是临床上心之阳气不足，无力推动血脉亦可以造成心动悸、脉结代之症，而且此类型恐怕更多。辽宁前辈名医刘冕堂曾指出："按他经亦有此症（脉结代，心动悸），是阳分大虚，虚极生寒，非姜附辛热不为功，若用此药（炙甘草汤），是速其死也。"本例即是如此，患者所现之症皆属阳虚阴盛之象，前医用炙甘草汤不效，而且这种误治较为普遍，关键是这里有阴阳之异。张存悌. 关东火神张存悌医案医话选［M］. 沈阳：辽宁科学技术出版社，2015：12-13.

案3：扩大性心肌病（张存悌医案）

武某，男，33岁。扩大性心肌病2个月。由气喘发病，心悸，胸憋，咳嗽，痰沫夹血，睡眠中打呼噜、易汗。舌淡胖润，脉沉滑数软寸弱。补坎益离丹主之：附子30g，炮姜30g，海蛤粉30g，桂心30g，白芍15g，丹参30g，檀香10g，砂仁10g，生半夏10g，茯神30g，泽泻30g，桔梗15g，炙甘草10g，生姜10片，大枣10枚。

复诊：自觉很舒服，痰血消失，胸憋、心悸减轻，守方出入再服20剂，已无不适。

张存悌．关东火神张存悌医案医话选［M］．沈阳：辽宁科学技术出版社，2015：12.

案4：心悸（戴丽三医案）

吕某，男，77岁。素性勤苦，虽高年尚操持家务。近2个月渐觉心悸、气短，日渐加重。小便频数，涕泗交流，屡治无效。察其脉代，舌白滑。患者告曰："诸医皆谓吾病系阳虚，但扶阳方中若加肉桂，反觉心悸更甚，不知何故？"余曰："扶阳不离姜、附、桂，但附子无姜不热，无桂不燥，是以扶阳方中加桂则燥性大增，纯阳刚烈，过于兴奋，故有不受。然若调剂得宜，则又不忌。"所现诸症显系心肾阳虚、中阳不足、元气不能收纳所致。心阳虚，阳神不藏，以致心悸、气短；肾主五液，肾阳虚衰，元气不能收纳，上不能统摄阴液，而致涕泗交流；下不能约束膀胱，而致小便频数。且心肾之阳相通，互相影响，肾阳虚衰，可引起心阳不足，心阳不足，亦可伤及肾阳。故肾阳虚者，心阳易虚；心阳虚者，肾阳亦多感不足。然其相互交通之作用，全凭中气为之斡旋，所以郑钦安说："中也者，调和上下之枢机也。"此症之治，宜补阳以运中，补中以助阳，先后天同时兼顾。但用药应刚柔相济，适于病情，遂处以郑钦安附子甘草汤：黑附子60g，炙甘草9g。方中附子辛热，补先天心肾之阳，其性刚烈；甘草味甘，专补后天脾土，其性和缓。甘草与附子相伍，可缓和其刚烈之性。同时，脾得先天真阳以运之而中气愈旺，愈能交通先天心肾之阳，此先后天并补之剂也。

上方连服3剂，症情好转。宜加强补中作用，兼补心气。原方加高丽参，由6g加至15g，服3剂，诸症大减，且觉安静、恬适。至此，心肾之阳恢复，欲图巩固，须阴阳兼顾，本《内经》"阴平阳秘，精神乃治"之旨，易方郑钦安补坎益离丹和潜阳丹加味。第一方补坎益离丹：黑附子60g，桂心9g，蛤粉15g，炙甘草6g，生姜15g。第二方潜阳丹：黑附子60g，龟甲15g，砂仁6g，桂心9g，炙甘草9g，高丽参9g。

补坎益离丹用附、桂补心肾之阳；蛤粉补肾阴，启下焦水津上潮；姜、草调中，最能交通上下。虽附、桂同用，然有蛤粉补阴以济之，甘草之甘以缓之，不但刚烈之性大减，且水火互济，上下不乖，心悸自不作矣。潜阳丹中龟甲潜阳滋阴，附、桂补心肾之阳，加高丽参补益元气，又得砂仁、甘草理气调中，使上下气机交通，水火调平矣。上方各服 2 剂后，诸症消失，精神亦较前增加。

原按 此证心肾阳虚不耐肉桂之燥，选用附子甘草汤回避之，颇具圆通之巧。所用三方皆郑钦安所拟，此老于火神派学说用功深矣。治疗心病，桂心较桂枝更宜，补坎益离丹中即用桂心。张存悌，卓同年，张泽梁.火神派示范案例点评［M］.北京：中国中医药出版社，2014：33-35.

案 5：心房颤动（唐步祺医案）

李某，男，60 岁。心悸不安，面容苍白无神，声音细小。两脚浮肿，特别怕冷，虽暑热炎天，两足亦冰凉。口干口苦，咽喉干燥，口中无津液，但不思饮水，脉浮数。西医诊断为心房颤动。脉搏一分钟达 120 次，动则气喘，舌质淡红，苔白滑。乃师法郑氏补坎益离丹：附子24g，桂心24g，蛤粉15g，炙甘草12g，生姜5片。连服 5 剂，自觉咽喉干燥减轻，口中微有津液，无其他不良反应。其后附子用量逐渐增加至每剂 200g，连续服 20 剂，自觉精神好转，两脚浮肿消，不复畏寒，口中津液多，已不觉口干口苦，脉搏稳定在一分钟 95 ～ 100 次。继服用原方加补肾药物如蛤蚧、砂仁、益智仁、补骨脂、仙茅、黄芪、人参等。又服 20 剂，脉搏每分钟 85 ～ 90 次，其他症状消失而告愈。

原按 此方重用附子以补真阳，桂心以通心阳，真火旺则君火自旺；又肾为水脏，真火上升，真水亦随之上升以交于心，水既上升，又必下降；复取蛤粉之咸以补肾阴，肾得补而阳有所附，自然合一矣。况又加姜、草调中，最能交通上下，故曰中也者，调和上下之枢机也。此方药品虽少，而三气同调，心肾相交，水火互济，故治之而愈。张存悌，卓同年，张泽梁.火神派示范案例点评［M］.北京：中国中医药出版社，2014：35.

案 6：心房颤动（傅文录医案）

王某，女，62 岁，农民。心悸、气短，胸闷乏力 3 年余，曾诊为慢性心衰、心房颤动，长期服用中西药物，情况时好时坏，未见明显改善。近来进行性加剧。心电图报告：心房颤动、心肌缺血，心率 165 次 / 分。现症：心悸，气短，胸闷，乏困无力，动则尤甚，面色暗黑，畏寒肢冷，双下肢浮肿，舌淡苔白滑，脉沉细无力。证属心阳虚衰，虚阳上越。治宜温阳潜镇，方用郑氏补坎益离丹化裁。药用：

肉桂 10g，制附子 30g（先煎 2 小时），炮姜 30g，炙甘草 30g，生龙牡各 30g，红参 10g。3 剂，水煎服，每天 1 剂。

复诊：服药后，情况明显改善，体力明显恢复，畏寒肢冷减轻，心率 65 次 / 分，律整。原方再服 3 剂，病愈大半，后服附子理中丸巩固治疗。

原按 心房颤动是比较顽固的心律失常，其特征表现在心房与心室的跳动不一致，即脉搏慢而心率快；脉沉迟无力，舌淡苔白滑，一派心肾阳虚之表现。治用补坎益离丹化裁，补坎者，补肾阳也；益离者，益心火也。同时佐以龙牡镇潜，红参益气，心病自然得愈。张存悌，卓同年，张泽梁. 火神派示范案例点评 [M]. 北京：中国中医药出版社，2014：35-36.

案 7：病窦综合征（傅文录医案）

孔某，女，57 岁，退休职工。患病窦综合征经治数年未能缓解，近几年随着更年期停经，病情加剧。心电图报告：心率 45 次 / 分。现症：心悸胸闷，畏寒肢冷，时有烘热汗出，烦躁不安，失眠多梦，气短懒言，不耐劳作，舌胖大边有齿痕，脉沉迟无力。证属心肾阳亏，虚阳上越。治宜温肾助心、镇潜活血。方用郑钦安补坎益离丹加减：附子 30g（先煎 2 小时），肉桂 10g，炙甘草 10g，红参 10g，生龙牡各 30g，三七 10g，灵磁石 30g，紫石英 30g，干姜 30g。6 剂，水煎服，每天 1 剂。

复诊：患者称出现近 10 年未有之好转，心悸胸闷消失，体质增强，烘热汗出消失，失眠好转，睡眠质量仍较差，心电图报告：心率 62 次 / 分。原方有效，再服 6 剂，巩固疗效。

原按 本案补坎益离丹加用干姜增加温热之功，三七以活血化瘀，生龙牡、磁石、紫石英镇潜虚阳，加人参益气助阴，方药对症，故有桴鼓之效。张存悌，卓同年，张泽梁. 火神派示范案例点评 [M]. 北京：中国中医药出版社，2014：36.

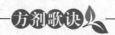

方剂歌诀

补坎益离钦安方，附子桂心等量填，

蛤粉甘草姜五片，心阳虚症皆可痊。

大防风汤 04

【来源】

大防风汤，源于宋·陈师文等《太平惠民和剂局方·卷之一》。

【组成】

川芎（抚芎不用）一两半　附子（炮，去皮、肚）一两半　熟干地黄（洗）二两　白术（去芦）二两　防风（去芦）二两　当归（洗，去芦，酒浸，焙烤）二两　白芍二两　黄芪二两　杜仲（去粗皮，炒令丝断）二两　羌活（去芦）一两　人参（去芦）一两　甘草（炙）一两　牛膝（去芦，酒浸，切，微炒）一两

【用法】

上为粗末。每服五钱，水一盏半，入姜七片，大枣一枚，同煎八分，去滓，温服，空心、食前。

【功效】

祛风顺气，活血脉，壮筋骨，除寒湿，逐冷气。

【主治】

治患痢后脚痛瘫弱，不能行履，名曰痢风，或两膝肿大痛，髀胫枯腊，但存皮骨，拘挛蜷卧，不能屈伸，名曰鹤膝风。

【方解】

方中当归、芍药、川芎、熟地黄补血养血，使血行通畅；白术、人参、甘草补脾益气，使肌肉有力；黄芪补气，亦使肌肉有力；防风、羌活祛诸风、除湿气，使骨节肌肉疼痛减轻；牛膝、杜仲强壮筋骨、补益肝肾，治腰腿疼痛；附子缓痛、祛寒湿，增强机体活动力。诸药相合，共奏补气养血、补益肝肾、祛风除湿之功。

【名医经验】

全国名老中医岳美中教授常以本方治气血虚损之下肢麻痹痿弱、下肢气血不行者，如慢性关节风湿痛、膝关节炎强直、半身不遂、脊髓痨、脊髓炎、产后脚气、产后痿躄等。如"鹤膝风"，即膝关节疼痛，下肢枯痿，关节强直不能屈伸者，常用此方；或产后虚弱，或并发栓塞，引起下肢麻痹者，皆常用此；脑溢血之下肢麻痹，脚气之麻痹，慢性脊髓炎之下半身麻痹等，属于虚证，用之可使血行良好，并有强壮筋骨、解毒去寒湿之效，但属于实证者不可用。岳美中．岳美中全集（中）［M］．北京：中国中医药出版社，2012：675.

湖南省名老中医朱卓夫教授认为，"鹤膝风"病一般病程长、身体弱、膝关节肿大如鹤膝、上下肢肌肉明显萎缩，因而使用大防风汤来和营卫、益气血、强筋壮骨、舒筋活络、调整全身功能以改善局部症状，且必须坚持久服，才能逐渐收效。安东柱．老医秘本［M］．北京：中国中医药出版社，2008：85.

日本著名汉方医学家大塚敬节认为，大防风汤可用于治疗慢性类风湿关节炎，适用于皮肤干糙，失于滋润的患者。桂枝芍药知母汤也常用于慢性关节炎的治疗，两方之证鉴别点在于皮肤的营养与光泽程度，依此来选方。临床上宜于前方治疗一段时间无效时，换用后方。（日）大塚敬节．中医金匮要略研究［M］．北京：中国中医药出版社，2016：90.

日本著名汉方医学家矢数道明认为，对于非典型的"鹤膝风"病证，本方也具有一定疗效，因其所具有的补血强壮、祛风、理气、治血脉、除寒湿、逐冷气等药效，可以改善风湿症之关节疼痛的症状，甚至可使冻疮好转。（日）矢数道明．汉方临床治验精粹［M］．北京：中国中医药出版社，1992：169.

【临床应用】

案1：脚气下肢痿弱（浅田宗伯翁医案）

一男子患脚气，两脚痿弱，其后手足变细继而痿躄（下肢麻痹），与大防风汤，数日即能步行。

原按 因脚气而虚里动悸（心尖搏动）犹如奔马，此者大概为急变也。（日）矢数道明．临床应用汉方处方解说［M］．北京：人民卫生出版社，1983：290-291.

案2：关节风湿病（大塚敬节医案）

不久前余治一妇女，为治疗风湿病，持续服用大防风汤已3年。初诊时步行如骨折之势，最近在家里已能起居。

原按 此方证比桂枝芍药知母汤更加衰弱，以气血两虚为目标，故用桂枝芍药知母汤和四物汤之合方。（日）矢数道明. 临床应用汉方处方解说［M］. 北京：人民卫生出版社，1983：291.

案3：风湿证关节痛（矢数道明医案）

砂某，56岁，女，1984年3月9日初诊。体格、营养一般，颊部发红，脉沉细。初诊时血压130/80mmHg。主诉自1967年起膝、腰痛，肩凝。病院检查结果，风湿症反应呈阳性。因腰痛而配用护腰，冬季双手指及手背全体发生冻伤、往往溃烂而致不能工作。听诊有心脏杂音，腹部平坦，未发现明显异常。初诊投给了桂枝加术附汤（附子1g），其后又改用桂枝芍药知母汤，均未见明显效果。9月时，膝及趾关节痛成为主要痛苦，故再改用大防风汤（附子15g）。服此方后，膝、趾、腰部疼痛均见减轻，可不再配用护腰。1年后，不仅风湿性关节痛大见好转，而且多年困扰难忍的冻伤，当年冬季竟然基本上未出现，因而能正常地在冬季从事家务活动。

原按 病例虽非典型的"鹤膝风"，即膝关节部肿大，而下肢却细如鹤脚，但本方所具有的补血强壮、祛风、理气、治血脉、除寒湿、逐冷气等药效，可能起到了使风湿症之关节痛及冻伤好转的作用。令人感兴趣的是，应用大防风汤竟意外地治愈了习惯性冻伤。（日）矢数道明. 汉方临床治验精粹［M］. 北京：中国中医药出版社，1992：169.

案4：痹证（朱卓夫医案）

杨某，男，30岁，农民。患关节疼痛，手足肿大，肌肉消瘦，肩膊尽皆肿痛，卧床不起，经治数月不愈，邀余治之。疏方，初用舒筋保肝散：木瓜15g、萆薢12g、威灵仙9g、五灵脂9g、续断12g、僵蚕9g、川牛膝9g、土松节9g、白芍12g、乌药9g、生黄芪15g、老鹳草15g、天麻9g、当归12g、金毛狗脊12g、防风9g、虎骨9g（酥炙，研细泡服）、白酒合煎，连服十余剂，两手关节肿痛已减。继服大防风汤加味：黄芪24g、当归12g、白芍12g、川芎6g、熟地黄24g、漂白术15g、党参15g、杜仲15g、牛膝9g、附子18g、肉桂5g、羌活9g、防风9g、茯苓12g、狗脊12g、续断15g、威灵仙9g、薏苡仁15g、木瓜12g、炙甘草5g、千年健9g、老鹳草12g，加酒煎服。守服月余，痛肿渐消，肌肉渐长。从此两足行立如常，且能负重。湖南省中医药研究所. 湖南省老中医医案选（第1辑）［M］. 长沙：湖南科学技术出版社，1980：113-114.

案5：鹤膝风（朱卓夫医案）

张某，男，15岁，学生。患者素体瘦弱，忽患两足疼痛，日见增剧。卧床半年，经治无效，即来我院就诊。见其两膝肿大，上下肌肉瘦削，状类鹤膝，跬步难移，形容憔悴，饮食不思，日夜发热，脉象虚细而数。余用加味大防风汤（黄芪24g、当归12g、白芍12g、川芎6g、熟地黄24g、漂白术15g、党参15g、杜仲15g、牛膝9g、附子18g、肉桂5g、羌活9g、防风9g、茯苓12g、狗脊12g、续断15g、威灵仙9g、薏苡仁15g、木瓜12g、炙甘草5g、千年健9g、老鹳草12g），嘱其多服，方能取效。初起遂在药店配购中药20剂。服19剂后，其兄来告：疼痛已减，食量亦渐增加，唯肿尚未大退，是否可以再服？余嘱其仍以原方继服10剂。服完后，脉象渐缓，饮食大量增加，膝肿已消十分之七。仍以原方去木瓜、薏苡仁、威灵仙加鹿角胶，再服30剂，遂得步履如故，历三月余，完全恢复健康矣。湖南省中医药研究所. 湖南省老中医医案选（第1辑）[M]. 长沙：湖南科学技术出版社，1980：114.

案6：鹤膝风（朱卓夫医案）

朱某，女，22岁，家庭妇女。患者素禀气血衰弱，复患鹤膝风，经治疗一年未瘳。膝骨肿大，疼痛难移，每至夜间更甚，形容消瘦，饮食少进，脉象虚细，延余诊治。余初用养血祛风舒筋活络之品，连服8剂，肿痛渐消，一身自觉舒适。续拟加味大防风汤服20剂，半月后足能伸屈，肿痛大减，月余已能步履。终用张景岳三气饮加味：熟地黄24g、当归12g、白芍12g、附子12g、肉桂5g、白芷9g、杜仲12g、茯苓12g、枸杞9g、川牛膝9g、老鹳草12g、千年健9g，水煎，合酒兑服，以收全功。湖南省中医药研究所. 湖南省老中医医案选（第1辑）[M]. 长沙：湖南科学技术出版社，1980：114-115.

案7：鹤膝风（朱卓夫医案）

王某，女，40岁，家庭妇女。患两膝肿大兼关节疼痛，卧床不起已半年，治疗无效。远道来院问治：载病情及脉象，希余主方。余因未经临床，揣拟舒筋保肝散加味守服15剂。甫半月复来函告知，手足关节肿痛俱减，倚壁稍能步履，续拟加味大防风汤守服月余。已能独行，三月步履如常。计服本方四十余剂，最后仍用本方去威灵仙、木瓜、薏苡仁加服十余剂，已获痊愈。湖南省中医药研究所. 湖南省老中医医案选（第1辑）[M]. 长沙：湖南科学技术出版社，1980：115.

案8：鹤膝风（朱卓夫医案）

王某，男，45岁，炊事员。患左膝肿痛，经西医住院治疗数月，开刀两次，其肿痛异常。遂转来我院住院治疗。余初用大防风汤加味，出入加减计服三十余剂，肿痛渐消。接服张景岳三气饮加味及加味阳和汤：熟地黄24g、当归12g、麻黄5g、北姜6g、肉桂5g、黄芪18g、附子15g、牛膝9g、木瓜12g、白芥子9g、炙甘草5g、鹿角胶12g，前后服百余剂，计住院4个月，已得痊愈出院，现已恢复工作。

原按 本病一般都病程长，身体弱，膝关节肿大如鹤膝，上下肢肌肉明显萎缩，以上4例均遵前人治本病的方法：和营卫，益气血，强筋壮骨，舒筋活络，调整全身机能以改善局部，必须坚持久服，才能逐渐收效。湖南省中医药研究所. 湖南省老中医医案选（第1辑）[M]. 长沙：湖南科学技术出版社，1980：115.

案9：痹证（安东柱医案）

李某，男，6岁。诊病日期：2006年9月5日。症状：患儿出生后下肢僵硬。能走路时，脚跟不能着地，用脚尖行走，行动不便。稍活动则满身大汗，食少，消瘦，尿频，遗尿。舌淡红，苔薄白，脉沉细。诊断：痹证（下肢僵硬症）。治法：补肝肾，壮筋骨。方药：加味大防风汤。羌活10g、牛膝10g、熟地黄10g、白术20g、当归10g、土白芍10g、杜仲10g、防风5g、黄芪10g、川芎15g、附子2.5g、红参15g、干姜5g、大枣10g。

二诊日期：2006年9月18日。患儿服用上方10剂，没有明显的效果。近日，饭量增加。此次来诊又予上方15剂。

三诊日期：2006年10月20日。患儿服用上方30剂，自汗、遗尿等症状已愈。僵硬的下肢有所柔软。此次来诊再予原方15剂。

四诊日期：2006年12月2日。患儿服用上方30余剂，诸症已愈。此次来诊予加味生脉散。黄芪10g、当归10g、枸杞子10g、红参10g、甘草10g、五味子5g、麦门冬10g、竹叶5g、干姜7.5g、大枣10g、半夏10g、陈皮10g。

五诊日期：2007年2月9日。患者经半年的治疗，诸症均愈。患儿脚跟着地行走已有1个多月。安东柱. 老医秘本[M]. 北京：中国中医药出版社，2008：84-85.

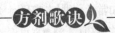
方剂歌诀

大防风汤四物芪，四君去茯川牛膝。

附羌杜仲炒无丝，痈后虚风鹤膝宜。

地骨皮饮 05

【来源】

地骨皮饮，源于元·王好古《医垒元戎》，名见《医宗金鉴·删补名医方论卷一》。

【组成】

当归三钱　熟地三钱　川芎一钱五分　白芍（酒炒）二钱　地骨皮三钱　牡丹皮三钱

【用法】

水煎服。

【功效】

养血清热。

【主治】

治阴虚火旺，骨蒸发热，日静夜剧者；妇人热入血室，胎前发热者。

【方解】

柯琴曰：阴虚者阳往乘之，发热也。当分三阴而治之。阳邪乘入太阴脾部，当补中益气以升举之，清阳复位而火自息也。若乘入少阴肾部，当六味地黄丸以对待之，壮水之主而火自平也。乘入厥阴肝部，当地骨皮饮以凉补之，血有所藏而火自安也。四物汤为肝家滋阴调血之剂，加地骨皮清志中之火以安肾，补其母也；加牡丹皮清神中之火以凉心，泻其子也。二皮凉而润，但清肝火不伤脾胃，与四物加知柏之湿润而苦寒者不同也。故逍遥散治肝火之郁于本脏者也，木郁达之，顺其性也；地骨皮饮，治阳邪之乘于肝脏者也，客者除之，勿纵寇以遗患也。二方皆肝家得力之剂。

【名医经验】

国医大师张琪教授常以本方治疗血小板减少性紫癜,即将本方原施于虚热的用法扩展至阴虚有热的紫斑。但运用不离有热,临证时抓住手足心热、舌红、咽干痛等典型的虚热症状,便可显著升高患者的血小板数量。需注意的是,无热证而心脾虚者不适用本方,当选归脾汤补脾摄血为法。张佩青.国医大师张琪[M].北京:中国医药科技出版社,2011:162-164.

国医大师李今庸教授亦常用本方治疗紫斑,尤其是紫斑按之不痛,伴见五心烦热,口渴,尿黄,或面色少华等辨证属阴血亏虚者。李老认为此类见症正为阴血亏虚,虚热灼伤络脉,血溢脉外之象,恰符合本方养血凉血、清虚热的功效。宁泽璞,蔡铁如,钟颖.国医大师专科专病用方经验(第2辑)·肾系与气血津液头身肢体病分册[M].北京:中国中医药出版社,2018:174.

【临床应用】

案1:紫斑(张琪医案)

穆某,女,3岁。2006年7月28日初诊。病史:患者既往曾患血小板减少性紫癜,2006年6月外感加之注射麻疹疫苗而复发,曾用地塞米松、丙种球蛋白及保肝药物治疗好转,今又因外感复发,现服阿塞松5片/日。患者无明显症状,手心热,舌质红苔白,脉虚数。血细胞分析:白细胞13.10×10^9/L,血小板9×10^9/L。考虑证应属血虚兼热邪。故用加味地皮骨皮饮养血滋肾、清热解毒法治疗。处方:当归10g,生地黄10g,川芎10g,白芍10g,牡丹皮10g,地骨皮10g,枸杞子15g,女贞子15g,金银花15g,连翘15g,蒲公英15g,黄芪15g,玉竹10g,何首乌10g,知母10g,甘草10g。

二诊:2006年8月11日,服药半个月未复发,现阿塞松2片/日及保肝药。上方加茯苓10g。

三诊:2006年8月25日,服药后未见紫癜,现阿塞松1片/日。血细胞分析:白细胞10.5×10^9/L,血小板97×10^9/L。血小板变化:$(3 \to 30 \to 65 \to 90 \to 97) \times 10^9$/L。上方去茯苓、黄芪减至10g,加太子参10g。

四诊:2006年9月8日,现激素已停用3天,皮肤又出现青紫斑,舌质红苔白,脉滑数。辅助检查:未复查。予阿塞松2片/日,上方去知母加半枝莲清热解毒。处方:当归10g,生地黄10g,川芎10g,白芍10g,牡丹皮10g,地骨皮15g,枸杞子10g,女贞子15g,玉竹15g,何首乌15g,金银花15g,连翘15g,蒲公英15g,黄芪10g,太子参10g,半枝莲10g,甘草10g。

五诊：2006 年 9 月 22 日，患者服以上方，用阿塞松 2 片 / 日，血小板上升，停服阿塞松后血小板又下降。激素已停用 1 周，血细胞分析：血小板 $51 \times 10^9/L$。改用归脾汤加味主治。处方：黄芪 20g，太子参 10g，白术 10g，当归 10g，茯神 10g，远志 10g，酸枣仁 10g，木香 5g，龙眼肉 10g，生姜 5g，大枣 3 枚，何首乌 10g，玉竹 10g，白芍 10g，熟地黄 10g，金银花 15g，半枝莲 15g，蒲公英 10g，连翘 10g，甘草 10g。

六诊：2006 年 10 月 6 日，无明显症状，舌红，苔薄白，脉数。血细胞分析：血小板 $123 \times 10^9/L$，病情好转，守方继服。

七诊：2006 年 11 月 10 日，可见耳垂及小腿有少量点状色素沉着，牙龈肿。舌红无苔。血细胞分析：血小板 $101 \times 10^9/L$，淋巴细胞 0.471。上方减玉竹、熟地加生地凉血。处方：黄芪 20g，太子参 10g，白术 10g，当归 10g，茯神 10g，远志 10g，酸枣仁 10g，木香 5g，龙眼肉 10g，生姜 5g，大枣 3 枚，生地黄 10g，白芍 10g，何首乌 10g，金银花 15g，蒲公英 10g，连翘 10g，半枝莲 15g，天花粉 10g，甘草 10g。

八诊：2006 年 12 月 15 日，服药后未有新发紫癜，食欲良好，手心热，舌淡红、苔薄白，脉较前有力。已停激素 2 个月。血细胞分析：血小板 $106 \times 10^9/L$，淋巴细胞：0.659。继续以归脾汤加减巩固治疗。

九诊：2007 年 1 月 12 日，近日感冒，咽不适，舌边尖红，未出紫癜。血细胞分析：血小板 $396 \times 10^9/L$。前方减白芍、酸枣仁加连翘、虎杖、半枝莲、紫花地丁清热解毒。处方：金银花 20g，连翘 20g，大青叶 15g，虎杖 15g，半枝莲 20g，蒲公英 20g，紫花地丁 15g，天花粉 15g，生地黄 15g，麦冬 15g，黄芪 20g，太子参 15g，白术 10g，当归 15g，茯神 10g，远志 10g，木香 7g，龙眼肉 10g，生姜 10g，大枣 3 枚，鱼腥草 15g，何首乌 10g，玉竹 10g。

十诊：2007 年 2 月 2 日，紫癜未发，无不适，舌质淡红，苔白。血细胞分析：血小板 $123 \times 10^9/L$。此次外感未复发，病情已愈，嘱停药。

原按 原发性血小板减少性紫癜是一种自身免疫性疾病，属中医学"紫斑"范畴，系先天禀赋因素或病久脾虚不摄等，使血溢脉外，以皮肤黏膜出现紫暗斑块及其他部位出血为主要表现的出血性疾病。本病例为一儿童，经西医诊断为血小板减少性紫癜，曾用地塞米松、丙种球蛋白及保肝药好转，今又因外感而复发，白细胞增高、血小板下降，无明显症状。张琪教授根据经验，认为乃因血虚外感，血小板因感染而减少，故用地骨皮饮，即四物汤加牡丹皮、地骨皮以养血凉血，加用清热解毒之品，联用阿塞松，服药后血小板一度上升到 $97 \times 10^9/L$，继续用药，激素停服，血小板又下降到 $51 \times 10^9/L$，复用归脾汤加补肾清热解毒之品（激素已停用），连服 2 周（激素已停服 2 个月）复查血小板 $123 \times 10^9/L$，继续服药（激素已停服）巩固治疗，血小板未下降，直至 2007 年 2 月 2 日复诊血小板 $123 \times 10^9/L$，嘱其停药观察。叶天士认为"斑属血者恒多"，张琪教授根据小儿"先天有余，后天不足"的生理特点，考虑患儿脾虚脾失统摄、血不循经而妄行出现皮肤紫癜；又因脾主肌肉，此类紫癜乃血不归脾而妄行于肌肤，故张琪教授治疗上以补气摄血为法，常用《济生方》之归脾汤治疗以收效。但必须辨证属心脾虚而无热证者方可用之。现代中药药理学研究证明，黄芪有多种免疫药理作用，它对机体免疫系统有广泛的影响，是一种免疫调节剂，既能促进低免疫反应，又能抑制亢进的免疫功能，而补气养血的中药方剂能够使造血调节水平提高，有促进巨核系祖细胞的增殖、分化、成熟，抑制抗血小板抗体和提升外周血小板等综合作用。张佩青. 国医大师张琪［M］. 北京：中国医药科技出版社，2011：162-164.

案 2：紫斑（张琪医案）

徐某，女，35 岁，教员。1977 年 9 月 8 日初诊。罹病 2 年，血小板 $70 \times 10^9/L$ 左右，牙龈出血，两下肢常有云片状斑色紫。心烦、头晕、全身乏力，手足心热，舌尖赤，灰薄苔，脉弦滑。证属肝虚血热、迫血妄行。宜养血营肝、清热止血。处方：当归 20g，白芍 30g，丹皮 15g，生地 30g，地骨皮 15g，黄芩 15g，侧柏叶 20g，白茅根 30g，甘草 5g。水煎服，每日 2 次。

10 月 5 日复诊：服上方 9 剂，出血已止，两下肢紫癜已退，心烦、头晕皆除，手足心热减轻，自觉全身有力。实验室检查：血小板 $93 \times 10^9/L$，脉象弦，舌尖赤。继宜前方增减。处方：当归 20g，白芍 30g，川芎 15g，生地 30g，丹皮 15g，地骨皮 15g，焦栀子 10g，黄芩 10g，侧柏叶 20g，甘草 10g，玄参 15g。水煎服，每日 2 次。

10 月 20 日复诊：服上方 6 剂，皮下未见紫癜，牙龈未再出血，全身有力，心烦头晕，手足热已退。实验室检查：血小板 $115 \times 10^9/L$。脉弦，舌苔薄。肝虚血热皆得平复，病遂愈。张琪. 张琪临证治验实录［M］. 北京：中国中医药出版社，2012：266-267.

案 3：紫斑（李今庸医案）

患者，男，4 岁。1978 年 7 月 17 日就诊。经常肌肤出现紫癜，按之无压痛，鼻孔、齿龈均易出血，口干，手足心发热，小便色黄，腹软，食欲差。乃血虚津少，虚热迫血妄行于脉外，发为"紫斑"。治宜养血清热、佐以生津。拟地骨皮饮加味：地骨皮 9g，丹皮 9g，熟地黄 9g，麦门冬 9g，当归 9g，川芎 3g，党参 6g，白芍 9g，阿胶 9g（烊化）。上 9 味，以适量水先煎 8 味，去渣取汁，纳阿胶于药汁中烊化，温服，日2次。

原按 阴虚血少，不能相配于阳，则阳偏盛而为虚热，虚热伤络，迫血妄行，其出于肌肤则为紫斑，出于鼻孔则为鼻衄，出于齿龈，则为齿衄。血出久则津液少，津液少则胃纳呆，故见口干而食欲差。《素问·调经论篇》说："阴虚则内热"。阴虚血少，内热便生，故其手足心发热，小便色黄。地骨皮饮方加味，用四物汤、阿胶滋养阴血、活血止血；党参、麦门冬生津液、和脾胃，以启气血生化之源；地骨皮、丹皮清虚热而和阴血。药服5剂而病愈，至今未复发。李今庸. 李今庸临床经验辑要 [M]. 北京：中国医药科技出版社，1998: 325.

案4：面部烘热（张磊医案）

陈某，女，21岁。2006年1月12日以"面部烘热面赤如醉4年，低热4月余"为主诉就诊。自2005年9月无明显原因出现低热，体温37.5℃左右，面部烘热，面赤如醉4年，下午或晚饭后较多，能持续3～4小时，低热一般于下午、晚上出现，上午不发热，畏寒风，自觉全身肌肉轻拍时疼痛，右肩部麻似虫行，腰痛，月经提前10余天，经期6～7天，量多色暗血块多，纳可，二便调。白带正常。常感咽部干痛，饮水多，两手颤，颈显大。舌质红淡瘦，苔薄白稍腻、脉细数。药用：金银花30g，玄参30g，栀子10g，蒲公英30g，赤芍15g，连翘10g，竹叶10g，知母10g，地骨皮15g，牡丹皮10g，柴胡10g，制香附10g，生甘草6g。6剂，水煎服，日1剂。服药后发热较前降低，温度37.2℃，面热较前时间短，大便干，咽干痛、口不苦，仍手颤，全身肌肉有叩击痛。药用：熟地黄10g，当归10g，生白芍20g，川芎6g，牡丹皮10g，地骨皮20g，柴胡10g，黄芩10g，桔梗10g，连翘10g，生甘草6g。服上药期间体温降至正常。

原按 此乃风热稽留，深陷厥阴肝经，耗伤阴血，引动肝风，先以银翘散合地骨皮饮加减，疏风散邪，滋阴清热，恶风寒消失，风热渐散，但低热未除，病仍未变，证有变化，以邪陷厥阴为主，用地骨皮饮合小柴胡汤加减，以滋阴养血、和解透达，使耗伤之阴血渐复，深陷厥阴之邪热外透，热退风息，疗效良好。张磊. 国医大师张磊医论医话 [M]. 郑州：河南科学技术出版社，2018: 68.

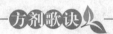 **方剂歌诀**

地骨皮饮用四物，凉血再加牡丹皮。

日静夜剧骨蒸热，阴虚火旺发斑宜。

调经饮 06

【来源】

调经饮，源于明·张介宾《景岳全书·卷五十一》。

【组成】

当归三五钱　牛膝二钱　山楂一二钱　香附二钱　青皮一钱半　茯苓一钱半

【用法】

水二盅，煎七分，食远服。

【功效】

理气活血调经。

【主治】

妇人经脉阻滞，气逆不调，多痛而实者。

【方解】

方中香附芳香性平为君，为疏肝理气解郁之要药，肝为藏血之脏，气为血之帅，肝气调和则血行通畅，故本品又为调经止痛之主药；当归补血活血止痛；牛膝活血祛瘀、引血下行、补肝肾、强筋骨；山楂取其活血散瘀之功，能入血分而活血散瘀消肿；青皮苦辛而温，行气化滞；茯苓实脾和中、利湿除浊，以为佐使。诸药合用，共奏理气活血、调经止痛之功。

【名医经验】

著名中医学家秦伯未认为痛经包括经前疼痛、经行疼痛和经后疼痛三种，其疼痛部位主要集中在小腹，前两种痛经的病机皆属气滞、寒阻、瘀血内结，可以调经饮配合延胡索散加减，共奏理气活血调经之功。并根据临床适当加入柴胡、乌药、红花、桃仁、五灵脂等药物，加强理气散寒、活血祛瘀之力。秦伯未．秦伯未增补谦斋医学讲稿［M］．北京：中国医药科技出版社，2014：197．

国家级名老中医周炳文教授认为痛经的发生往往以虚实夹杂为主，本方理气活血止痛，对于治疗虚实夹杂的气滞血瘀型痛经有很好的疗效。周洪彬．周炳文经典医案集［M］．上海：上海科学技术出版社，2015：93-94．

罗元恺教授常使用调经饮加川芎、丹参作为"攻法"，行气疏导，引血下行；配合归肾丸加减之"补法"，先补后攻，调治虚证闭经。如此反复配合治疗3～4次，可收获良效。张玉珍，史云．张玉珍女科辑要［M］．北京：中国中医药出版社，2019：208．

于伟臣教授认为，临床运用调经饮治疗痛经时，若患者胀痛急迫，经水涩滞严重，原方用量力有不逮。此时将香附剂量增至50g，止痛可取得速效。于伟臣．大剂量用药举隅［J］．四川中医，1990（6）：10．

【临床应用】

案1：痛经（周炳文医案）

文某，女，25岁。1969年7月5日初诊。经行腹痛5年。患者近5年来经前6日出现小腹胀痛，行经第1日，痛势剧烈打滚，拒按不能坚持工作，痛至经行第2日方缓解，经行5～6日干净，痛始止。经净后精疲力竭。月经周期规则，经量少，色暗红，夹块。末次月经1969年6月9日。期间多次到当地医院治疗（用药不详），药后或缓解或无效。由其亲戚介绍，专程来吉安市就诊。刻下症：食少形瘦，舌淡红，边有瘀点，苔薄白，脉弦细。中医诊断：痛经（气滞血虚）。西医诊断：原发性痛经。中医辨证分析：肝主疏泄，司血海，肝气郁结，冲任气血郁滞，经血不能畅行，故经前、经中小腹胀痛，拒按，经量少。经血瘀滞，故色暗红，夹块。血块排出，瘀滞减轻，气血暂通，故疼痛缓解。瘀滞随经血而外泄，故经后痛自消。肝郁克脾，脾失健运，故食少。脾为气血生化之源，脾虚则气血生化乏源致血虚，故消瘦。舌淡红，边有瘀点，苔薄白，脉弦细为气滞血虚之象。治则：理气行瘀，养血止痛。方药：调经饮合决津煎加减。青皮9g，当归15g，牛膝9g，香附9g，山楂15g，茯苓12g，肉桂6g，熟地黄15g，天台乌药9g，泽泻9g，延胡索9g。5剂。

二诊：1969年7月9日。行经3日，腹不胀，仅微痛，经量少，色暗红，饮食增，舌淡红，边有瘀点，苔薄白，脉弦细。仍宗前法，守原方。每日1剂，水煎服，连服3剂。

三诊：1969年7月12日。服上药，平安度过经期。现经净，舌淡红，边苔薄白，脉细。认为月经刚干净，宜调补气血，和营卫，恢复体力，方用当归芍药散加味。处方：当归15g，川芎9g，白芍15g，白术9g，茯苓9g，泽泻9g，熟地黄15g，北黄芪15g，砂仁5g，柴胡6g，甘草3g。共5剂。服完饮食大增，神色明显改善，回去嘱带原方下次月经前照服。数月后来信感谢，痛经未再发。

原按　痛经总的发病机制，是冲任气血郁滞不畅所致。然气血不畅有虚实之别，因于滞者，行而通之；因于虚者，补而通之。周氏通过长期临床观察，认为痛经发生于经前经中痛多属实，经后痛多属虚，但往往是以虚实夹杂为主。本例为气滞血虚之证，属虚实夹杂之候，故用调经饮合决津煎加减以理气行瘀、养血止痛而收效。周洪彬.周炳文经典医案集[M].上海：上海科学技术出版社，2015：93-94.

案2：痛经（李松龄医案）

戴某，28岁。形体丰满，面色红润，性情急躁。患痛经五年，痛作时常伴腰腹胀满、腰痛、嗳气、易怒，经血如常。诊其脉，近弦而数，舌质稍红、苔薄黄。予调经饮。处方：当归12g，牛膝12g，山楂15g，制香附12g，青皮9g，茯苓9g。服2剂后，患者腹痛即止。连续治疗3个月，未再复发。文乐兮.妇科病名家医案·妙方解析[M].北京：人民军医出版社，2007：265-266.

案3：痛经（于伟臣医案）

吴某，女，24岁。经水未见，小腹胀痛不可忍，约一周经止痛定。困顿2年，服药多剂，时有小瘥。此次经将行，小腹刺痛，胸满闷，处调经饮加味。当归、茯苓、桃仁、红花各15g，青皮、柴胡、牛膝各10g。2剂，效不明显。原方增香附50g，1剂经畅痛减，3剂经止痛定，岂料一劳永逸，竟不再发，初非理想所能及。后治痛经多所借鉴。

原按　香附，妇科主药，善调痛经，一般用量，不过10～20g。若其胀痛急迫，经水涩滞，通用量力有不逮，对症复方重用香附50g，痛随药退，疗程减半，足资研究。于伟臣.大剂量用药举隅[J].四川中医，1990（6）：10.

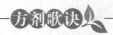

方剂歌诀

调经饮用当归膝，青皮山楂与茯苓。

再加香附行气血，理气活血调经需。

丁香柿蒂汤 07

【来源】

丁香柿蒂汤，源于明·秦景明《症因脉治·呃逆论·内伤呃逆》。

【组成】

丁香二钱　柿蒂二钱　党参一钱　生姜五片

【用法】

水煎，每日一剂，分二次温服。

【主治】

胃寒呃逆脉迟者。

【功效】

温胃补虚，降逆止呃。

【方解】

本方为治疗虚寒呃逆的常用方。虚寒呃逆，乃因脾阳不振、胃气上逆所致，治宜温胃补虚、降逆止呃。方中丁香温中行气；柿蒂苦温降气；党参益气补虚；生姜温胃散寒。诸药合用共奏调补脾胃、祛寒降逆之功。

【名医经验】

全国首届国医大师何任教授认为，呃逆一病，病因有寒、热、虚、实之分，其治则总以和胃降逆为主。而对于脾胃素弱、饮食不多，遇寒邪阻胃致胃失通降、出现气逆于上之呃逆者，何老临床常将丁香柿蒂汤与橘皮竹茹汤合用，两方共奏温胃散寒、降气止呃之效。胡方林，廖菁.历代名医方论验案选［M］.北京：中国医药科技出版社，2019.09：630-631.

全国第二届国医大师刘志明教授则将丁香柿蒂汤与旋覆代赭汤合用以治疗肝经郁热之呃逆。刘老认为，此病多由情志抑郁而起，概因肝气不疏、横逆犯胃，影响中焦之枢，病性寒热错杂，以热为主，久而久之痰热内阻、阻逆中焦，致胃气上逆、胃失和降，表现为呃逆、反酸，胃脘胀闷隐痛，口干口苦，头胀痛，为肝经郁热之症。蔡铁如，宁泽璞，王利广.国医大师专科专病用方经验（第2辑）·脾胃肝胆病分册［M］.北京：中国中医药出版社，2018：109-110.

此外，刘老建议服用丁香柿蒂汤以止嗝。使用方法：丁香3g，柿蒂6g，生姜3片，煮20分钟，趁热饮用，一日2次。丁香柿蒂汤原方还有人参6g，如见虚象，则易人参为党参一起煎煮饮用。通常情况下，饮用3次即可见效。生活中如遇老年人打嗝，刘老建议平日可服用含有丁香和柿蒂的药膳，如丁香柿蒂粥，它与丁香柿蒂汤有着类似的降气止逆作用，同时还可健脾和胃。其做法是取丁香3g，柿蒂10g，生姜3片，粳米100g，红糖适量。先将丁香和柿蒂放入砂锅煎煮30分钟，而后取汁去渣。药汁中放入淘净的粳米一起按常法煮粥，在粥将熟时加入红糖调匀即可食用。随着现代研究对呃逆的认识不断加深，丁香与柿蒂的应用范围也逐渐增大，如治疗膈肌痉挛、神经性呃逆、妊娠呕吐、神经性呕吐、胆汁反流性胃炎等病证。王耀堂.大国医（第2季）［M］.北京：科学技术文献出版社，2016：87-88.

【临床应用】

案1：呃逆（何任医案）

某某，女，24岁。初诊：1971年4月14日。诉急行多汗，饮冷开水即呃逆连声，平素胃弱而饮食不多，宜养胃降逆。党参12g，淡竹茹12g，柿蒂6g，陈皮9g，炙甘草6g，生姜2片，大枣5枚，丁香4.5g，3剂。

原按 呃逆，古称"哕"，是由逆气上冲所产生的一种症状。病因有寒、有热、有虚、有实。寒由胃中寒冷，热由胃火上冲，虚由脾肾阳虚，或胃阴不足，实由燥热内盛或痰食内阻。治法分寒则温之、热则清之、虚则补之、实则泻之，而总以和胃降逆为主。患者平时纳食不多，脾胃素弱，因急行多汗，饮冷开水，寒邪阻遏于胃，胃失通降，气逆于上而为呃呃连声，治以党参、甘草、大枣补益脾胃，陈皮和胃理气，竹茹清胃以降逆气，即丁香柿蒂汤与橘皮竹茹汤合用，共奏温胃散寒、降气止呃作用。处方3剂，仅服1剂，呃即止。胡方林，廖菁．历代名医方论验案选［M］．北京：中国医药科技出版社，2019：630-631．

案2：呃逆（刘志明医案）

某某，女，33岁。1984年3月8日初诊。呃逆20天。患者自今年2月中旬始，因生气而出现呃逆一症，且逐渐加剧，除睡眠外，无片刻休止，经中、西医治疗，未见效果。就诊时见患者呃逆频频，即使在聊天说话之时，亦未见停止，伴胃脘胀闷隐痛，向两侧放射，纳食减少，泛吐酸水，口苦而干，头痛、头胀，口中有臭气。舌质淡胖、苔青，脉细滑。西医诊断：膈肌痉挛。中医诊断：呃逆。中医辨证：痰热互阻，胃失和降。治法：理气化痰，和胃降逆。处方：方用丁香柿蒂汤合旋覆代赭汤加减。丁香9g，柿蒂6g，竹茹6g，旋覆花9g（包煎），代赭石30g（先煎），半夏9g，黄连6g，陈皮6g。7剂，水煎服，每日1剂。

3月15日二诊：服用上方7剂，呃逆停止，未再发作；仍觉胃脘胀闷，余症略减，舌脉如前。原方化裁调理半个月，诸症悉除。

原按　上述验案中患者由于情志抑郁而起，肝气不疏，横逆犯胃，影响中焦之枢，寒热错杂，以热为主，久之痰热内阻，逆阻中焦，致胃气上逆、胃失和降，故症见呃逆、反酸；胃脘胀闷隐痛，口干口苦，头胀痛，为肝经郁热，故投以丁香柿蒂汤合旋覆代赭汤加减治疗。方中丁香、柿蒂温中降逆；旋覆花、代赭石、陈皮降气和胃、滑利气机；黄连、半夏、竹茹辛开苦降、清热化痰、除烦以制酸；原方去人参，缘于该患者纯属肝气犯胃而无虚证矣。蔡铁如，宁泽璞，王利广．国医大师专科专病用方经验（第2辑）·脾胃肝胆病分册［M］．北京：中国中医药出版社，2018：109-110．

案3：呃逆（周正祎医案）

某某，男，40岁。1999年10月5日就诊。自述胸闷气逆，进食、饥饿都打嗝，上坡、用力呃逆更甚。得病至今已有10年左右，屡治未能断根。视患者面色黑润，微显虚浮，舌质淡暗，舌苔灰腻而厚，唇色淡灰紫暗，脉来弦迟，时兼微滑。辨证：寒湿偏盛，脾阳不振。治法：燥湿健脾，理气降逆。本方（按：即丁香柿蒂汤）加白芥子9g以温化寒痰，白术12g以健脾燥湿，生姜9g以散寒降逆温胃。5剂。

10月12日二诊：舌苔灰腻退至白滑，舌质、唇色暗灰微退见泽，脉转弦滑，寒湿见退，喘闷当除。自述5剂药服后，胸闷气逆及打嗝明显减轻，全身亦感轻松。上方再服5剂续治。

10 月 20 日三诊：患者面色、舌质灰暗虚浮已退尽，色见鲜泽，脉来缓滑，偶见弦象，此为病愈之象。但因病久体虚，尚需续燥寒湿、健脾温肺。上方取 7 剂，共研细末，每服 9g，日服 3 次，温开水送服。

询访 2 年，患者自服汤药 10 剂、末药 1 料之后，呃逆喘满消除。偶感风寒时，略有胸闷痰嗽，喘逆打嗝未作。

原按 此方用于呃逆，俗称"打嗝"，属于脾肺虚寒，或胃气上逆，嗝声不绝，胸闷憋气，或喘逆胀闷等症，辨证无误，加减得当，其效果之速，如汤泼雪，从无用之无效者。个人经验之谈，小结临证治验而已。周正祎. 传世碎金方 [M].北京：中国中医药出版社，2019：107.

案 4：呃逆（叶常春医案）

某某，男，48 岁，农民。于 2013 年 10 月 21 日 11：00 时许以"腰椎间盘突出症，神经根型颈椎病"收入住院治疗。次日 03：00 时许，患者因呃逆不止，遂唤笔者（笔者值班）速于病房查看。见患者神情紧张，裹衣被端坐于病床，呃声频频。即刻予针刺双侧攒竹、内关，强刺激、大幅度提插捻转 6 次，留针 20 分钟后呃逆止而入睡。

次日 08：00 时许查房，患者诉呃逆复作，见患者神疲，面色少华，手足欠温，食少，喜热饮，大便溏，舌淡胖边有齿痕、苔白润，脉沉细弱。遂予：回旋灸百会 5 分钟，膻中平刺、平补平泻法，膈俞、中脘、内关（双侧）、足三里（双侧）行针刺提插补法，并于中脘、足三里（双侧）行温针灸，留针 30 分钟；配合丁香柿蒂汤、附子理中汤加味。处方：公丁香 6g，柿蒂 10g，党参 20g，制附子 15g，干姜 15g，白术 20g，茯苓 15g，生姜 10g，大枣 10g，砂仁 6g，石菖蒲 6g，枳壳 10g，法半夏 6g，炙甘草 10g。水煎服，每日 1 剂，每天 3 次，饭后 1 小时服用。针药合用，每天 1 次，共治 5 天，未见发作。继续内服补气健脾中药调理 1 周出院，半个月随访未见复发。胡方林，廖菁. 历代名医方论验案选 [M].北京：中国医药科技出版社，2019：631.

案 5：呃逆（王军捷医案）

某某，男，36 岁。田里干农活，渴喝矿泉水，喝后呃声连连。进食后稍有缓解，片刻呃声又起，经西医药治疗效果不好，前来求中医治疗。刻诊：呃声频作，胸膈及胃脘不适，进食减少，口淡不渴，舌苔白润，脉迟。此乃寒气动膈之呃逆。温中散寒益气，降逆止呃。予丁香柿蒂汤加味：丁香 5g，柿蒂 10g，人参 10g，炙甘草 10g，陈皮 10g，高良姜 10g，生姜 6g，枳壳 8g。嘱服 3 剂，服药后复诊。诉服药后半小时呃逆停止，胸膈胃脘不适减轻，嘱再服 3 剂，巩固疗效。_{胡方林，}

廖菁. 历代名医方论验案选［M］. 北京：中国医药科技出版社，2019：631.

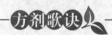

丁香柿蒂人参姜，呃逆因寒中气伤，
温中降逆又益气，虚寒气逆最相宜。

防眩汤 08

【来源】

防眩汤，源于清·陈士铎《石室秘录·卷六》。

【组成】

人参三钱　白术一两　当归一两　熟地黄一两　川芎五钱　白芍一两　山茱萸五钱　半夏三钱　天麻二钱　陈皮五分

【用法】

水煎服。

【功效】

补气养血，祛风化痰。

【主治】

眩晕。

【方解】

方中含四物汤，熟地黄、芍药、川芎、当归四药养血活血，人参、白术健脾益气，山萸肉补肝益肾，天麻息风平肝，半夏、陈皮燥湿化痰。全方以补为主，补中寓泻。诸药配伍，共奏养血益气、健脾固肾、祛痰息风之效。

【名医经验】

国医大师邓铁涛教授曾用防眩汤治疗前庭神经炎性眩晕，获好疗效，邓老认为此方为治疗虚证眩晕的良方。邓铁涛. 邓铁涛医学文集［M］. 北京：人民卫生出版社，

2001：404-405.

　　宁夏名老中医朱汝藩教授认为，凡眩晕之症，皆以肾虚为主要原因，治此病必以补虚为主，防眩汤确为对症之剂，曾以此方治疗眩晕症数例，皆应手取效。临床观察发现，本方对体质肥胖之人有效，对肌瘦之体效果欠佳。张镇，张立易．朱汝藩女科精粹［M］．阳光出版社，2016：209-210.

【临床应用】

案 1：前庭神经炎性眩晕（邓铁涛医案）

　　某空军干部贾某，于 30 天内晕厥 20 多次，住院后经中西医治疗。大眩晕次数减少，但仍头晕不止，血压偏高。人虽高大，但舌嫩红，苔白，脉弦而尺寸俱弱。西医诊断为前庭炎。余辨证认为属于虚眩兼有相火，乃仿防眩汤加减。黄芪 24g、党参 18g、云茯苓 12g、白术 12g、川芎 9g、天麻 9g、枸杞子 9g、钩藤 12g、白芍 9g、生地黄 12g、甘草 3g，此方服 20 多剂后，眩晕消失。

　　原按　此方在上海经方家曹颖甫先生所著之《金匮发微·血痹虚劳脉证并治》中有记载："精神恍惚，开目则诸物旋转，闭目则略定。世传防眩汤间有特效，录之以为急救之助。方用党参、半夏各三钱，归、芍、熟地黄、白术各一两，川芎、山萸各五钱，天麻三钱，陈皮一钱，轻者 4 ～ 5 剂，可以永久不发。余早年病此，嘉定秦芍舫师曾用之，唯多川芎三钱耳。至今三十年无此病，皆芍师之赐也。"我认为这是治疗虚证眩晕的好方。广州名老中医吴粤昌先生对此亦颇欣赏。邓铁涛．邓铁涛医学文集［M］．北京：人民卫生出版社，2001：404-405.

案 2：眩晕（王正宇医案）

　　樊某某，女，33 岁，陕西毛纺一厂工人。1971 年冬季，患者头晕目眩月余，纳差、恶心、失眠多梦，消瘦乏力，腰膝酸软，大便溏下，西医诊为"梅尼埃病"。观其面色无华，舌质淡白体胖苔薄白，脉虚。证属气血虚弱、脾肾不足、痰湿阻滞之眩晕症，治则：益气养血，健脾滋肾，燥湿祛痰，和胃降逆。方药：党参 20g、半夏 9g、当归 18g、白芍 18g、熟地黄 18g、白术 18g、川芎 9g、山萸肉 9g、天麻 9g、陈皮 3g，4 剂清水煎服。服药 4 剂，诸症全愈，至今再未复发。张世平，王焕生．王正宇教授防眩汤治疗眩晕体会［J］．陕西中医函授，1998（3）：29.

案3：眩晕（王正宇医案）

左某某，男，48岁，咸阳交通局干部。1981年9月2日初诊：患者眩晕2周，晨起即感眩晕欲倒，静卧则减轻，起则恶心呕吐，闭目自觉屋内之物旋转不定，如坐车船。即去某职工医院诊治，确诊为梅尼埃病，经用维生素 B_6、维生素 C、谷维素口服，葡萄糖静脉滴注，爱茂尔肌内注射（量不详）2周，疗效不佳，故求中医诊治。患者静卧床上，双目紧闭，诉自觉房、床转动不已，坐起即呕吐不止，3日来未曾进食，伴困倦乏力、咳嗽痰多、胸部胀闷不舒、心悸，观其形体肥胖、面色苍白无华，舌淡苔白体胖大，脉滑。证属痰湿阻滞，胆胃不和之眩晕症。治则：燥湿化痰，和胃降逆，佐以补益气血。方药：半夏15g、白术20g、天麻9g、茯苓20g、陈皮10g、当归9g、川芎9g、熟地黄9g、藿香6g、丹参12g。3剂，水煎服。

二诊：1981年9月5日。服上药3剂后，诸症大减，且能坐起进食，精神转佳。但下肢瘫软，仍不能起动，动则眩晕，舌淡苔白体胖，脉滑。仍以上方化裁，调方如下：半夏12g、白术15g、云茯苓15g、陈皮10g、山萸肉98、熟地黄9g、当归9g、白芍9g、川芎6g，6剂，水煎服。

三诊：1981年9月12日。患者服完药后，其证十去七矣，已能下床活动，不再眩晕，饮食增加，寐已安稳，要求调方以巩固疗效，以防眩汤原方十剂为丸服之。现已退休在家，眩晕再未发生，精神尚好。张世平，王焕生．王正宇教授防眩汤治疗眩晕体会［J］．陕西中医函授，1998（3）：29．

案4：眩晕（王正宇医案）

陈某，男，56岁，国棉七厂总工程师。患者于1980年1月3日始觉眩晕，未引起重视，至仲夏眩晕加剧，腰背作痛，双下肢瘫软乏力，伴纳减、耳鸣、口渴咽干、记忆力明显下降，在厂职工医院查血压13/9kPa，服药打针其症略有缓解，而求中医治疗。观其舌红苔少，脉细数。证属肝肾阴虚、气血不足之眩晕。治则：滋肾平肝，益气养血。处方：熟地黄24g、山萸肉12g、山药12g、云茯苓9g、泽泻9g、丹皮9g、白术15g、天麻12g、陈皮10g、党参15g、当归10g、川芎6g。6剂，水煎服。

二诊：1980年9月20日。用上药后，眩晕减轻，精力较前旺盛，腰膝瘫软好转，仍有纳差耳鸣，舌红苔少，脉细。药中病所，上方加生石决明15g、焦三仙各9g，6剂而全愈。张世平，王焕生．王正宇教授防眩汤治疗眩晕体会［J］．陕西中医函授，1998（3）：29．

案 5：眩晕（王正宇医案）

雷某某，女，40 岁，陕西中医学院教师。1980 年 7 月 2 日初诊：患者晨起即感眩晕，下床昏倒，家人来求诊。查血压 90/68mmHg，西药给 50% 葡萄糖 40ml，维生素 C2g，维生素 B$_6$100mg，静脉推注。口服谷维素，症状有所缓解。中午又眩晕不止，且伴恶心呕吐，头晕而胀，耳鸣，不欲饮食，食则恶心，患者素体尚可，大便干燥，舌红苔白，脉红。证属气血不足、肝肾亏虚、胃气下降之眩晕。治则：补益气血，滋补肝肾，和胃降逆。方药：防眩汤原方加生石决明 15g、丹参 9g、黄芩 10g，嘱服 3 剂，清水煎服。

二诊：1980 年 7 月 6 日，服上药 3 剂后，眩晕减轻，仍有呕恶之感及头胀，上方去熟地黄，加藿香 10g 以芳香化浊、和中止呕，嘱服 6 剂而告愈。

原按 以上 4 例病案，均属眩晕之症，即西医的梅尼埃病或低血压，但临床表现各具特点：案一以气血不足为本，痰湿阻滞为标，故用防眩汤重用参术四物而愈；案二以痰湿阻滞为盛，兼有气血不足，方用防眩汤合二陈汤而获效；案三患者年事已高，以肝肾不足为著，用防眩汤合六味地黄汤始愈；案四虚实夹杂，既有气血之不足，肝肾之亏虚，又有湿浊热邪之内盛，以防眩汤加芳香化浊之藿香及清热燥湿之黄芩，潜阳平肝之石决明方效。因此从上述病例不难看出，眩晕一证，历代医家论述颇多，但不外风、痰、虚，总以本虚标实为特点，其中以虚证居多，正如《景岳全书·眩晕》云："眩晕一证，虚者居其八九，而兼火、兼痰者不过十中一二耳。"强调了"无虚不作眩"，在治疗上认为"当以补虚为主"。防眩汤中四物汤养血活血，参术健脾益气，山萸肉固肾，天麻息风平肝，半夏、陈皮燥湿化痰，诸药配伍，共奏养血益气，健脾固肾、祛痰息风之效。本方以补为主，补中寓泻，补泻共为一炉，实践证明确为治疗眩晕之良方。临床应用要灵活化裁。如果为痰浊中阻，上扰清阳，原方合二陈汤；若为肝阳上亢而头胀痛，耳鸣之眩晕，原方加生石决明、黄芩、夏枯草；若肾精亏虚，伴腰膝酸软、遗精，原方合六味地黄丸；若为高血压，收缩压偏高者加入生白芍、生龙牡、夏枯草；舒张压偏高者，加薏苡仁、葛根、丹参。但本方毕竟偏以补益气血，燥湿祛痰，故临床对于气血不足及痰湿阻滞所致之眩晕最为合拍。

张世平，王焕生. 王正宇教授防眩汤治疗眩晕体会 [J]. 陕西中医函授，1998（3）：29-30.

案 6：眩晕（朱汝藩医案）

患者，李某，男性，40 岁。体格肥胖，满面红光。患头目眩晕，发作时则静卧三昼夜、不吃不喝，于第四日自愈。一年之内，发作 3～5 次，屡经中西医治疗无效。故发作时亦不求医治疗，唯静卧而已，其当时症状，只觉头晕目眩，不能抬头睁眼，若一抬头，则觉头有3间房子大，若睁开眼，就觉得天旋地转。恶心欲吐。视其面色潮红，闻其呼吸低微，切其脉浮大无力，给服防眩汤1剂，次日即能坐起，已无天旋地转之感，但不能下床行动，继服原方1剂。前症若失，即能支持工作。前后连服原方3剂，已复健康，经过17个月，再未发作，嗣后每越三月，服原方1剂，20年之久，再未复发。张镇，张立易.朱汝藩女科精粹［M］.银川：阳光出版社，2016：209.

案7：眩晕（朱汝藩医案）

患者，李某，男性，50岁。于1940年7月某日下午6时，突然发现头目眩晕，精神不振，邀请李梦香大夫出诊，经检查血压高压为240mmHg，认为血压过高，拟予抽血降压。该患者谓：男子血，贵为金，拒不接受，于是派人叫我出诊，李大夫教我给开一剂泻火攻下药，使其大便畅泻，达到降低血压的目的。当时我给检查，体格强壮，肌肉丰厚，面色红润，呼吸低微，脉大而无力。印象：血气两虚之症，给予防眩汤一剂。于当晚10时服第一煎，次晨即能下床赴厕所，服第二煎后，眩晕症已消失，继服原方1剂而愈。此后历经10余年未再发作。

原按　此方出自《石室秘录》，原为雷公所创。雷公云："晕眩似乎小症，然而大病皆起于晕眩，眼目一时昏卒，致猝倒而不可救者，比比也。故世人一犯晕眩之症，治之不可不早也，吾今传一奇方，名'防眩汤'，此方单治气血之虚，不治头目之晕。益气血足则阴阳和，阴阳和则邪火散，又何虑晕眩之杀人哉，多服数剂，受益无穷，不可见一二剂不能收功，便弃之而不用也。"根据《黄帝内经》及诸前贤所论，凡眩晕之症，皆以肾虚为主要原因，盖肾水虚则无以滋养肝木，肝木燥则相火动，相火动则风自生，风生则夹木势而克土，土病则聚液而成痰，痰阻火逆而上潜，则为高摇。高摇者，即头晕目眩，脑转耳鸣之谓。《黄帝内经》云："治病必求其本，伏其所主，先其所因。"治此病必以补虚为主，防眩汤确为对症之剂，曾以此方治疗眩晕症7例，皆应手取效，唯对体质肥胖之人，有此疗效，而对肌瘦之体，效果不甚显著。因本例中兼有高血压症，此方对高血压是否亦有疗效，尚待研究。张镇，张立易.朱汝藩女科精粹［M］.阳光出版社，2016：209-210.

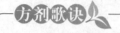
方剂歌诀

防眩地芍与归芎，天麻半夏与参术。

茱萸五钱陈五分，补气养血止眩晕。

复元通气散 09

【来源】

复元通气散，源于宋·《太平惠民和剂局方·卷八》。

【组成】

舶上茴香（炒）二两　穿山甲（锉，蛤粉炒，去粉）二两　南木香（不见火）一两半　延胡索（擦去皮）一两　牵牛（炒，取末）一两　陈皮（去白）一两　甘草（炒）一两

【用法】

上为细末。每服一大钱，热酒调。病在上，食后服；病在下，食前服。不饮酒人，煎南木香汤调下。

【功效】

行气通经，消肿止痛。

【主治】

治疮疖痈疽，方作焮赤，初发疼痛，及脓已溃、未溃，小肠气、肾痈、便毒，腰疼气刺，腿膝生疮，及妇人吹奶。

【方解】

方中木香、陈皮理气；小茴香行气驱寒；延胡索、穿山甲祛瘀活血；用蛤粉炒降低穿山甲滞腻之性；牵牛泻下逐水；甘草缓急止痛，调和诸药。方中诸药皆行气活血之品，气行则血行，理气和血，兼以缓痛，共奏行气通经、消肿止痛之功。

【名医经验】

国医大师任继学教授常用此方治疗小肠气，尤指出方中茴香具有宽小肠气、散寒止痛的功效。南征，南红梅. 任继学用药心得十讲［M］. 北京：中国医药科技出版社，2014：148.

国家级名老中医赵绍琴教授选用复元通气散治疗闪挫腰痛，症见腰际动则痛甚、不能俯仰转侧、每于呼吸亦牵引作痛者，并配合黄酒送服跌打丸，起到治标缓痛的作用。赵绍琴. 赵绍琴内科学［M］. 北京：中国医药科技出版社，2018：160.

国家级名老中医熊继柏教授多选用复元通气散治疗气滞腰痛。熊继柏教授认为，此方行气活血之力强，因而专用此方治疗闪挫腰痛，症见突发腰痛、攻窜作痛、有固定点、时轻时重、常伴胁肋不舒者，并可根据病情添加煅乳香、煅没药等药物，加强活血化瘀止痛之功效。郭心鸽，姚欣艳，刘侃，等. 国医大师熊继柏辨治腰痛的临床经验［J］. 湖南中医药大学学报，2021，41（7）：984–984.

名老中医李昌达教授认为，本方诸药皆行气活血之品，但相较活血，更侧重于行气。因此当患者发生闪挫事故之后，若出现胀甚于痛的气滞现象，可用复元通气散加减治疗，气行则血行，则腰胀痛自愈。李昌达. 疑难杂病治验录［M］. 成都：四川科学技术出版社，1986：50–51.

名老中医彭坚教授认为复元通气散对治疗急性腰扭伤有极佳疗效。他认为本方治标，用于缓解剧烈疼痛，在煎煮过程中与30g白酒同煎，效果更佳。单书健. 重订古今名医临证金鉴·痹证卷（下）［M］. 北京：中国医药科技出版社，2017：808–810.

【临床应用】

案1：腰腿痛（熊继柏医案）

刘某，男，50岁，湖南岳阳人。门诊病例。初诊（2004年9月9日）：诉20余年前腰部受外伤，嗣后经常感到腰痛，近1个月来加重。诊时腰痛厉害，活动不利，尤其以晨起为甚，伴少腹胀，舌紫红，苔薄黄腻，脉弦。辨证：气滞血瘀。治法：活血祛瘀，行气止痛。主方：复元通气散。小茴香6g，炒牵牛子6g，广木香6g，陈皮10g，橘核15g，炮甲15g，桃仁10g，延胡索15g，川牛膝20g，制土鳖虫6g。10剂，水煎服。

二诊（2004年9月20日）：诉腰痛稍事缓解，晨起时仍腰痛甚，舌苔薄黄腻，脉弦。拟原方合四妙散治之。小茴香6g，炒牵牛子6g，广木香6g，陈皮10g，橘核 15g，炮甲 15g，桃仁 10g，延胡索 15g，川牛膝 20g，制土鳖虫 6g，苍术 6g，黄柏 6g，秦艽 10g，三七 15g。10 剂，水煎服。

三诊（2004 年 10 月 6 日）：诉腰痛已大减，活动自如，少腹胀已除，现仅晨起时稍感疼痛，舌苔薄黄，脉细。拟复元通气散合四妙散击鼓再进。小茴香 6g，炒牵牛子 6g，广木香 6g，陈皮 10g，橘核 10g，炮甲 10g，桃仁 10g，延胡索 10g，川牛膝 15g，苍术 4g，黄柏 4g，秦艽 10g，三七 15g。10 剂，水煎服。

原按 《丹溪心法·腰痛》云："腰痛主湿热、肾虚、瘀血、挫闪，有痰积。"本案患者腰痛由 20 余年前腰部外伤所起，又见瘀滞证候，属典型的气滞血瘀型，《医宗金鉴》谓："气滞闪挫通气散。"因辨证准确，治法方药对证，故多年沉疴霍然而愈。熊继柏. 一名真正的名中医［M］. 北京：中国中医药出版社，2019：208-209.

案 2：腰痛（王凌霄医案）

城南张某，患腰痛，其弟用车推至王氏家，询之，因前日大风将房屋揭破，上屋修补，从屋上失足跌下，当时腰胯疼痛，皮肤未破。3 日后腰胯疼痛红肿，难以转侧，视之青紫红肿，触之灼手，脉亦涩滞，舌现瘀斑。此跌伤内出血，气滞血瘀，阻滞经络，故痛如刀锥所刺。治当攻逐恶血、活络祛瘀。方药：桃仁承气汤合复元通气散加减。桃仁，甘草，陈皮，桂枝，木香，延胡索，炮穿山甲，大黄（后下），芒硝（冲服），3 剂。水煎，日服 3 次，服后饮酒一盅以助药力。3 日后患者亲自来谢曰，药后恶血畅下，痛止肿消，述其将息调养，勿药可矣。

原按 本例为外伤之后，瘀血阻滞经络。腰痛如刺，小便自利，取桃仁承气汤下之，复元通气散散之，恶血得逐，气血畅行则肿消痛止。张杰，吴东昆. 王凌霄医疗经验集［M］. 上海：上海科学技术出版社，2017：46-48.

案 3：腰痛（李昌达医案）

谭某，男，40 岁，四川名山县干部。1974 年 4 月 10 日初诊。自诉：腰胀腰痛已数月，经某医院检查，小便正常，服用西药、中药无效，因来求治。检查：诊脉弦，舌正无苔，腰痛胀近半年，胀甚于痛，上午更甚。二便正常，形体尚壮。辨证：气滞腰痛。治法：行气活血。处方：复元通气散加减。小茴香 10g，木香 10g，台乌 10g，陈皮 10g，牵牛子 10g，橘核 10g，乳香 10g，没药 10g，丹参 10g，当归 10g。上药共研细末，每次服 6g，早晚各服 1 次，白开水送服。

原按 胀甚于痛属气滞，痛甚于胀属血瘀，本病胀甚于痛，故用复元通气散加减治之。方中诸药皆行气活血之品，气行血亦行，腰胀痛自愈。李昌达. 疑难杂病治验录 [M]. 成都：四川科学技术出版社，1986: 50-51.

案 4：腰椎间盘突出（彭坚医案）

沈某，女，82 岁。辽宁人，某机关离休干部。2003 年 11 月 9 日初诊。患者 8 年前诊断为骨质增生、腰椎间盘膨出。近年来，又发现有骨质疏松症，腰腿痛，走路费力，日益加重，西医认为无法进行手术，也没有其他特效的治疗方法，建议经常服用有机钙。疼痛时，服炎痛喜康、布洛芬等，可以减轻痛苦。3 天前，突然出现腰腿部剧烈疼痛，从右边臀部一直痛到脚后跟，痛如刀割，西医诊断为坐骨神经受压，注射止痛针剂无效。察其面容紧张痛苦，呻吟不止，卧床不起，转侧不能，已经 3 天未解大便，舌淡无苔，脉弦紧。此为闪挫疼痛，当活血通络止痛，拟用复元通气散加减：木香、白芍各 30g，延胡索 20g，牵牛子、炙甘草各 15g，穿山甲、陈皮、全蝎、乳香、没药、红参、附子各 10g，蜈蚣 2 条，2 剂。每次煎药，以黄酒 30g 同煎，日 2 次，饭后服。

11 月 12 日二诊：服上方 1 剂后，解大便 2 次，疼痛减轻大半；服 2 剂后，大便 1 次，疼痛十去其九，现感觉腰腿无力，微痛，舌淡，脉弦缓。当补肾健腰，强筋壮骨，先服煎剂，拟用青娥丸加减：鸡血藤 30g，核桃肉、肉苁蓉、白芍、木瓜各 15g，杜仲、续断、补骨脂、巴戟天、菟丝子各 10g，7 剂。

11 月 20 日三诊：服上方后，感觉尚好，已能下床走动，但腰腿仍然乏力，走路时仍然疼痛，饮食、大小便正常，急于恢复正常。告知患者：腰椎间盘膨出、骨质增生、骨质疏生等，属于老年退行性疾患，非几剂煎药可以痊愈，修复骨质需要较长时间，须以丸剂缓图，拟用百损丸加减：鸡血藤 60g，补骨脂 50g，骨碎补、杜仲、怀牛膝、续断、肉苁蓉、当归、土鳖虫、菟丝子、山茱萸、紫河车各 30g，三七、琥珀、血蝎、穿山甲、鹿角霜各 15g，沉香 10g，大海马 1 对，蜜丸，日 2 次，每次 10g，饭后开水送服。1 料药大约可服一个半月。

2004 年 2 月，服完 1 料药后，患者自行来诊，感觉腰腿有力，已很少疼痛，对完全治愈充满信心，告知仍然须注意：不能受寒，不能提重物，不能做弯腰踢腿等运动，只要能达到生活自理即可，原方鹿角霜改鹿茸 10g，加地龙 30g，续服 1 料，患者遵医嘱，安心长期服药，腰腿疼痛未发作，至今仍然健康，起居活动自如。

原按 中老年腰椎椎间盘滑脱、突出、膨出，骨质增生，骨质疏松等，属于腰椎退行性病变，特别是一旦膨出、增生的骨质压迫坐骨神经，则从臀部到脚后跟产生难以忍受的、放射性的剧烈疼痛，即中医学的"闪挫疼痛"，多因受寒、外伤、弯腰、侧身不当所引起。一诊治疗方剂以复元通气散为主。方中加大木香的剂量以理气止痛，加白芍，合炙甘草以缓急止痛，加乳香、没药，合延胡索以活血止痛，加蜈蚣、全蝎，合穿山甲以搜剔经络止痛，加人参、附子益气温阳、补虚止痛。患者 3 天不大便，这是疼痛症常有的情况，通便是止痛的一个重要环节，方中有牵牛子可利水泻下、通便止痛。总之，经过这种调整组合，使得本方止痛效果极快极佳。二诊用青娥丸加减，补肾、强筋壮骨，选汤剂以资过渡。三诊以百损丸加减，治本为主，标本兼治，在二诊原方中已有的补肾强筋壮骨药物的基础上，再加入菟丝子、山茱萸、紫河车、大海马、地龙、鹿茸等大队补益肝肾药，帮助骨质疏松的改善，加穿山甲、鹿角霜等软坚散结之品，以助骨质增生的消除。马继松，吴华强，江厚万. 名家教你读医案（第 2 辑）［M］. 北京：人民军医出版社，2011：145-146.

方剂歌诀

复元通气用茴香，穿甲蛤粉南木香。

延胡牵牛陈皮草，行气通经止痛强。

顾步汤 10

【来源】

顾步汤，源于清·邹岳《外科真诠·疮疡总论》。

【组成】

黄芪　金钗石斛　当归　金银花　牛膝　紫花地丁各一两　蒲公英　菊花各半两
人参　甘草各三钱

【用法】

水煎服，日一剂，分二次服。

【主治】

脱疽后期。

【功效】

清热解毒，益气养阴。

【方解】

顾步汤是治疗脱疽后期虚实夹杂证的常用方，方中金银花、蒲公英、紫花地
丁、菊花清热解毒，共为君药；人参补脾益肺、大补元气，黄芪补气养血、托毒
生肌助君药解毒祛邪，共为臣药；石斛滋阴清热，当归补血活血、温通经脉，与
黄芪、人参相配，又有排脓生肌之效，共为佐药；牛膝活血消肿，引药直达病所，
甘草清热解毒、调和诸药，共为使药。全方共奏清热解毒、益气养阴之效。

【名医经验】

全国第二届国医大师尚德俊教授常选用顾步汤治疗久病正虚、瘀久化热之脱

疽，症见小腿肌肤甲错，色呈淡褐色，患足皮温低，足色苍白，皮肤光薄、干燥、足趾肿胀、触痛，甚则糜烂、有瘀斑，溃疡肉芽色浅，不愈合。尚教授诊治脱疽时，常用中药内服并配合丹参注射液、疏血通注射液滴注以增强活血化瘀之力；局部外用黄马酊清热消肿止痛；配合抗生素、胰岛素控制感染和血糖。陈柏楠，秦红松，刘明. 国医大师尚德俊［M］. 北京：中国医药科技出版社，2016：297–299.

　　河东名医周鼎新先生临床应用顾步汤为主方，根据不同见症加减化裁以治疗各种证型之脱疽，其经验为重用参、芪，意在充沛大气以鼓励血行，并以当归养血活血、石斛滋阴生津，使气行而血行，以期消络脉之瘀阻。周鼎新. 顾步汤治疗血栓闭塞性脉管炎［J］. 中医药研究，1988（1）：31–32.

【临床应用】

案1：脱疽（尚德俊医案）

　　某某，男，69岁。因双下肢间歇性跛行，双足静息性疼痛、发凉、怕冷1个月，右足趾溃破16天，以糖尿病肢体动脉闭塞症（三期1级）于2005年11月25日住院。

　　初诊：患者有高血压病史20余年，糖尿病史13年。1个月前无明显诱因出现间歇性跛行，双足静息性疼痛、发凉、怕冷，以右侧为甚，进行性加重，自行用热水烫洗。约半月前，右足第二趾外侧皮肤溃破，自行处理不愈合。伴乏力、多汗、大便干，三消症状不明显。症见右足皮温低，前半部潮红，第2、3趾及其近端足背肿胀、触痛，第2、3趾间糜烂。第2趾外侧干黑坏死，第3趾呈发绀色，瘀斑明显，外侧有0.5cm×1.5cm浅表溃疡，肉芽呈淡红色，有少量渗液。右侧股动脉以下搏动消失，左侧股腘动脉搏动减弱，足背、胫后动脉搏动消失。血液检测示：纤维蛋白原5.61g/L，血糖8.61mmol/L，低密度脂蛋白4.36mmol/L。舌质淡。苔白，脉沉。中医辨证：患消渴病多年，气血虚弱，肾阳不足，气虚无力行血而导致血液瘀阻脉络，久而化热，不能运化水谷精微，聚而为湿，湿热下注而导致本病。治法：益气养阴，清热利湿。方药：顾步汤。药用金银花30g，黄芪30g，党参30g，鸡血藤30g，石斛30g，当归15g，丹参15g，赤芍15g，牛膝15g，白术15g，甘草10g。10剂，水煎服，日1剂。其他治疗：应用活血通脉片每次10片，每日3次，以活血化瘀、通脉止痛；降纤酶10U静脉滴注，隔日1次，以降低血液纤维蛋白原；丹参注射液20ml，静脉滴注，每日1次；疏血通注射液6ml，静脉滴注，每日1次，以加强活血化瘀之力；尿激酶10万单位，静脉滴注，每日 1 次，以溶栓；黄马酊，擦涂患处，以清解热毒；同时使用降压药和胰岛素以控制血糖。

二诊：经上治疗后右足皮温较前有所好转，皮色潮红，皮肤干燥，第 2、3 足趾呈干性坏疽，趾间糜烂减轻。诸症仍为湿热下注之象，方用顾步汤继服 5 剂。活血通脉片每次 10 片，每日 3 次；黄马酊，擦涂患处，以清解热毒；丹参注射液 20ml，静脉滴注，每日 1 次；疏血通注射液 6ml，静脉滴注，每日 1 次，以加强活血化瘀之力。

三诊：用药治疗后右足皮温有所好转，皮色暗红，皮肤干燥，第 2、3 足趾坏疽稳定。舌质淡，苔白，脉沉。诸症为湿热血瘀之象，效不更方，顾步汤继服。活血通脉片每次 10 片，每日 3 次；黄马酊，擦涂患处，以清解热毒；丹参注射液 20ml，静脉滴注，每日 1 次；疏血通注射液 6ml，静脉滴注，每日 1 次，以加强活血化瘀之力。

四诊：经过上述治疗，右足皮温有所好转，皮色暗红，第 2、3 足趾坏疽与周围组织间出现明显分界线。舌质淡红，苔白，脉沉。服顾步汤加味，益气养阴、活血祛瘀。药用：黄芪 30g，党参 30g，鸡血藤 30g，石斛 30g，当归 15g，丹参 15g，赤芍 15g，牛膝 15g，白术 15g，甘草 10g。水煎服，日 1 剂。活血通脉片 20 片，日 3 次。可出院继服中药顾步汤加减，调补气血、活血通络，巩固疗效。择期行坏疽足趾部分切除缝合术，以祛除坏死病灶，缩短病程。

原按　糖尿病肢体动脉闭塞症肢体溃疡和坏疽，属难治性疾病。中医辨证为瘀久化热，治以益气养阴、清热利湿，应用顾步汤。同时应用丹参注射液、疏血通注射液静脉滴注，以增强活血化瘀之力；局部外涂黄马酊清热消肿止痛；配合应用抗生素、胰岛素控制感染和血糖。次诊根据坏死范围局限，继续改善患肢血运，待四诊时见坏死组织与周围组织形成分界线时，即可择期行足趾部分切除缝合术，方能保证创面愈合。本案体现了尚教授对外科血瘀证西医辨病与中医辨证相结合、整体辨证论治与药物静脉滴注相结合、药物治疗与手术治疗有机结合、活血化瘀疗法贯穿治疗始终的临床思辨特点。中西医结合整体辨证论治疗法（包括手术处理），可以提高疗效，挽救患者肢体，降低截肢率。陈柏楠，秦红松，刘明．国医大师尚德俊［M］．北京：中国医药科技出版社，2016：297-299．

案 2：脱疽（尚德俊医案）

某某，男，40 岁。因双足凉痛、间歇性跛行 6 年，右小趾溃破 3 个月，以血栓闭塞性脉管炎于 1980 年 2 月 5 日住院治疗。

初诊：6 年前右足发凉、怕冷、麻木、疼痛，行走 50m 则有间歇性跛行，继之左足亦病，足底皮肤出现瘀斑，双足凉痛加重。3个月前右小趾溃破，渐干黑坏死，夜间痛剧，夜不得寐。症见：双足潮红，汗毛脱落，趾甲干厚，皮温低。右小趾干黑，趾根部溃烂、有脓，周围组织红肿。足背动脉、胫后动脉搏动消失。舌质红，苔白厚，脉弦滑。此为湿热下注，经脉瘀阻，热盛肉腐所致。治以清热利湿、活血化瘀，应用四妙勇安汤加味治之。药用金银花、玄参各30g，当归、赤芍、牛膝各15g，黄柏、黄芩、山栀、连翘、苍术、防己、紫草、生甘草各10g，红花、木通各6g。水煎服，每日1剂。同时服用通脉安片，活血止痛。创面应用大黄油纱布换药，隔日1次，清热解毒活血。

复诊：经上治疗后足部肿胀消退，红热减轻，坏死组织分界清楚，脓液减少，患足仍疼痛。舌质红，苔白，脉弦。诸症仍为湿热之象，方用四妙勇安汤加味继服。尽早施行坏死组织切除清创术，减少异物刺激，缓解疼痛。

三诊：手术清创后疼痛缓解，创面应用清热解毒活血之大黄油纱布外敷。症见：患足皮肤干燥，汗毛、趾甲生长缓慢，肢寒无力。创面肉芽组织色淡，脓液清稀。舌质淡，苔白，脉缓。此乃气血双虚、经脉瘀阻之象，法当调补气血、活血通络，应用顾步汤加减，药用黄芪、党参、鸡血藤、石斛各30g，当归、丹参、赤芍、牛膝、白术各15g，甘草10g。水煎服，每日1剂。创面应用解毒祛腐、生肌敛疮之生肌玉红油纱布换药。治疗3个月病愈。

原按 患者为血栓闭塞性脉管炎，瘀久化热，发生肢体坏疽继发感染，为湿热蕴结，湿热之邪下注，阻遏气血不达四末所致。治以清热利湿、活血化瘀，应用四妙勇安汤加味，施以手术及外治疗法，使湿热得除。后期正虚，经络壅滞，改用内服顾步汤加减调补气血、活血通络，外用生肌之药，而使病愈。本案体现了尚教授辨病与辨证相结合、整体辨证与局部辨证相结合、内治疗法与外治疗法相结合的临床思辨特点。韩丽华，张文学. 豫鲁名老中医临证录 [M]. 北京：人民军医出版社，2012：235-236.

案3：脱疽（周鼎新医案）

某某，女41岁，农民，因左足疼痛，行走困难，于1970年3月15日初诊。患者于3年前即感左足发凉，偶尔刺痛，近月来疼痛加剧，以第三、四趾尤甚，夜间抱膝呻吟，彻夜不眠，步履艰难，间歇性跛行，经某医院诊为血栓闭塞性脉管炎，服四妙勇安汤十余剂，罔效。

查患者面色苍黄不华，胸腹未见异常，行走艰难，左足第三、四趾发黑坏死，趾甲肥厚粗糙不润，趾背汗毛脱落，趺阳、太蹊脉不能触知，患肢抬高时肤色苍白，下垂后恢复缓慢，患足温度明显低于健侧。舌质淡红，舌苔薄白，脉象沉细。诊为脱疽，证属气虚血弱、络脉闭阻。拟顾步汤方：牛膝30g，金钗石斛30g，黄芪30g，当归30g，东参9g，金银花60g，水煎服，每日1剂，药进2剂，患趾疼痛止，黑色褪，继进药12剂，行走恢复正常，后又间断服药七剂，于四月中旬患趾坏死部分脱落。2年后左足第二趾又复变黑，疼痛，又照前方服九剂后，病变复常，至今未再复发。周鼎新. 顾步汤治疗血栓闭塞性脉管炎 [J]. 中医药研究，1988（1）：32.

案4：脱疽（周鼎新医案）

某某，男31岁，工人。因左足发凉，疼痛，行走困难3个月，于1980年1月30日就诊。患者于3个月前始感右足趾胀，拇趾麻木，色泽暗红趾甲凹陷，阵发性刺痛，右小腿酸困，踝部尤甚，步行一二里患肢则酸痛而需休息。患足温度明显降低，触之如冰，跌阳脉触不清，舌质红，苔白、脉弦滑。有吸烟嗜好及患肢冷水长期浸泡史，据脉症诊为脱疽，证属寒湿侵袭，经络受阻，气虚血瘀，遂以顾步汤加温经通络之剂。黄芪30g，东参6g，金银花90g，石斛30g，当归30g，桂枝15g，牛膝30g，鸡血藤30g，制附子9g，甘草15g水煎服。服上方5剂后，足之动脉已能触清，但仍微弱，且服药后口觉干燥，乃于上方加麦冬30g、黄芩5g等寒凉之品以反佐桂附之辛温燥热。继进17剂后，患者转温，足底已不发胀，足背动脉搏动较前明显，但仍感足趾发麻，且偶有针刺感，舌质暗红，乃本初诊方加当归至90g、土鳖虫6g、赤芍15g，以活血通络。继进14剂后，足趾针刺样痛感消失，趾甲根部色泽转润，患足温度及足背动脉搏动均已基本恢复，乃于原方加大黄芪剂量至90g，并加肉桂9g以益气温经。服上方19剂后诸症均显著减轻，足部色泽及足温均恢复正常，足背动脉搏动有力，走路已无间歇性跛行，先后服药52剂，历时3月余，病情基本痊愈。5个月后随访，病情未见反复，已恢复工作。

原按 脱疽一证，在不同阶段，有不同病理改变，见症各不相同，早期寒凝气滞，继见瘀血阻络，后期则为毒热内蕴，肉腐骨脱，且多伴见气血两虚。笔者于临床以顾步汤为主，根据不同见症，加减化裁，若见患肢发凉、色苍白者，加桂枝、制附子等以温经散寒，患肢发热，潮红者，加生地、丹皮等以凉血散血。若患肢青紫，刺痛者，加重当归用量，并加地鳖虫、桃仁等以活血化瘀，若肢体肿胀则加泽兰、丝瓜络以通络消肿。只要加减得当，常可适用于本病各型患者。

血栓闭塞性脉管炎，临床分型种种，各不相同，但其共同病机，则皆系瘀阻脉络。而营血的正常运行，赖气的推动。正所谓气行血则行，气滞则血凝，顾步汤中重用参芪，其意正在充沛大气以鼓动血行，当归养血活血、石斛滋阴生津，水渠盈满自可周流. 周鼎新. 顾步汤治疗血栓闭塞性脉管炎 [J]. 中医药研究, 1988（1）: 31–32.

案 5: 脱疽（梁霄医案）

某某, 女, 75 岁. 因左足背、足趾红肿疼痛、溃烂 1 个多月于 1994 年 3 月 13 日初诊. 患者曾先后到数家医院住院治疗, 效果欠佳, 医生动员行截肢术, 患者不接受, 遂转至本院治疗. 既往有糖尿病病史 10 余年. 入院检查: 神清, 生命体征基本正常, 心肺正常, 腹软, 肝脾未及. 专科检查: 左足背大部分溃烂, 有暗黄色的分泌物, 腐臭明显, 左第 4 趾已脱落, 其余 4 趾变黑、坏死, 踝部肿胀明显, 活动受限, 左足背动脉搏动消失, 左胫后动脉搏动较对侧明显减弱. 舌质红、无苔, 脉细数. 空腹血糖 12.42mmol/L, 尿糖（+++）. 中医诊断: 消渴病、脱疽; 西医诊断: 左足糖尿病性坏疽. 入院后采用中西医结合治疗, 内服顾步汤加味. 处方: 黄芪 30g, 石斛 30g, 当归 15g, 牛膝 15g, 紫花地丁 15g, 党参 15g, 金银花 15g, 菊花 15g, 蒲公英 15g, 丹参 15g, 天花粉 15g, 甘草 6g, 赤芍 15g, 生地黄 15g. 早、晚各 1 次. 外用三黄洗剂加味煎煮后每日熏洗 20 ~ 30 分钟, 静脉滴注胰岛素和口服格列齐特等控制血糖; 静脉注射头孢氨苄 2.0g, 每日 2 次, 后期加用阿米卡星 0.2g 静脉滴注, 每日 2 次; 以抗感染; 曾先后使用脉络宁、丹参注射液及蝮蛇抗栓酶静脉滴注, 以达到改善微循环的目的. 伤口每日清创换药, 以凡士林纱布包敷. 经 3 个多月治疗后, 患者左足背溃疡完全愈合, 左胫后动脉搏动增强, 左足背动脉搏动恢复, 痊愈出院.

原按 糖尿病坏疽多由气阴亏虚、阴虚热升、脉络瘀阻所致.《圣济总录·消渴门》指出:"消渴者, 久不治, 则经络壅涩, 留于肌肉, 变为痈疽." 治宜益气养阴、清热解毒、活血化瘀, 方中黄芪、党参既补元气, 又除燥热, 与当归相配则祛腐生肌; 天花粉、石斛滋补阴液、养阴清热, 意在标本兼顾; 金银花、菊花、紫花地丁为外科常用清热解毒之良药; 当归、牛膝、丹参活血化瘀, 凉血通经, 并辅以三黄洗剂外洗以清热解毒、消肿止痛、祛腐生肌. 内外并治, 标本兼顾, 同时合理配合西药以抗感染、控制血糖, 因而收到较好的治疗效果. 许彦来, 谢文英. 糖尿病名医验案解析 [M]. 北京: 中国科学技术出版社, 2018: 193–195.

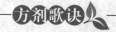

方剂歌诀

顾步参芪归膝斛, 公英地丁银花入,

菊花甘草脱疽毒, 益气养阴和清营.

黑地黄丸 11

【来源】

黑地黄丸，源于金·刘完素《素问病机气宜保命集·卷下》。

【组成】

苍术一斤，米泔浸　熟地黄一斤　川姜冬一两，夏五钱，春七钱　五味子半斤

【用法】

上为细末，枣肉为丸，如桐子大，每服一百丸至二百丸，食前米饮下，或酒。

【功效】

滋肾养血，健脾化湿。

【主治】

治阳盛阴虚，脾肾不足，房室虚损，形瘦无力，面多青黄，而无常色，宜此药养血益肾。又治血虚久痔。

【方解】

肾藏真阴，主骨生髓。若肾虚则真阴耗损，故见形瘦无力；肾虚则髓减，髓减则生血乏源，故见面色青黄等血虚之症。熟地黄味甘性温，为滋补肾阴之良药；熟地黄又名地髓，可见其补髓生血之效。正如《药性赋》论熟地黄，"其用有四：活血气，封填骨髓；滋肾气，补益真阴"。五味子归肺肾二经，有金水相生之功，擅长敛肺滋肾，故本药最能于收敛中补益阴气，正如《神农本草经》所言，"五味子，味酸、温，主益气，咳逆上气，劳伤羸瘦，补不足，强阴，益男子精"。又熟地黄与五味子均为黑色之药，色黑入肾，两者合用，于补肾尤为相宜，故本方名为

"黑地黄丸"。先天生后天，后天养先天。肾虚则后天脾胃每易失养，脾胃升降枢机不利，则湿浊内生。大枣性味甘温，脾胃虚弱之证每用之，如《神农本草经》言"大枣……安中，养脾……平胃气"。苍术善入中焦，于健脾之中，尤擅燥湿化浊。另外，于诸药之中，少加两许干姜，寓意颇深。其一，善补阴者，必于阳中求阴，则阴得阳升而泉源不竭。少加温阳之药，对补益肾阴有极佳之效，盖仿肾气丸于补阴药中加少许附子、桂枝之意。其二，干姜为温养中焦之要药，中焦得温则遂其运化水谷之职。其三，本方为治疗血证之剂，干姜尤其擅长温经止血，经气得温，血液得摄，以断失血之虞。

【名医经验】

国医大师张琪教授认为，黑地黄丸为刚柔相济之方，具有养血补肾、燥脾除湿之功效，常用本方治疗肛门下坠之证，本证以小腹及肛门下坠、大便不爽、肛门灼热瘙痒、舌苔腻、脉沉缓为主要表现，其病位在脾肾及血分，病机以血虚湿热、脾肾不足为主。张琪.漫谈仲景组方运用对立统一辨证法思维[J].中医药学报，1994（2）：2-6.

江苏省名中医陈趾麟教授认为，黑地黄丸主治的核心病位在下焦，核心病机为络伤血溢，故其所治之病不限于原书之痔，可推而用之于下焦便血、尿血、崩漏等诸症。使用本方时，当以下窍出血、出血淋漓不止、腹部坠胀疼痛、头晕乏力、舌苔腻为关键指征。陈趾麟，申怡旻.黑地黄丸治疗无痛性血尿一例[J].南京中医学院学报，1990（4）：29.

山东省名中医张法荣教授认为，黑地黄丸具有填补先天之精、顾护后天脾胃、补血养精之效，可用于治疗慢性肾衰竭皮肤瘙痒症。临证之时，张教授始终把握本病脾肾亏虚及血虚这一核心病机，并以皮肤瘙痒，劳累后诱发，头晕，食欲减退，腰膝酸软，小便频数，苔白厚腻，尺脉沉细或涩为用方眼目。临证时熟地黄用量不可过大，以 12 ~ 18g 为宜，过多则滋腻壅中，加重湿浊等实邪积聚。熟地需与苍术相配，彼此制约，补而兼通，苍术用量多在 12g。若见舌淡暗、脉细涩，另可酌情加入当归、丹参等和血药；若皮肤瘙痒日久不愈，呈苔藓样变，疹色较暗，血瘀渐重，舌面瘀斑瘀点，舌下脉络迂曲增粗，可用川芎、川牛膝等活血药；若全舌紫暗，可加三棱、莪术等破血消癥峻猛之品，也可配合抗凝方案加用动物药地龙、水蛭。风邪较盛者，可用炒蒺藜、麻黄或防风解表祛风止痒疏腠理，除卫表之邪。若湿浊毒邪较重者，可加车前子、茯苓、茯苓皮利湿化浊，浊毒日久壅滞肌肤，腠理失于疏泄亦致皮肤瘙痒，可用积雪草、六月雪解毒泄浊。胡福茹，李美佳．张法荣．运用黑地黄丸化裁治疗慢性肾衰竭皮肤瘙痒症的经验［J］．江苏中医药，2022，54（4）：33-36.

江苏省名中医史锁芳教授认为，黑地黄丸的方证具有如下特点：①病机特点：既有脾肾阳衰，水饮内停，痰湿内生；又有肾精亏虚、阴不化气之机。②病性病位：病性既有痰饮内留之实，又有脾肾精气亏损之虚，属于本虚标实之证；病位涉及肺、脾、肾三脏。③适应病证：尤擅用治老年慢性阻塞性肺疾病表现脾虚饮停、肾阴亏乏之久咳、喘证、肺胀。④应用要点：老年久咳、慢性喘促，动则尤甚，咯痰色白，质稀有泡沫，或痰中带有咸味，舌苔薄干，舌质淡胖，双尺脉沉细弱，寸关滑大或濡等。⑤临证加减：若兼外感肺气失宣，可加三拗汤以驱邪宣肺；若感风热，可配桑菊饮；感风燥，可配桑杏汤；若痰饮郁而化热，可以配入《千金》苇茎汤健脾清化湿热；若兼有痰浊痹阻、胸阳不振者，可以复入瓜蒌薤白半夏汤或枳实薤白桂枝汤泄浊宣痹、温通胸阳；若痰浊涌逆，可配三子养亲汤、葶苈大枣泻肺汤，以化痰泻肺降逆；若痰多色白，脾虚痰湿明显，可以配用二陈平胃，以健脾燥湿化痰；若白色泡沫稀痰多者，可配入苓桂术甘汤，以健脾化饮；若夹外寒内饮，也可复入小青龙，以增温肺化饮之力。苏强，陈海涛．史锁芳教授运用黑地黄丸治疗慢性阻塞性肺疾病的经验［J］．浙江中医药大学学报，2009，33（6）：821-822.

【临床应用】

案1：肛门下坠（张琪医案）

刘某，女，62岁。1992年1月初诊。小腹及肛门下坠欲大便又不爽，肛门灼热瘙痒难忍，全身不适，面色青黄，脉沉缓，舌苔腻，久治不愈，辨证属脾湿夹热下注，清阳不升，肾燥虚坐努责，大便不爽，宜燥脾除湿热，升阳补肾润燥，刚柔相济法。黑地黄丸加味：熟地黄、槐花各20g，干姜、五味子、苦参、甘草各10g，升麻、葛根、苍术各15g，连服3剂竟获痊愈。

原按 黑地黄丸一方，主治脾肾不足，房室虚损，亦治血虚久痔。此方苍术、干姜为刚燥药，熟地黄、五味子为柔润药，为刚柔相济合用之方。张琪．漫谈仲景组方运用对立统一辨证法思维［J］．中医药学报，1994（2）：6.

案2：血尿（陈趾麟医案）

张某，男，22岁，某医学院学生。1989年5月上旬，无明显诱因出现血尿。

无尿频尿急、尿痛、腰痛及恶寒、发热等症状，眼睑及两下肢均无水肿。先后在某医学院附属医院及本县人民医院做静脉肾盂造影及胸片、腹部平片、B超，均无异常发现。OT试验、ESR、补体C3、免疫球蛋白、P·S·P、莫氏试验等亦属正常，尿沉渣镜检：脓细胞0～2，红细胞（++++）。尿三杯试验三杯均为脓细胞（+），红细胞（++++）。多次尿常规：蛋白少许，脓细胞0～2，红细胞（+～++++），暑假回家，住县人民医院，予抗感染及中药凉血止血，治疗21天，血尿未能控制，于7月13日来院门诊。症见小溲深黄，或如血样，下午多汗烘热，纳谷乏味，脉濡滑，舌苔薄。否认有结核及泌尿系结石病史。综上病情，陈老认为肾虚膀胱郁热，络脉为伤，血自下溢所致。治以养阴清热、健脾化湿，佐以凉血止血。取黑地黄丸、小蓟饮子合猪苓汤化裁，药用熟地、苍术、五味子、小蓟、藕节炭、蒲黄、清阿胶、滑石、猪苓、地榆、炮姜炭。服药5帖，肉眼血尿消失，小便转清，尿检红细胞1～2，原方再服5帖，尿常规正常。共服15帖，血尿未再出现。

原按 张仲景猪苓汤治阴伤小便不利，严用和小蓟饮子治下焦结热之血淋，均为治尿血常用方剂，但黑地黄丸用治血尿方书未见记载。考黑地黄丸为河间《病机气宜保命集》方，由熟地黄、苍术、五味子、炮姜所组成。主治脾肾不足，房室虚损，形瘦无力，面色青黄。张洁古盛赞此方"治血虚久痔之圣药"。陈老根据"此方治脾肾两脏之虚，而去脾湿除肾燥"之说，临床改作汤剂，辨证加减用治血尿，何以如此显效？盖尿血出自前阴，便血出于后阴，出血之窍虽不同，而络伤血溢为两者所共同。前阴后阴皆肾所主，大便小便皆肾所司，病机相同，则治可同法矣。凉血止血为治血证常用方法，然本例患者服之何以未效。而合以养血和血、健脾化湿收效迅速？缘患者病发夏至之后，而且历时两月未能控制。夫暑必兼湿，湿郁热结，络脉损伤而尿血，不化其湿，但凉其血，凉血药物，滋腻助湿，湿遏不化，气机阻滞，络脉不利，故血不得止。阴血同源，血出日久，阴血必伤，故陈老方中不用泽泻之利水，山栀之苦泄，以免再伤阴血，而以熟地黄、阿胶滋阴养血，小蓟、地榆凉血止血，唯恐血止瘀留，配以蒲黄止血而行瘀，苍术燥湿健脾，猪苓、滑石渗湿通窍。脾健湿化气血生化有源，则血有所摄。且熟地黄、苍术同用，既不滋腻，又不辛燥，五味子益肾敛阴，炮姜温脾止血，配于凉血止血药中又有反佐之意。通观全方，构思全面，遣药轻巧，疗效显著。可见运用古方，不能刻板拘泥，只要谨守病机，辨证精确，即可中的而获效。陈趾麟，申怡旻.黑地黄丸治疗无痛性血尿一例［J］.南京中医学院学报，1990（4）：29.

案3：功能性子宫出血（陈趾麟医案）

演员卢某，女，20岁。子宫出血连绵两月，来院求治。妇科因其未婚未做盆腔检查，腹部无压痛及包块发现，根据病史及症状诊为"功能性子宫出血"。对症处理后转中医科会诊。患者以往16岁月经初潮，周期28～30天，持续3～5天干净，无痛经史，平时白带不多，两月前值经期演出，出血量增多，并有小血块夹杂，腹部有下坠感，10天后量渐减少，半个月干净，间隔3～5天后又复子宫出血，量中等质稠黏，腹坠痛。患者发现月经逾期不净后，曾服多种中西药物治疗未能控制。开始尚能演出，渐至头晕气短，饮食减少，疲乏无力。患者为了增加气力，勉强进食，但食入不化，腹胀脘痞，甚则嗳腐厌食。我们认为开始经期演出，损伤冲任，继乃夏令多雨，湿邪困中，清阳不升，浊阴不降，冲任不固，是以月经淋沥不净。而所服中药又多滋腻更加碍脾助湿，脾气失于展运，故其血不止而增胸满腹胀也。夫八脉络于肝肾，而胞系于脾，今脾湿下流，冲任为湿所伤，湿为阴邪，血乃阴质，湿阻气滞，故经行不畅而有坠痛；两阴互结，郁而化热，热迫血行，冲任欲固不能，于是漏下不止，而质稠黏，致成虚实夹杂，寒热互结之痼疾。在治疗上因思黑地黄丸刚柔互济，化中有收，收中有化，且地黄丸是从黄土汤衍化而出，仿其补泻寒热并用，以治虚实寒热错杂之症，药用：熟地黄15g，制苍术10g，五味子3g，炮姜2g，生白芍10g，黄芩5g，六一散10g，生地榆10g，焦楂曲10g，服两帖出血乃止，苔腻亦化，原方加当归10g，服三帖，饮食增加，精神好转，随剧团他移未再诊治。事隔半年后托人致谢，并告以药后月经按期来潮，健康状况良好，照常演出。陈趾麟，程正心. 黑地黄丸治愈崩漏验案［J］. 江苏中医杂志，1983（6）：61.

案4：慢性肾衰竭皮肤瘙痒症（张法荣医案）

师某，女，54岁。2020年10月22日初诊。主诉：血肌酐升高6年，全身反复皮肤瘙痒3月余。患者3个多月前无明显诱因出现全身游走不定的皮肤瘙痒，搔抓后无皮疹，每遇劳累均可诱发，曾在社区医院服用抗过敏药物，症状未见缓解。刻下：全身皮肤瘙痒，时发时止，无抓痕、渗液、血痂等，腰膝酸软，乏力，情绪急躁，时睡时醒不得安，头晕，食欲减退，小便频数，舌淡、苔白厚腻，尺脉沉细。辅助检查示：血肌酐399μmol/L，尿素氮18.2mmol/L，钙2.01mmol/L，磷2.62mmol/L，甲状旁腺激素（PTH）534pg/ml，血红蛋白74g/L。西医诊断：慢性肾衰竭，皮肤瘙痒症；中医诊断：肾风痒（脾肾亏虚、血虚生风、湿浊内蕴证）。治以补肾运脾、燥湿泄浊、养血祛风止痒。方选黑地黄丸化裁。处方：熟地黄 18g，苍术 12g，干姜 6g，大枣 6g，川牛膝 15g，当归 15g，六月雪 30g，麻黄 3g，防风 12g，煅龙骨 30g，煅牡蛎 30g。7 剂。水煎，每日 1 剂，早晚分服。除临床用药外，还应优化慢性肾病护理，医养结合，衷中参西。清淡饮食，适当饮水；避免频繁洗浴，避免水温过热；减少搔抓，局部涂抹护肤乳；畅情志，适当锻炼，节起居。

2020 年 10 月 29 日二诊：患者皮肤瘙痒、烦躁减轻，夜可安寐，二便调，舌淡、苔厚腻，脉沉。效不更方，守初诊方续服 14 剂，煎服法同前。

2020 年 11 月 12 日三诊：患者偶有下肢皮肤微痒，情绪可，舌脉同前。去麻黄、防风、煅龙骨、煅牡蛎，加白术 15g，茯苓 15g，14 剂。药后患者瘙痒缓解。继续予黑地黄丸化裁治疗 2 个月后随访，患者瘙痒症状消失，未再复发。

原按 患者先天禀赋不足，后天失养，加之过劳，致使脾肾双亏，肾府、肌肉失养，故腰酸腰痛、乏力；脾肾虚极，水湿日久不化，内生浊毒，脾阳不运，运化不健，反为湿困，故有食欲不振、苔厚腻；纳少且脾胃失运，水谷精微不得上行至头面，故头晕；腰为肾之府，肾主气化、固摄，肾气虚，固摄无权，膀胱气化失司，则小便频数；运化失职，水谷精微不得化赤，故舌淡脉细；血虚不得养魂，故夜不安寐；血虚不得润泽皮肤，血虚生风则皮肤干燥、瘙痒难忍；风性善变主动，故痒感时发时止、游走不定。治以黑地黄丸补脾益肾养血，合解毒泄浊、活血祛风止痒之品。方中熟地黄、苍术、干姜、大枣合用，补益脾肾、润燥兼施；川牛膝、当归养血活血；六月雪合苍术燥湿排毒；麻黄、防风祛风止痒；煅龙骨、煅牡蛎镇静安神。诸药合用，攻补兼施，故收效。二诊时患者瘙痒症状减轻，效不更方，原方继进。二诊时患者痒微，祛风之法过犹不及，故去麻黄、防风；睡眠可，故去重镇安神之龙骨、牡蛎；苔仍厚腻，遂加用白术、茯苓运脾化湿。张教授细察病源，通过抓主症，做到由博返约，执简驭繁，从而准确辨证立法，圆机活法，随法化裁，有法有度，自然疗效显著。胡福茹，李美佳. 张法荣运用黑地黄丸化裁治疗慢性肾衰竭皮肤瘙痒症的经验 ［J］. 江苏中医药，2022，54（4）：33-36.

案 5：慢性阻塞性肺疾病（史锁芳医案）

患者，男，62 岁。2007 年 2 月 1 日初诊。患者有慢性支气管炎肺气肿病史 10 余年，咳喘反复发作，每次发作需住院治疗。此因受凉诱发 3 天，咳嗽气喘，咽痒则咳，形瘦面黑，昼轻夜重，喉中痰鸣，咯痰色白稀薄，兼夹少量黏痰，胸闷憋气，动则为甚，夜间难以平卧，口渴不欲饮，胃纳尚可，二便调，苔厚腻浮黄，质淡胖暗红，脉细濡滑，尺沉弱。史师辨证为脾肾不足，痰饮夹湿热，兼风热上犯。治当健脾益肾、化饮祛湿、祛风宣肺。处方：党参15g，熟地黄10g，苍术10g，干姜4g，五味子6g，全瓜蒌10g，薤白10g，半夏10g，茯苓20g，杏仁10g，苏子10g，白芥子6g，桑叶皮各15g，僵蚕10g，冬瓜仁15g，生薏苡仁20g，芦根20g。经服上方7剂后，咳嗽显减，痰量显少，气喘胸闷显减，夜能平卧，能做轻微体力活动，时有腹胀，苔厚腻变薄。二诊时加石菖蒲6g、厚朴6g、陈皮6g，再服7剂。三诊时，咳嗽继减，痰转少，喘平，腹胀除，苔浊腻已化，脉细尺弱，上方去白芥子，加补骨脂15g、南沙参15g，7剂巩固，1年未发。

原按　本例患者乃脾肾不足，运化失司，痰饮内盛，故见"痰量多，色白稀薄，胸闷，气喘动则为甚"；因痰饮兼夹湿热而见"痰黏，苔腻浮黄，质暗红"；因体虚感受风热，故见咽痒咳嗽。患者反复咳喘难愈，且以夜间为甚，形瘦面黑，提示本案不仅蕴有脾虚饮留，更蕴肾阴（精）匮乏之机。故史师抓住本案脾肾亏虚，痰饮夹湿热化之主机，巧妙运用黑地黄丸补肾健脾，以治痰饮之本，因痰湿痹阻胸阳，故配瓜蒌薤白半夏汤以泄浊宣痹通阳；配杏苏二陈、三子以增化痰降气之力；因苔显浮黄，故复入《千金》苇茎意以健脾清热化湿，又新近感受风热咽痒作咳，故复入桑叶皮、僵蚕以祛风热宣肺利咽；药证相符，故见效快捷。二诊时见湿阻气滞腹胀，故又加石菖蒲、厚朴、陈皮，以增化湿理气除胀之功，病延久发，痰湿渐去之时，则加南沙参、补骨脂养肺补肾善后。药随症转，步步紧扣，治法独特，故获良效。苏强，陈海涛．史锁芳教授运用黑地黄丸治疗慢性阻塞性肺疾病的经验［J］．浙江中医药大学学报，2009，33（6）：821-822．

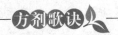
方剂歌诀

> 黑地黄丸用地黄，还同苍术枣干姜。
>
> 阴虚阳盛便血痔，滋肾健脾养血方。

侯氏黑散 12

【来源】

侯氏黑散，源于东汉·张仲景《金匮要略·中风历节病脉证病治第五》。

【组成】

菊花四十分　白术十分　细辛三分　茯苓三分　牡蛎三分　桔梗八分　防风十分　人参三分　矾石三分　黄芩三分（赵开美本作五分）　当归三分　干姜三分　芎䓖三分　桂枝三分

【用法】

上十四味，杵为散，酒服方寸匕，日一服。初服二十日，温酒调服，禁一切鱼肉大蒜，常宜冷食，六十日止，即药积在腹中不下也，热食即下矣，冷食自能助药力。

【功效】

祛风清热，化痰降逆，益气活血。

【主治】

治大风，四肢烦重，心中恶寒不足者。《外台》治风癫。

【方解】

侯氏黑散重用菊花，其味苦甘，性微寒，有平肝散风、清热解毒之功；防风、桂枝、细辛、川芎祛风通络；黄芩清热燥湿；牡蛎敛阴潜阳；矾石燥湿，祛除风痰；桔梗祛痰；当归、川芎养血活血；人参、茯苓、白术、干姜温中健脾。诸药相伍，祛风清热，化痰降逆，益气活血。

【名医经验】

国医大师何任曾以侯氏黑散治风痰阻络之高血压病，症见手足乏重，自觉心窝部发冷等，与仲景原文记载"四肢烦重，心中恶寒不足"十分契合，方证相对，疗效颇佳。且本方用量必按原方比例，应重用菊花，可至120g，使疗效迅速。服药时各药研细末和匀，以温淡黄酒或温开水吞服。李剑颖. 国医大师验案良方·心脑卷［M］. 北京：学苑出版社，2010：276-280.

全国第三、第四、第六批名老中医药专家学术经验继承工作指导老师王明杰认为侯氏黑散寒热虚实俱治，外风、内风兼顾，常应用本方治疗某些脑血管病证及慢性单纯性青光眼。侯氏黑散适用于中阳不足、气血亏损之人所患风邪入中、痰瘀阻络之中风，即西医所称的急性脑血管病。临床运用时，在病机上抓住本虚标实，痰瘀风火兼夹，在症状上本虚可见面色无华、腰膝酸软、无力、食少便溏等，标实可见口眼歪斜，舌强语謇，单侧肢体活动障碍。侯氏黑散既往曾遭质疑，一是认为用药太杂，寒热补泻并存；二是认为内外不分，祛风息风混用。然而中风的发生，原本因素复杂，内风外风，更难截然分开。本方寒热并用，内外同治，用之堪称合适，且作为散剂，便于长服。王教授在继承先师陈达夫教授眼科学术思想基础上，注重侯氏黑散等风药在青光眼病中的应用。经多年实践探索，王教授发现侯氏黑散治风、治痰、治血、治水并用，颇为切合青光眼窍闭络阻、气滞血瘀、神水瘀阻的病机，此方用于青光眼患者的治疗，效果良好。

侯氏黑散原方所用矾石盖为黑矾之类，其粉末色黑，故名黑散。后世多用白矾（明矾）入药，取其燥湿化痰之功。现代认为，本品含铝离子，过量摄入对人体有一定影响。对于需要长期服用的慢性病例，王教授常以半夏或天竺黄代之。本方中人参一味，可酌情选用党参、沙参或太子参。此外，依王教授个人经验，本方用于脑血管病症与青光眼时，常加入全蝎一味以增强其治风作用，有助于提高临床疗效。王明杰，黄淑芬. 王明杰黄淑芬学术经验传承集［M］. 北京：科学出版社，2015：143.

第四批全国老中医专家学术经验继承工作指导老师郑卫琴认为侯氏黑散隐喻了温运中土、伸展厥阴之法度以求气机调畅、神机通利，临床多用于治疗土虚木郁化火的一系列证候。本方符合部分脑瘤患者病机，对防治部分脑瘤暴发性头痛疗效较好。故郑教授常应用本方治疗证属脾土亏虚，木陷化风，虚火上炎之脑瘤患者，主症多为头痛、眩晕、恶心呕吐，患者常伴有目红赤肿痛，甚者视物不清，口干口苦，耳聋耳鸣，烦躁不安，神志不清，同时伴有四肢困重乏力、腹痛便溏、不思饮食等，每取得满意疗效。

郑教授在肿瘤的治疗中强调专病专方的思想，用侯氏黑散治疗脑瘤时，常重用菊花，并在辨病的基础上根据舌脉及其兼症再进行辨证加减，阳虚者常加桂枝、细辛、附子、干姜等温药以助阳气；肿瘤患者见头痛、眩晕者加用天麻、菊花、川芎、蔓荆子、白芷、防风、川芎等祛风止痛；伴有虚热者加菊花、黄芩、牡蛎、珍珠母、蒲公英等药物滋阴清热；伴有恶心、呕吐者用大剂量茯苓、干姜，甚者加用姜半夏；伴烦躁不安、夜不能眠者酌加酸枣仁、远志、合欢皮、琥珀、茯神等安神之品，甚者加用磁石等重镇之品。郑师运用本方在肿瘤治疗中常易散为汤，乃遵李东垣所云"汤者荡也，去大病用之"。同时，郑教授使用此方时每嘱患者饭前温服之，防止寒凉碍中焦气运。赵一凡，程俊.郑卫琴教授运用"侯氏黑散"治疗脑瘤癌性头痛的经验［J］.中国中医急症，2020，29（4）：700-703.

【临床应用】

案1：四肢烦重（高血压病）（何任医案）

赵某，男，54岁，1978年6月24日初诊。患者平时嗜酒，患高血压已久，近半年来感手足乏重，两腿尤甚。自觉心窝部发冷。曾服中西药未能见效。诊脉弱虚数，舌苔白。血压160/120mmHg。乃予侯氏黑散。杭菊花120g，炒白芍30g，防风30g，桔梗15g，黄芪15g，北细辛3g，干姜9g，党参9g，茯苓9g，当归9g，川芎5g，牡蛎15g，矾石3g，桂枝9g。各药研细末和匀，每日2次，每次服3g，以温淡黄酒或温开水吞服，先服半个月。1个月以后来复诊，谓心窝冷已很少见，手脚亦有力，能步行来城，血压正常，要求再配一料续服。

原按 仲景方如能用得适当，其效用十分满意。侯氏黑散以菊花为君，其量倍重于他药，必按原方比例用之，方能捷效。仲景方不传之秘，极多在剂量比例上软！李剑颖.国医大师验案良方—心脑卷［M］.北京：学苑出版社，2010：276-280.

案2：中风（王明杰医案）

陈某，男，68岁，1997年3月7日初诊。患者10天前因夜卧当风，晨起突发口眼歪斜，舌强语謇，右侧肢体活动障碍。经某院诊断为脑梗死，西医治疗一周后病情减轻，因经济原因要求出院，改请中医治疗。诊见：身体肥胖，面色无华，舌强不灵，歪向左侧，言语不清、口角流涎，右侧肢体活动障碍，伴肢体麻木及感觉迟钝，手足厥冷，腰膝酸软无力，食少便溏，舌淡红，边有齿痕，苔白腻，脉沉细。中医诊断：中风（中经络）。证属气血亏虚，风邪入中，痰瘀阻络。治以益气养血、祛风通络、涤痰化瘀，方用侯氏黑散。处方：菊花20g，白术12g，牡蛎30g，茯苓12g，党参15g，当归12g，细辛9g，桔梗12g，川芎12g，防风12g，黄芩12g，干姜9g，桂枝9g，明矾3g（冲服）。3剂，水煎服，每日1剂。

二诊（3月11日）：口角流涎减少，饮食略增，上方加黄芪20g，再进3剂。

三诊（3月15日）：言语较前清晰，自觉上下肢渐有力，患者要求此方长期服用，乃以初诊方去明矾，加天竺黄6g、全蝎3g，细辛减为5g，6剂。嘱将各药粉碎，取细末和匀，每服5g，开水冲服，1日3次。

四诊（4月13日）服药28天后，舌已不强，肢麻消失，上下肢活动自如，能扶杖步行。再予上方5剂作散剂巩固治疗，1个月后恢复如常人。

原按 侯氏黑散用于脑梗死本虚标实、痰瘀风火兼夹为患者，标本兼顾，面面俱到，疗效肯定，但需要长期服用以竟全功。《金匮》原方作为散剂，正是便于患者长服。王明杰，黄淑芬. 王明杰黄淑芬学术经验传承集［M］. 北京：科学出版社，2015：143–144.

案3：青光眼（王明杰医案）

吴某，女，41岁。2001年9月5日初诊：双眼胀痛，干涩不适，视物模糊、视物疲劳1年余。西医诊断为慢性单纯性青光眼，已做抗青光眼手术3个月余，术后一直滴用噻吗洛尔眼液，眼压略有下降，眼痛稍减，仍视物疲劳不能久视，伴头痛头晕，神倦纳差，舌质淡，苔薄白腻，脉细弱。检查：视力左0.4，右0.6，眼压左26.2mmHg，右25.4mmHg。中医诊断：青风内障。证属中阳不足，风邪上扰，神水瘀阻，治宜温中健脾、祛风通络、活血利水，《金匮》侯氏黑散化裁。处方：菊花20g，白术10g，细辛6g，茯苓15g，牡蛎30g，桔梗10g，防风10g，太子参20g，半夏10g，黄芩10g，当归10g，干姜6g，川芎10g，桂枝10g。3剂，水煎服。继续滴用噻吗洛尔眼液。

二诊（9月9日）服药后，眼胀痛及干涩均有所减轻，守上方继进3剂。

三诊（9月13日）自觉眼部诸症继续缓解，精神、食欲转佳。为便于长期服用，上方去半夏、干姜，加天竺黄6g、全蝎3g，以10剂量交由医院制剂室加工制作胶囊，每粒0.4g，每服4粒，一日3次，温水送服，同时停用噻吗洛尔眼液。

四诊（10月15日）服用胶囊1个月，眼部自觉症状皆除，连续用眼2小时亦不感到疲劳。视力左0.6，右0.8。眼压左19.6mmHg，右18.2mmHg。此后患者常以此方制作胶囊或蜜丸服用，随访 3 年，病情稳定。

原按 先师陈达夫教授治疗青光眼习用陈氏息风丸（赤芍、玄参、紫草、菊花、川芎、细辛、桔梗、僵蚕、麝香、牛黄、羚羊角）与沈氏息风汤（犀角、黄芪、沙参、天花粉、生地、当归、钩藤、麻黄、蝉蜕、防风），前方适用于肝经实热之风，后方适用于阴虚血少之风。与之相对照，侯氏黑散所治为中阳不足、气虚血弱之风。三方均以祛风息风并用、外风内风兼治为特色，是其共性所在。尽管适应证候有所不同，对于青光眼却均有良好效果。此中机制，值得进一步研究。

王明杰，黄淑芬. 王明杰黄淑芬学术经验传承集［M］. 北京：科学出版社，2015：144.

案 4：脑瘤癌性头痛（郑卫琴医案）

患某，女性，61 岁，2016 年 6 月无明显诱因下出现头晕头痛，伴恶心、呕吐，不欲饮食，于新桥医院查核磁共振提示脑胶质瘤。并行根治术，术后病理提示高级别胶质母细胞瘤。局部放疗 40Gy，3 周 15 次联合替莫唑胺（TMZ）化疗，后单独使用替莫唑胺化疗 3 个周期后因肿瘤再次复发，破裂导致腔隙性脑梗死而中断化疗。于 2018 年 12 月 12 日就诊，刻下面红目赤，目珠稍外凸，头晕头痛，耳鸣不止，口干苦，烦躁，善太息，对答切题但语言謇涩，肢体困重乏力，右侧肢体震摇且活动不利，轮椅推入诊室，偶有肠鸣，不思饮食，恶心，呃逆，足心有凉气窜至腰部，寐不安（每日 3 小时），大便稀溏，每日 1 次，小便调畅，舌红苔薄白黄根部少苔，舌底静脉稍显现，脉弦滑略数，寸脉小于关脉，关尺沉取无力。证属土虚风动、上盛下虚，治以培土宁风、清上温下。处方：黄芪 30g，太子参 15g，茯苓 15g，炒白术 15g，菊花 30g，山药 15g，干姜 10g，川芎 15g，桂枝 10g，牡蛎 30g，桔梗 15g，防风 15g，黄芩 15g，肉桂 5g，天麻 10g，全蝎 6g。15 剂，水煎 150ml，分早晚 2 次饭前温服，每 2 日 1 剂。

2019 年 1 月 8 日二诊：患者面色偏红，家属搀扶步入诊室，目珠外凸，头晕头痛大为好转，耳鸣消失，轻微口苦心烦，四肢乏力较前好转，右侧肢体震颤，活动不利，食欲好转，进食后稍有腹胀，呃逆，睡眠每日 6 小时，大便基本成形，每日 1 次，小便调，舌淡红苔薄白黄根部少苔，脉弦滑，寸小于关，关尺沉取有力。辨治同前，效不更方，仅上方易防风 15g 为细辛 5g，易山药 15g 为厚朴 15g，15剂，服法同前。患者之后每月门诊随诊 1 次，均以此方加减化裁至今，未诉明显暴发性疼痛，偶有轻微头晕头痛可自行缓解，目前患者精神可，可自行拄拐行走，食欲可，睡眠安，二便调。

原按 患者脑瘤术后，正气亏虚，加之化学治疗伤及脾胃，胃气不护，已土亏虚，脾阴不升，气血化源不足，清窍失养，脾虚失摄，患者久病土虚木陷，郁而化火，脾土升清，木气郁结，导致虚火上炎，木郁越深则虚火越重，故见头晕头痛伴烦躁、耳鸣、口干苦，面红目赤，目珠外凸，中州脾土不运则见纳差便溏、脘腹胀满、肠鸣，四肢沉重无力；木郁生风，风性主动，则右侧肢体震摇，厥阴得脾气主升相助而条达，土虚木陷，风木不展则可见患者倦怠，寐不安。结合舌脉，郑师以侯氏黑散变通加减，全方以芪、术、苓、参四君子汤加减打底，补中运脾，鼓舞中气，以菊花补水制火，益金平木，配以防风，散骨肉间之风邪，祛经络间之留湿，引脾之清阳上达，合川芎、桂枝升厥阴风木之郁滞，同时桂枝、干姜相配亦可振奋胸中阳气，合姜亦取理中汤之意助四君子补中州，温运脾土，牡蛎、桔梗、黄芩配合菊花敛肃上炎的阳明燥金及清泄少阳相火，天麻为息风止眩之专药，全蝎善搜经隧之风，再以小剂量肉桂引阳入阴，引火归元，火降则风息。赵一凡，程俊. 郑卫琴教授运用"侯氏黑散"治疗脑瘤癌性头痛的经验［J］. 中国中医急症，2020，29（4）：700-703.

案5：偏瘫（黄泰生医案）

陈某，男，63岁。退休工人，1984年6月27日诊。患脑栓塞，左侧肢体偏瘫已2年。由家属扶持勉强行走。血压160/90mmHg。神清、语言欠流利，左侧鼻唇沟变浅，左侧上下肢肌张力减弱，呈弛缓型瘫痪。自诉头晕，全身沉重，畏寒。舌淡红，体歪、苔薄白，脉沉细。投以黄芪桂枝五物汤加减。15剂后自觉头晕稍减，肢体活动稍有进步，病侧上肢略能上举。可拄棍行走，步态不稳。四肢仍觉重着如灌铅，并恶风寒。舌淡红、苔薄白，脉沉细。血压150/90mmHg。思《金匮》侯氏黑散可治"大风四肢烦重，心中恶寒不足者"。处方：牡蛎、丹参各15g，菊花、云茯苓各12g，桔梗、防风、地龙各10g，当归、天麻各8g，黄芪20g，桂枝5g，细辛3g。连服5剂后，患者感觉左侧肢体如释重负，轻松多了，左手能抬手过肩，端碗漱口吃饭，晨起可弃棍行走半小时。又续服10剂后，上肢能抬举过头。终日可不用拐杖走路，语言清楚，上下肢功能活动接近正常，血压稳定在130/80mmHg左右，嘱继服20剂，以固疗效，随访偏瘫肢体活动良好。

原按 "偏瘫"一症，重在活血祛瘀治疗。黄芪桂枝五物汤是治疗"血痹"的常用方。但本例有四肢苦重、恶风寒的特点，是外邪风寒内侵空虚之络脉，使经脉之气痹阻而偏瘫，故用侯氏黑散合黄芪桂枝五物汤化裁，疗效颇佳。黄泰生.经方治验二则［J］，新中医，1986（10）：21-22.

案 6：短暂性脑缺血发作（王中琳医案）

王某，男，59 岁。患者 1 周前无明显诱因突然出现一过性左上肢无力，偶感沉重疼痛，活动欠灵活，每次症状约持续 5 分钟，休息后可自行缓解，无意识不清，无言语不利。上述症状在 5 天内反复出现 3 次，遂于王教授处就诊。刻诊：患者头晕沉不清，心情烦躁，情绪低落，偶感肢体末端麻木，面色潮红，纳一般，眠差，入睡困难，大便稀，每天 1 ~ 2 次，小便调，舌暗红、苔白腻，脉浮弦。患者既往有高血压病病史 5 年，服络活喜、代文降血压，血压控制尚可。空腹血糖受损病史 2 年，未服用降糖药物。颅脑 MRI 示：脑内少许缺血变性灶，DWI 未见新发病灶。诊断：短暂性脑缺血发作。处方：菊花 45g，白术 30g，细辛 3g，茯苓 20g，牡蛎 30g，桔梗 15g，防风 30g，人参 15g，矾石 3g，黄芩 20g，当归 20g，干姜 9g，川芎 30g，桂枝 12g。7 剂，水煎，分早晚温服。并嘱患者清淡饮食，勿过劳，降压药继服，密切观察血压变化，监测血糖，予阿司匹林肠溶片 1 片，每天 1 次。1 周后患者复诊，上述肢体麻木症状未再出现，头晕沉较前明显减轻，入睡困难较前稍缓解，仍眠浅易醒。胃纳转佳，大便仍稀，小便调。药已中的，效不更方。前方加酸枣仁 30g、丹参 30g。7 剂，水煎服。并嘱患者可以此方制成水丸，坚持服用。

原按 根据患者近期肢体无力症状及高血压病病史，符合短暂性脑缺血的诊断。因肢体活动不利，故判断其经络不通，气血紊乱，肝风内动；平素易泄泻，中焦虚寒，恰合侯氏黑散病机，故用之显效。姜振远，王中琳．王中琳运用侯氏黑散治疗短暂性脑缺血发作经验［J］．湖南中医杂志，2018，34（5）：19–20．

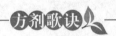

方剂歌诀

> 侯氏黑散细桂防，理中去草茯苓加，
> 芎归芩桔与菊花，矾石牡蛎黄酒下。

琥珀散 13

【来源】

琥珀散，源于北宋·许叔微《普济本事方·卷十》。

【组成】

京三棱（制）　蓬莪术（锉）　赤芍药　刘寄奴（去梗）　牡丹皮（去心）　官桂（不见火）　熟干地黄　菊花（去萼）　真蒲黄　当归（干，秤，细锉）各一两

【用法】

上前五味，用乌豆一升，生姜半斤切片，米醋四升，同煮豆烂为度。焙干，入后五味同为末。每服二钱，温酒调下，空心食前服。一方不用菊花、蒲黄，用乌药、延胡索，亦佳。此予家之秘方也。若是寻常血气痛，只一服。产后血冲心，二服便下。常服尤佳。予前后救人，急切不少。此药易合，宜多合以救人。

【功效】

化瘀止痛，理气温阳。

【主治】

治妇人月经壅滞，每发心腹脐间疗痛不可忍；及治产后恶露不快，血上抢心，迷闷不省，气绝欲死。

【方解】

"妇人之病，因虚、积冷、结气"，由此可见，寒（积冷）与郁（结气）在妇科发病中有重要意义。因此妇人常见寒瘀互结之证，该证一方面存在气滞血瘀的病机、一方面存在虚寒的本质，对于此类妇科病证，琥珀散为最佳方剂。

三棱苦平辛散，入肝脾血分，为血中气药，长于破血中之气，以破血通经；莪术苦辛温香，入肝脾气分，为气中血药，善破气中之血，以破气消积。二药伍用，气血双施，活血化瘀、行气止痛、化积消滞之力尤彰。方中又有丹皮、赤芍、刘寄奴、蒲黄诸药，故琥珀散化瘀之力尤强。其中蒲黄性味甘平而凉，入心肝二经，适合治疗多种妇科痛症，其中以血瘀为主者最宜本品，如《日华子本草》言，"蒲黄，治（颠）扑损血闷，排脓，疮疖，妇人带下，月候不匀，血气心腹痛，妊孕人下血坠胎，血运血癥。"瘀血不去则新血不生，瘀血日久每易导致血虚之病机，故加当归、熟地黄两药以补血养血。方中另有一味官桂，官桂能补元阳、除积冷、通血脉，故本方在化瘀行气之外尚有温阳散寒以通脉之功效。

方中最妙者，当属菊花，其用有四：其一，瘀血日久常生郁热，以此辛凉之药加之，则有解郁除热之用。其二，菊花入肝经而能入血分，功擅利血通脉，正如《神农本草经》记载："菊花，利血气。"其三，于大队辛温药中加此辛凉之药，以防止方药过热之嫌；其四，菊花性味辛凉而不苦寒，于解热之中又无凉遏伤中之弊。

【名医经验】

国医大师王庆国教授认为，琥珀散属于温经通络、化瘀止痛之法，是治疗寒凝血瘀型痛经的常用方剂，尤其符合痛经寒凝、血瘀、气滞相互交杂的病机，用以治疗冷痛较甚、疼痛拒按之痛经等病。王教授在临证时经常加用一些调和气血之品，行气以助血行，理血以通经活络。马小娜，刘雁峰，任国辉，等．王庆国教授治疗痛经验案分析及辨治特色［J］．环球中医药，2019，12（4）：579-580.

国家级名老中医张炳厚教授认为，琥珀散适合用来治疗冲任虚寒、寒凝血滞型痛经，该证以经行腹冷、血块较多、腹痛甚为主要表现。张炳厚教授在临证时，常喜用加味琥珀散，方以当归、白芍、熟地黄、三棱、莪术、刘寄奴、延胡索、乌药、肉桂组成，全方共奏补血理气、温通化瘀之功。张炳厚教授用此方治病时，多嘱患者在行经前 7 ~ 10 天进药，以便月经期及时观察，每开药 7 剂，病愈药停，未痊愈者，翌月经前再服，一般 1 ~ 3 个月均可痊愈。张炳厚．医林怪杰张炳厚［M］．北京：中国中医药出版社，2016：198.

全国第一批名老中医药专家学术经验继承工作指导老师高辉远教授认为，琥珀散为祛瘀止痛之方，所治为瘀血内阻、冲任不畅之经行腹痛，临床以痛重于胀、疼痛部位固定为主症，并见每于经前 1~2 日，胸胁乳房胀痛，经期小腹胀痛拒按。

或经血量少，或行经不畅，经色紫暗，血块大而多，排出则腹痛减轻，经净则疼痛消失。舌紫暗或有瘀点，脉弦涩或弦滑。于有山，王发渭，薛长连．高辉远学术经验真传［M］．北京：中国中医药出版社，2012：137-138.

黑龙江省名中医王秀霞教授认为，琥珀散属于行瘀之法，适合用于以"气滞血瘀"为主要病机的妇科疾病，常用本方治疗输卵管阻塞性不孕。气滞血瘀者以原方重用延胡索、刘寄奴、三棱、莪术，同时酌加行气活血的药物如香附等；寒凝血瘀者治以温经散寒、活血化瘀，原方重用肉桂、乌药、三棱、莪术，同时酌加温经活血的药物如小茴香、沉香等；由虚至瘀者治以补气活血化瘀，原方重用当归、琥珀、生地黄，酌加补气活血的药物如党参、黄芪等。蒲欣欣，姚美玉．王秀霞教授治疗输卵管阻塞性不孕经验［J］．辽宁中医药大学学报，2009，11（9）：75-76.

【临床应用】

案1：痛经（王庆国医案）

患者，女，26岁。2017年8月16日初诊。主诉：痛经10年。月经周期24～25天，经期3～4天，经量少，色暗红，有少量血块，经期伴有下腹部冷痛，拒按，痛时可见呕吐、腹泻。患者平素小腹冷，手足凉，腰膝酸软。舌质淡嫩，边有瘀点，苔水滑。处方：制香附6g，莪术8g，牡丹皮10g，肉桂10g，延胡索10g，乌药15g，刘寄奴10g，当归20g，白芍30g，吴茱萸10g，三棱6g，益母草15g，7剂，水煎服。2017年8月23日二诊，妇科B超结果示子宫附件未见明显异常，患者诉服药后仍有小腹凉。予前方加小茴香15g、生蒲黄10g，共14剂，水煎服。2017年9月13日三诊，患者4天前月经已至，未有经行疼痛感，但仍有经量少，伴见腰膝酸软。予以前方去莪术、刘寄奴、三棱、延胡索，加菟丝子10g、续断15g、桑寄生15g，继服14剂，此后每于经前服用此药，2个月后随诊，诸症愈，痛经未再发作。

原按　《本事方释义》载琥珀散用于治疗妇人瘀血阻滞，经来腹痛难忍，具有逐瘀止痛之效。王教授临证，常用此方治疗寒凝血瘀型痛经患者，症见经来时冷痛较甚、疼痛拒按者，全方共奏化瘀止痛、温经通络之功。二诊仍有小腹凉，加小茴香，借其辛温之性散寒止痛，加生蒲黄以增全方化瘀止痛之力。三诊见经行疼痛症愈，经量少，去莪术、刘寄奴、三棱、延胡索以减全方行气破血之性，加菟丝子、续断、桑寄生以补肾益气。马小娜，刘雁峰，任国辉．王庆国教授治疗痛经验案分析及辨治特色［J］. 环球中医药，2019，12（4）：579–580.

案 2：痛经（张炳厚医案）

年某，女，26 岁。主诉：经行腹痛 5 年余。长治罔效，2002 年 3 月 18 日慕名来诊。询其病情，月经周期正常，月经量偏少，色紫有块，经行腹冷，痛胀，以痛为主。经前一周左右胸乳胀痛，伴有腰酸腿软，四肢不温，舌苔薄白，脉沉弦细。纵观脉症，诊为肝血不足，寒凝血滞，兼有气郁，治以补血助阳、化瘀理气。拟加味琥珀散化裁：三棱、莪术各 5g，当归 15g，白芍 20g，熟地黄 20g，肉桂 10g，乌药 12g，延胡索 10g，刘寄奴 10g，郁金 20g。水煎，日 1 剂，分温两服。7 日后复诊，月经来潮，血块减少，腰痛未作，乳胀明显减轻，遂以四物汤加红花、乌药治之，旨在调经。患者对效果十分满意。15 日后再诊，患者要求继续治疗痛经，以冀痊愈。仍以加味琥珀散治疗，进药 6 日后月经来潮，腹痛胀、胸乳胀痛等症俱瘥，病告痊愈。随访半年，亦无复发。

原按 我用加味琥珀散治疗冲任虚寒、寒凝血滞所致痛经，每每获得佳效。方中以当归、白芍、熟地黄补血和血，以三棱、莪术、刘寄奴、延胡索活血止痛，乌药疏肝理气，更以肉桂补阳，以助气化温通。全方共奏补血理气、温通化瘀之功，故取佳效。我用此方治病，多在行经前 7～10 天进药，以便月经期及时观察，每开药 7 剂，病愈药停，未痊愈者，翌月经前再服，一般 1～3 个月均可痊愈。本例痛经，不通原因有三：血虚者补血以通；血瘀者活之以通；寒凝者温之以通。三法运用，证治合拍，以至大功。张炳厚. 医林怪杰张炳厚［M］. 北京：中国中医药出版社，2016：198.

案 3：痛经（张炳厚医案）

一青年女患者，症见月经后衍，色紫有块，经行腹痛，痛过于胀，舌边有紫斑，苔薄白，脉弦细，揆诸病情，诊为血凝碍气，即投琥珀散原方 3 剂，满以为药证合扣，必有捷效，不料，治与愿违。翌晨，患者持药来找，言药后腹痛反剧，彻夜未眠。吾迷惑不解，请刘渡舟师会诊，师重审其证，六脉弦迟，腹痛且凉，询知，腹痛以热水袋敷之为快。师见吾套用琥珀散，凝视而笑曰："明代杜土燮有这样两句话：'持鑑以索貌者不能得其腠理，而按方以索病者亦不能神其通变。'汝犯此弊也。本例虽有血瘀气滞，但重责于寒，乃血为寒凝，血凝气滞，治宜寒者温而通之，应以温经散寒，活血行气。汝用琥珀散，亦非绝对不可，但必须加入温热药，方可建树。"遂将余药捡出生地黄，又加肉桂二钱，更加附子、干姜各

9g，嘱患者立即煎服，且忌生冷，避寒凉，药后定来复诊，以观其效。患者复诊曰："药后血块顿时大减，腹胀痛瘥。"

原按 吾询问："汝既往是否仅在经初有血块、腹痛？"答曰："既往腹痛，血块贯于始终，且痛势递增。"可见，效属药功，唯经期腹痛递增，冥思费解。又求教于刘渡舟师，师曰："血愈去，阳愈虚，寒愈甚，血愈凝故也。"闻后，心悦诚服，可见，吾师查证之详，辨证之精，用药之妙，不失为一代名流，临床大师。张炳厚. 医林怪杰张炳厚［M］. 北京：中国中医药出版社，2016：347-348.

案 4：痛经（高辉远医案）

韦某，女，32 岁，干部。1991 年 11 月 2 日初诊。经期腹痛有血块半年余。曾在部队某医院妇科就诊，确诊为痛经。遵医生所言，每逢经行 1 周前服安宫黄体酮，但效果不著。后慕名来院求治于高师。症见经期小腹刺痛，部位固定，疼痛拒按，经量少，经期后延，经色暗红，有血块，血块大而多，排下则腹痛骤减。脉弦紧有力。高师曰，此乃血瘀内阻，冲任不畅而致。治宜化瘀止痛为主。处方：当归 10g，官桂 10g，川芎 5g，白芍 5g，三棱 10g，莪术 10g，延胡索 10g，丹皮 10g。药进 6 剂，腹痛大减，血块消失。效不更方，高师嘱咐，每次经行提前 1 周，再服上方 7 剂。用药 2 个月后，痛经已消，诸症悉除。1 年后患者复诊，痛经始终未发，能坚持正常工作。于有山，王发渭，薛长连. 高辉远学术经验真传［M］. 北京：中国中医药出版社，2012：137-138.

案 5：输卵管阻塞性不孕（王秀霞医案）

李某，女，32 岁。2006 年 3 月 6 日初诊。病史：结婚 3 年未避孕未受孕。该患者既往月经基本规律，半年来双侧小腹隐痛，坠痛不止，伴有腰部酸痛，白带量多，色白。时常心烦易怒，经前乳房胀痛不舒，婚前于 1999 年和 2001 年人工流产两次，配偶生殖功能均正常，排卵试纸监测排卵功能正常。当地医院 B 超查：双侧输卵管增厚，余未见异常。求子心切，遂来本院。妇科检查：外阴发育良好，阴道畅，宫颈单纯糜烂 I 度，子宫水平位，活动稍差，轻压痛，双附件增厚、压痛。舌质暗红，舌尖有瘀点，脉弦涩。输卵管造影检查：右侧输卵管阻塞，左侧通而不畅。诊断：继发性不孕（气滞血瘀型）。治法：行气活血化瘀。方用：①三棱 15g，莪术 15g，丹皮 10g，肉桂 5g，延胡索 20g，香附 20g，乌药 15g，刘寄奴 15g，当归 20g，白芍 20g，生地黄 15g，茯苓 20g。②水蛭单味胶囊（取自然干燥水蛭研为细末做成胶囊，每粒 0.5g，每次 2g，日 2 次，饭后温开水送服）。

③服药期间安全套避孕。

2006年4月5日二诊：腰痛，腹痛较前减轻，心烦易怒症状消失，白带较前减少。嘱其继服前方。

2006年6月8日三诊：腰痛、腹痛、心烦、白带等症状均消失。复查输卵管造影，双侧输卵管通畅。2007年6月顺利产下一女婴，特来电致谢。蒲欣欣，姚美玉．王秀霞教授治疗输卵管阻塞性不孕经验［J］．辽宁中医药大学学报，2009，11（9）：75-76．

案6：输卵管阻塞性不孕（王秀霞医案）

患者，女，31岁。主诉：人工流产术后未避孕未孕3年。2008年10月5日一诊：结婚3年未避孕未孕，丈夫精液检查正常。既往月经尚规律，近半年两侧小腹隐坠痛、坠胀不适，伴腰酸坠痛，带多色白，纳寐佳，二便调，舌质暗红，舌尖有瘀点，脉弦涩。婚前曾行两次人工流产术。基础体温呈双峰型。妇检：外阴已婚型，阴道畅，宫颈柱状、光滑，子宫后位，活动不佳，轻压痛，双附件区增厚、压痛。B超：子宫大小为45mm×38mm×37mm，内膜5.9mm，Lov：25mm×21mm；Rov：23mm×20mm，余未见明显异常。输卵管造影检查：右侧输卵管阻塞，左侧通而欠畅。治法：行气活血，化瘀消癥。方药：①琥珀散去琥珀加茯苓20g。②脉血康胶囊（自然干燥水蛭研细末做成胶囊，日3次口服，2~4粒/次）。③服药期间安全套避孕。

2008年11月5日二诊：小腹坠胀痛、腰酸坠痛较前缓解，白带减少，纳寐佳，二便调。嘱其继服前方

2009年1月8日三诊：腹痛不适、腰痛均消失，白带如常，纳寐佳，二便调。复查输卵管造影：双侧输卵管通畅。

2009年4月25尿妊娠试验阳性，特来电致谢。

原按 该患者行2次人工流产手术。术后摄生不慎，胞脉空虚，易致瘀血、湿热等邪气入侵，故出现两侧小腹隐痛不适，伴腰酸坠痛、带多色白等症状。方用琥珀散加减以行气活血、化瘀消癥。方中琥珀、三棱、莪术、刘寄奴活血化瘀、散瘀消癥，《本草经疏》说琥珀"大多从辛温药则行血破血，从淡渗药则利窍行水"，此两种作用正契合输卵管阻塞性不孕的常见病因病机。三棱、莪术破血行气、缓消癥积，刘寄奴破血通经消癥；当归、赤芍活血化瘀、祛瘀通经，当归为血中气药，亦为血中圣药，妇人素有"以血为本，以气为用"之说，赤芍清热凉血、活血去瘀，《本草汇言》称赤芍可治疗"妇人癥瘕腹痛"；肉桂、延胡索、乌药行气止痛、温经通脉，肉桂散寒止痛、温经通脉，延胡索活血散瘀、行气止痛，《本草纲目》称延胡索"能

行血中气滞，气中血滞，故专治一身上下诸痛"，乌药行气止痛；牡丹皮、生地黄清热凉血。方中加入茯苓以淡渗利湿。因琥珀价格昂贵故减琥珀一味，合用水蛭的单味胶囊制剂（脉血康胶囊），功效为破血通经、逐瘀消癥。《神农本草经》云："主逐恶血，瘀血，月闭，破血逐瘀，无子，利水道。"韩凤娟，王静，王秀霞. 王秀霞教授治疗输卵管阻塞性不孕经验［J］. 中国中医药现代远程教育，2016，14（1）：58-59.

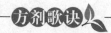

血凝碍气疼过胀，本事琥珀散最良。

棱莪丹桂菊蒲黄，寄奴当归芍地黄。

急救回阳汤 14

【来源】

急救回阳汤，源于清·王清任《医林改错·下卷·瘟毒吐泻转筋说》。

【组成】

党参八钱　附子（大片）八钱　干姜四钱　白术四钱　甘草三钱　桃仁（研）二钱　红花二钱

【用法】

水煎服。

【功效】

温阳益气，活血通脉。

【主治】

若吐泻一见转筋、身凉、汗多，非此方不可，莫畏患者大渴饮冷不敢用。

【方解】

急救回阳汤中的附子、干姜、甘草三药，即四逆汤之义，是仲景最常用之回阳救逆方，故以其坐镇，则阳气无亡脱之虞。党参、白术能够益气补虚，桃仁、红花则活血通脉，有"补气化瘀"之义。诸药相合，使亡阳得回，气虚得补，血凝得通，共奏温阳益气、活血通脉之功。

【名医经验】

国医大师颜德馨教授认为,急救回阳汤为温阳益气、活血通脉之剂,方用附子、干姜、甘草，取四逆汤之义，以回阳救逆；配党参、白术益气，红花、桃仁活血，相辅相成，以调补气血。颜德馨教授常用本方治疗心功能衰竭、肾功能衰竭、呼吸功能衰竭等"厥证"，求其温通阳气以促使气通血活之功，辨证而投，效果颇佳。颜德馨. 颜德馨临床经验辑要［M］. 北京：中国医药科技出版社，2000：128-129.

国家级名老中医张炳厚教授认为，急救回阳汤为活血化瘀、益气回阳之剂，使用急救回阳汤治疗危重患者时，一定要注重急煎顿服，张炳厚教授每以此方暂延欲终患者的生命，均收良效。张炳厚. 医林怪杰张炳厚［M］. 北京：中国中医药出版社，2016：191.

国家级名老中医范绍荣教授认为，急救回阳汤为王清任"补气化瘀"之法，"补气化瘀"是"活血化瘀"的变法。急救回阳汤是根据气虚血瘀的理论及补气化瘀的疗法而设，可异病同治，广泛应用于临床。余宏伟. 名老中医范绍荣临证精要［M］. 合肥：安徽科学技术出版社，2017：63-64.

新疆医科大学姜德教授认为，急救回阳汤以温阳为主，辅以化瘀，运用急救回阳汤应当抓住阳气不足、寒凝血瘀的病机。此方之妙，在于温阳固脱与活血化瘀法同用，标本同治，温阳活血法颇似西医休克治疗之法。临证中可将党参改为生晒参，亦可增加五味子，以增强扶正收敛固脱之效。辛小红，袁晓霞，陈彦竹，等. 急救回阳汤治疗类风湿关节炎探微［J］. 中国中医急症，2020，29（9）：1603-1605.

【临床应用】

案1：厥逆（颜德馨医案）

王某，男，65岁。高血压冠心病，慢性支气管炎，肺气肿急性发作合并心力衰竭，患者咳喘胸闷，汗出心悸，张口抬肩，不得平卧，两目及下肢浮肿，小便失禁，口唇发绀，四肢厥冷，脉细数而结代，舌质胖紫，苔薄白，血压150/105mmHg。心电图示：室性期前收缩（早搏），心肌损害，左前分支阻滞。证属心肾阳衰，水瘀交阻，导致气血乖违，厥逆急候。即投急救回阳汤加生半夏10g（先煎）、葶苈子15g（包），以温化痰饮、泄肺之闭。服药5剂，肢冷见温，汗出亦少，其他诸症次第好转，乃改用补气活血剂以巩固疗效。颜德馨. 颜德馨临床经验辑要［M］. 北京：中国医药科技出版社，2000：128-129.

案2：胸痹（颜德馨医案）

于某，男，71岁。胸闷心悸，不能平卧，而色灰滞，口唇紫暗，神疲肢厥，自汗不止,舌质胖紫,脉沉细结代,亟当温阳化瘀救逆,宗急救回阳汤以附子、白术、茯苓、甘草、赤芍、桃仁、红花、桂枝、生半夏、干姜、党参,3剂,加复方丹参注射液32g,静脉滴注,每日1次,药后胸闷心悸渐减,原方增损调治而愈。

原按 本例系胸痹重症,诚如《灵枢·厥病》指出"真心痛,手足青至节,心痛甚,旦发夕死,夕发旦死""色苍苍如死状,终日不得太息"。高龄之人,心肾刚虚,死血痹阻心脉,病已出现厥脱之危象,亟当回阳救脱兼以化瘀通脉,方用《医林改错》"急救回阳汤"加桂枝以助附子、干姜、党参、白术、甘草回阳救脱,加赤芍、丹参注射液助桃仁、红花活血化瘀,"血不利则化为水",故加茯苓、生半夏化饮利水。此危急重症,稍有疏忽,则贻误生命,颜老用药如神,堪称起死回生。李玉峰,王双玲.名中医治疗胸痹心痛医案精选[M].中国纺织出版社有限公司,2020:141.

案3:背寒(颜德馨医案)

一例久治不愈老翁,已濒束手,后据"血乃百病之胎"义,投王勋臣之急救回阳汤得手。药用:党参、附子、干姜、白术、甘草、鹿角、桃仁、红花。五帖,服后其患若失。

原按 该案敝帚自珍,原方仍存,姑录之:背寒责之为饮伏经络,迭经驱阴邪,屹然不动,益参附维阳立论,亦不为果,诊脉迟细,舌紫苔薄,气血以并,阳失斡旋,取急救回阳汤加味,别出蹊径,以冀弋获。胡泉林.颜德馨医案医话集[M].北京:中国中医药出版社,2010:210.

案4:昏迷(张炳厚医案)

袁某,男,68岁。患慢性粒细胞白血病,病至重危,神志昏迷,奄奄一息,几位权威医师说:"生命不能延至天明。"遂令家属准备后事。其妻曰:"夫有存钱,我为后妻,不对我言,其子出差外省,来电言明,次日晚8时才能赶到,祈求设法延其生命至该时,使父子得以最后一见。"诸医撒手摇头,告以无能为力。笔者查看患者病虽危重,尚能吞咽,便毛遂自荐,愿为一试。遂用王清任的急救回阳汤,即人参6g,附子、白术、甘草各10g,干姜、桃仁、红花各6g,急煎频服,翌日清晨神志清醒,能低微语言,中午精神更佳,能进食物少许蛋羹,结果不但父子相见,而且又多活了一天。上方奏效绝非偶然,迄今为止,用此方暂延重危患者生命已有4例之多,每每事与愿合。但只能用药1剂,多次验证,复用无效。

原按 本例治法,是宋向元老师所授,宋老说"本方活血益气,又能回阳",我每用此方暂延欲终患者的生命,均收良效,实为宋老的宝贵经验,奥义默化,独具匠心。笔者介绍于此，以飨同仁。张炳厚. 医林怪杰张炳厚［M］. 北京：中国中医药出版社，2016：191.

案 5：闭经（范绍荣医案）

陈某，女，25 岁。2013 年 6 月 27 日初诊。主诉：月经未至 1 年余。患者于结婚前半年，月经逐渐后延，量少，继而停闭不行，家人疑其怀孕，现结婚已有 1 年，月经至今未至，常感头晕腹胀痛，右足水肿。舌淡胖有齿痕，苔白腻，脉缓弱。实验室检查：B 超示子宫 46mm×34mm×36mm，内膜呈线形，左侧卵巢 12 mm×10mm，右侧卵巢 23mm×8mm，提示：子宫及双侧卵巢偏小。内分泌检查：FSH 68.32mU/ml，LH 31.02 mU/ml，E_2 30.80 ng/L，P 0.23 ng/L，T0.30nmol/L，PRL21.3 μg/L。

中医诊断：闭经，辨证为气虚血瘀证。西医诊断：闭经，卵巢功能减退。治法：健脾益气，通经活血。处方：潞党参 10g，当归 10g，炒白术、白芍各 12g，山药 10g，茯苓 12g，丹皮 6g，紫丹参 10g，川芎 6g，川续断 10g，桂枝 6g，炒枳壳 6g，桑寄生 10g，乌药 6g，制香附 10g。14 剂，水煎服，1 日 2 次口服。嘱其禁食辛辣、生冷之品。

二诊（2013 年 7 月 18 日）：药进 14 剂后，水肿消而经未至，细察脉缓，舌胖边有齿痕。诉腰酸，畏寒，脾肾阳虚之证，故以健脾温补肾阳为主。处方：太子参 10g，白芍 15g，川续断 12g，炒菟丝子 10g，覆盆子 12g，生麦芽 30g，甘草 6g，煅龙骨、煅牡蛎各 15g，黄芩 6g，姜半夏 10g，丹参 12g，蛇床子 6g，柴胡 15g，茺蔚子 10g，炒苍术 6g，桑寄生 10g。7 剂，水煎服，1 日 2 次口服。

三诊（2013 年 7 月 25 日）：月经未至，下腹疼痛，观其脉弦细而涩，按其腹有癥块之形，因悟此即《金匮要略》"宿有癥病"之谓，癥积而经闭。"经为血，血不利则为水，名曰血分。"前方以健脾益肾为主，虽已对症，终有舍本求末之嫌，今改以桃红四物汤加减，缓消其癥。处方：太子参 10g，桃仁 10g，红花 10g，益母草 30g，炒白术、白芍各 30g，焦山楂 30g，肉桂 10g，川牛膝 10g，炒麦芽 30g，续断 12g，茺蔚子 12g。药进 5 剂，腹中之癥遂消失不见，继而经至，腹亦不痛，肢肿全消。

原按　本方系王清任"急救回阳汤"加减。王清任著《医林改错》一书，其治病首重气血，总治则是"活血化瘀"，而"补气化瘀"是"活血化瘀"的变法，也是该书之精华所在。本方根据王氏气虚血瘀的理论及补气化瘀疗法，认为"气虚"是产生"血瘀"的重要基础条件，反之，"血瘀"亦是导致"气虚"的重要因素。两者互为因果，其结果则同归气虚血瘀证。"补气化瘀"法是在整体观念指导下的产物，临床广泛应用于异病同治。只要辨证正确，配伍适当，许多慢性病、疑难病，均可收到预期效果。余宏伟.名老中医范绍荣临证精要［M］.合肥：安徽科学技术出版社，2017：63-64.

案 6：脱证（姜德医案）

患某，年方七旬。2019 年 11 月 2 日来诊，患类风湿关节炎 20 余年，冠心病 10 余年。症见肢节痛甚，关节变形，屈伸不利。近日每于寅夜 3 ~ 5 时便意甚急，如厕则汗出，出汗则心悸加重，目眩黑矇，头重欲倾，气息微弱，行走无力，体形适中，舌体胖大边有齿痕、舌质淡暗苔薄白，脉弱尺部尤弱。患者平素阳虚，冬月天寒，半夜寅时阴气亦重，便后则虚弱之阳欲从下脱，参以舌脉症象，辨为虚阳欲脱兼血瘀之证。此时不可单纯通痹，需固脱为急，继而里阳足则达痹出表，处以回阳救急汤，易党参为生晒参以增补元气固脱之力，并加五味子以止泻固汗。处方：生晒参 30g，附子 12g，干姜 12g，炒白术 12g，桃仁 6g，红花 6g，五味子 15g，炙甘草 9g。7 剂，清水煎，日 3 次，饭后服。药后复诊，效不更方，继服 7 剂。阳虚欲脱之症平，夜半如厕时间后延，肢节痛亦减，因畏服酸味，上方去五味子，加浮小麦 30g 益气固表，再进 7 剂，前后共服药 21 剂。《伤寒论·辨太阳病脉证并治下》曰"阴不得有汗"。病由三阳进入太阴与少阴，太阴少阴里虚寒之证，不可孟浪使用汗法，尤其是虚阳欲脱者，更要固阳为急。

原按 此例虚阳欲脱之类风湿关节炎患者，扶阳固脱乃促使该病机转之关键。急救回阳汤以参附汤大补元气，回阳固脱，参附相伍，气阳同救，温而兼润，补而能固。人参药力强于党参，急重症多用人参，补元气守而不走，起效迅捷而有固气救脱之功。急救回阳汤包含四逆加人参汤，亦能扶阳固脱。此案重用生晒参并加用五味子，以增强扶阳固脱之力。类风湿关节炎寒凝血瘀而疼痛时，需温阳散寒，活血通络止痛，瘀血停滞于关节经络，可见关节肿痛，痛处固定。故用桃仁、红花以化瘀通络。既顾及整体之虚阳欲脱，兼及局部之冷痛，局部辨证包含于整体辨证之内。辛小红，袁晓霞，陈彦竹，等.急救回阳汤治疗类风湿关节炎探微［J］.中国中医急症，2020，29（9）：1603-1605.

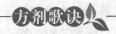

方剂歌诀

急救回阳参附姜，温中术草桃红方。

见真胆雄能夺命，虽有桃红气无伤。

椒目瓜蒌汤 15

【来源】

椒目瓜蒌汤，源于清·费伯雄《医醇賸义·痰饮》。

【组成】

椒目五十粒　瓜蒌（切）五钱　桑皮二钱　葶苈子二钱　橘红一钱　半夏一钱五分　茯苓二钱　苏子一钱五分　蒺藜三钱　姜三片

【用法】

水煎服。

【功效】

舒达肝气，清肃肺气，化痰行饮。

【主治】

《医醇賸义》："悬饮者，水流胁下，咳唾引痛。胁乃肝胆之位，水气在胁，则肝气拂逆，而肺金清肃之令不能下行，故咳而引痛也，椒目瓜蒌汤主之。"

【方解】

朱祖怡《校注医醇賸义》："此方仍是二陈去甘草，以椒目通水道，瓜蒌通谷道，葶苈、苏子、桑皮以泻肺，蒺藜以疏肝。水饮下行，而肺肝和矣。"

方中椒目味苦辛，性寒，通水道，主治水肿胀满，痰饮喘逆；瓜蒌味甘、微苦，性寒，可清热涤痰、宽胸散结。葶苈泻肺平喘、行水消肿；苏子降气消痰定喘；桑白皮泻肺平喘、利水消肿；三药合用，药力专洪。蒺藜可平肝解郁，再加橘红、半夏、茯苓、姜片等药，寓有二陈汤之义，可化痰理气。诸药合用，共奏舒达肝气、清肃肺气、化痰行饮之效。

【名医经验】

全国老中医药专家学术经验继承工作指导老师焦树德常应用椒目瓜蒌汤治疗水饮停积于胸胁之悬饮，症见咳嗽、胸胁痛、咳唾引痛等。焦教授指出，痰饮与肺脾肾有关，遇水饮积于胸胁的患者，用椒目瓜蒌汤以消除水饮为当前之急，加以顺气、分导。可在本方中加入桂枝，患者小便明显增多，导水下行自小便而出。

广州中医学院《新中医》编辑室. 老中医医案医话选［M］. 广州中医学院，1977：14-15.

第三批国家老中医药专家学术经验继承工作指导老师毛德西教授亦用椒目瓜蒌汤治疗悬饮病，即西医学所称的胸腔积液、渗出性胸膜炎。本方与十枣汤功效相近，但无剧毒之药。临床上毛德西教授还用本方治疗痰湿型和寒痰型慢性支气管炎，随证加减，均取良效。椒目瓜蒌汤之花椒见效迅速，据毛教授的临床观察，多数患者服用该方5分钟后症状开始缓解，10分钟后肺部哮鸣音显著减少或消失。

毛德西. 毛德西医论医案集［M］. 郑州：河南科学技术出版社，2019：333-334.

国医大师熊继柏亦认为椒目瓜蒌汤乃平和之方，可替代药性峻猛之十枣汤，专治胸腔积液。诊断悬饮时，应善于借用西医现代诊疗手段。熊继柏. 中医创造奇迹：熊继柏诊治疑难危急病症经验集［M］. 长沙：湖南科学技术出版社，2015：84-88.

【临床应用】

案1：悬饮（焦树德医案）

曹某，男，18岁，农民。初诊日期：1970年6月10日。患者十多天来咳嗽、气短，咳嗽时牵引胸胁疼痛，尤以左胁明显，躺卧时只能向左侧卧，稍一行动则感到气短而喘。口干但不欲多饮，食欲不振，二便尚可。舌苔薄、浅黄，脉象沉细数。辨证：据其咳嗽、胸胁痛、气短，咳唾引痛，口干不愿多饮，只能向一侧卧，知为胸、肺气机不畅，水饮停积于胸胁之证。脉象沉细而数。综观脉症，诊为"悬饮"。治法：目前宜以消饮逐水为主。方药：椒目瓜蒌汤加减。川椒目9g，全瓜蒌30g，桑白皮12g，葶苈子9g，广橘红9g，建泽泻12g，木猪苓15g，白茯苓15g，车前子12g（布包），光杏仁9g，炒枳壳9g。水煎服。5剂。附西医检查：发育正常，营养一般，重病容，神志清楚，说话气短。胸部叩诊，左胸部上、中、下均呈实音，心浊音界消失。听诊左肺呼吸音消失，心脏向右侧移位，在胸骨右侧才能听到心音，未闻杂音。胸部X线透视："左侧渗出性胸膜炎，纵隔被迫右移。"

6月15日二诊：药后诸症略有减轻。上方去橘红，加桂枝4.5g，冬瓜皮30g。再服5剂。

6月27日三诊：患者服上方后效果好，又服了5剂，才来就诊。现在已不咳不喘，并已能向两侧卧。精神转佳，饮食增加。走一至二里路，也不发生咳喘。舌苔已无浅黄，脉细数。胸部左侧上方，叩诊已有些清音，听诊于左胸上部已能听到呼吸音，心音听诊区已恢复到左侧。胸部X线透视，左侧胸腔积液已明显消退。仍投6月15日方，改桂枝为3g，桑白皮9g，泽泻9g。服4剂。

7月1日四诊：症状明显减轻，已近于消失。过去走十几步就气短而喘，现在走两三里路，也不感气短，曾试跑二十多步，也未见喘。过去只能向一侧卧，现在可以两侧自由躺卧。过去不能弯腰，现在可以自由弯腰。过去一天只能吃五至六两米饭，现在每日能吃一斤多。且不口干，饮水已正常。咳嗽、胸痛均消失。舌苔薄白，脉象滑偏数。自服6月15日方以来，小便明显增多。仍投6月15日方5剂。

7月6日五诊：近来精神更好，已无自觉症状。脉已不数。左侧胸部叩诊，浊音区已降到左乳下。再投6月15日方5剂（全瓜蒌改为瓜蒌皮18g）。

8月11日约来复查，无自觉症状，已在家中干活劳动。舌、脉正常。X线胸部透视，左侧胸膜增厚，已无积液。病已痊愈，又投下方，巩固疗效。瓜蒌21g，枳壳9g，茯苓9g，川椒目3g，桑白皮9g，沙参9g，10剂。自初诊之日起，同时配服异烟肼（0.1g，3次/日），二诊后加服对氨柳酸钠（2g，4次/日）。最后一诊嘱其继服1个月。

原按 《金匮要略》痰饮篇中有"水流在胁下，咳唾引痛，谓之悬饮"的记载；《诸病源候论》中也有"痰饮者，由气脉闭塞，津液不通，水饮气停在胸府，结而成痰"的说法。本患者水饮结积于左侧胸胁，是为"悬饮"无疑。《金匮要略》中虽有治悬饮的"十枣汤"，但药有毒性，攻力猛峻，不适于常服及体弱者。参考历代医家的治疗经验，一般认为痰饮源于肾、动于脾、贮于肺，治疗痰饮要从肺、脾、肾入手。治肺是"导水必自高源"，治脾是"筑以防堤"，治肾是"使水归其壑"。所以要顺气、化湿、利水。对于水饮结积久者，还要兼用消饮破痰之剂攻之。前人有"治饮之法，顺气为先，分导次之，气顺则津液流通，痰饮运下，自小便而出"的经验，又有"及其结而成坚癖，则兼以消痰破饮之剂以攻之"的主张。本患者水饮积于左胸胁，虽未成坚癖，但积有这样大量的水饮，已使心脏右移，故应在顺气、分导的基础上，以消除水饮为当前之急。又考虑到本患者气短而喘、说话气怯、脉象细数，不宜用"十枣汤"毒峻之剂攻逐水饮。因而选用《医醇賸义》中治疗悬饮的椒目瓜蒌汤加减。方中用川椒目、瓜蒌、葶苈子、桑白皮，逐水消饮；以杏仁、枳壳顺气降逆；茯苓、冬瓜皮利湿健脾；又以泽泻、猪苓、车前子，导水下行自小便而出。《金匮要略》指出，治疗痰饮"当以温药和之"，故又加桂枝助阳化气以导利水饮从膀胱气化而出。本例实践证明，自加入桂枝以后，患者小便明显增多，患者自诉曾有时一昼夜排尿二三十次之多。本方采用了"导水必自高源"的精神，从治肺（顺气、消痰饮）入手，结合利水（治肾）、化湿（治脾），并运用"以温药和之"的经验，而取得了满意的效果。除此例之外，我还曾运用本方加减治疗过 4 例悬饮患者，另有我院两位同学，也用本方加减，各治疗 1 例，均取得了满意的效果。

本例西医诊断为渗出性胸膜炎，有大量积液。从西医治疗经验来看，应服用异烟肼，还应注射链霉素，一般还要做胸腔穿刺以放胸水。本例以中医辨证论治为主，取得了满意的效果。广州中医学院《新中医》编辑室. 老中医医案医话选 [M]. 广州中医学院，1977：12–15.

案 2：渗出性胸膜炎（毛德西医案）

周某，女，35 岁，于 1989 年 10 月就诊。10 天前因患咳嗽、胸痛到某医院检查，诊为"渗出性胸膜炎"，经用抗生素、抗结核药物治疗，症状有所减轻；后到医院抽胸腔积液一次，症状未好转。仍感胸痛，胸闷，气短，背困沉，不断咳嗽，咳而右胁疼痛，咯有清稀白痰，口干腻，不思饮食。舌苔白腻，上有微薄黄苔，脉细滑数。体温 37.8℃。胸片检查右肋膈角变钝，有少量积液。综观脉症，病属悬饮。法当泻肺利水逐饮，佐以清热。方选椒目瓜蒌汤加味治之。处方：花椒 10g（捣之裂开），全瓜蒌 30g，桑白皮 15g，炒葶苈子 15g，橘红 10g，姜半夏 10g，茯苓 15g，炒苏子 10g，刺蒺藜 10g，生姜 10g，车前子 30g（包煎），炙麻黄 6g，炒杏仁 10g，黄芩 10g，生甘草 10g。水煎服。

二诊：服用 7 剂，上述症状均有减轻。加冬瓜皮 30g、冬瓜子 10g。

三诊：又服 7 剂，精神好转，食量增加，胸痛、胸闷明显减轻，虽有咳嗽，但无胁痛之苦。上方继服。

四诊：再服 7 剂，症状近于消失，轻微劳动已不感到气短、胸闷，经 X 线片检查，胸腔积液已消失。另加用生脉饮以助肺气之恢复：西洋参 6g，麦冬 15g，五味子 5g，水煎 2 次，药液混合，当茶饮之。

五诊：症状基本消失，可做家务常事。处方：西洋参 6g，麦冬 15g，五味子

5g，橘红6g，瓜蒌皮10，炒杏仁6g，桔梗6g，生甘草6g。水煎服。服用15剂，病告痊愈。X线胸部透视：右侧胸膜增厚，已无积液。

原按 悬饮，以《金匮要略·痰饮咳嗽病脉证并治》叙述得较为具体，云："饮后水流在胁下，咳唾引痛，谓之悬饮。"悬者，悬于一处，难以搜涤。本例所加三拗汤（炙麻黄、炒杏仁、生甘草）是为了通肺气，加快痰饮的消散；黄芩清热燥湿，专解肺经之毒；车前子通利小便，可使水饮从下消散，前人认为本品还有祛痰止咳之功，其作用非一般利尿药物可比。但该方几乎无扶正作用，故在取得疗效之后，用生脉饮益气养阴，后又加入化痰肃肺之品，以促余邪化解。临床上我还用本方治疗痰湿型和寒痰型慢性支气管炎，随证加减，均取良效。

椒目瓜蒌汤出自清代费伯雄《医醇賸义》。费氏认为："胁乃肝胆之位，水气在胁，则肝气拂逆，而肺金清肃之令不能下行，故咳而引痛也。"由此可知，该方是为舒达肝气，清肃肺气，化痰行饮而设。方中寓有二陈汤义，为健脾化痰而设；全瓜蒌、桑白皮祛痰宽胸；葶苈子、苏子、半夏为肃肺降逆之品；刺蒺藜，显系疏肝理气、达肺通络之物。尤要提出的是花椒，此物为纯阳之品，味辛而麻，气温而热，入胃散寒，温中止痛；入脾则燥湿止泻，逐水消肿；入肾则补火壮阳。花椒用于此方，则是专利肠间水气，故可以治疗痰饮诸疾。古代医家认为花椒是一种劫药，"劫"者，强夺之义，可见它是一味速效药、治标药，可以很快解除患者痛苦。据我的临床观察，多数患者服用该方5分钟后症状开始缓解，10分钟后肺部哮鸣音显著减少或消失。毛德西.毛德西医论医案集［M］.郑州：河南科学技术出版社，2019：333-334.

案3：病毒性肺炎并胸腔积液（熊继柏医案）

唐某，40岁。2012年3月，在湘雅医院住院1个月，由于病情危重，医院下病危通知。病人持续喘促、咳嗽、高热不退，兼以胸闷腹胀，咳带血的黄色痰。西医诊断：病毒性肺炎，大叶性肺炎，胸腔积液。高热不退，体温达到40℃，喘促，咳嗽连连，吐血痰、黄痰，有胸腔积液，胸闷、腹胀，脚肿但肿得不厉害，舌苔黄腻、脉滑数。该患者痰热阻塞胸肺，且胸腔有水饮。处方：宣白承气汤加小陷胸汤合椒目瓜蒌汤。方药组成：杏仁，瓜蒌，生石膏，生大黄，黄连，法半夏，椒目，猪苓，茯苓，泽泻，滑石，车前子，葶苈子，桑白皮。服用10剂，病人好转，可自行走动，40天后痊愈。

原按 关于这个病例，有几点启示：

（1）中医辨治喘促以虚实为纲：中医治喘促，有一个基本的辨治大纲，就是虚实两纲。我们中医啊，不论是内科医生、妇科医生、儿科医生，还是外科、皮肤科医生，临证治病，都要做到心中有数。什么是心中有数呢？就是对于每一个病证，都要掌握它的基本规律，并且要掌握它的基本辨证治疗大纲。对于喘促证无非就是两种：一种虚证，一种实证，这是我们首先必须心中有数的。喘促的实证，有属于风寒的，有属于痰饮的，有属于火热的，这是最常见的 3 种。喘促的虚证，有肺虚，有肾虚，这不很清楚了吗？作为中医，首先在脑子里面就掌握喘促证分 5 种，2 大类。不论是什么喘促，不论是病毒性肺炎，还是腺病毒肺炎，或合胞病毒肺炎，或是大叶性肺炎，中医都要辨证施治。或属于火，或属于痰浊，或属于外寒，或属于水饮，痰饮里面还有属于热的和属于寒的，对于这些，我们心中有数就好办了。虚证的表现特点：动一动就气喘，说话语不接续，呼吸又困难。虚证要么是肾虚，要么是肺虚，各有各的特点，也要心中有数。如果医生心中没数，这患者一来就蒙了，还有什么办法呢？只有做到心中有数，辨证才能准确，治疗也才能准确。

（2）中医诊病要善于借用西医现代诊疗手段：中医并不排斥西医，个别西医讲中医的坏话，那是个别西医无知；如果我们个别中医也讲西医的坏话，那也只能说是无知。中医不仅不能排斥西医，而且要善于借用他们的诊疗手段。我不是个西医，我是个纯中医呀，但是我经常借用西医现代的诊疗手段，他们的检验结果你要看呀。比如那个患者胸腔积液，是 B 超或 CT 看出来的，不是我看出来的。他的那个 CT 一照，患者胸部、腹部或脑部有水就给照出来了，不需要我去分析推测呀。当然我也可以察觉，但我要仔细观察分析呀。中医讲悬饮，"饮后水流在胁下，咳唾引痛，谓之悬饮。"（《金匮要略·痰饮咳嗽病脉证并治》）但我要好久才发现得了，要通过症状观察、分析、推测，才能够推测他是否有悬饮。西医的仪器一检测就晓得他有没有水，那比我们快多了，这就借助了现代的先进手段啊。那我们为什么不借用呢？所以中西医结合，它是结合的先进手段。我们作为中医结合西医的什么？就是要结合它们的先进手段，帮助我们的诊断。而治疗那是我们自己的事，他的诊断结果出来以后，我们还要通过辨证分析。发现患者胸腔有积液又怎么样，胸腔有积液我们用十枣汤迅猛逐水行不行？不行。这个患者是痰热，可不能见到悬饮就用十枣汤啦。我们借用西医的诊疗手段，临床时作为参考，然后辨明病证，因证施治，这才是正确的路子。

（3）关于瓜蒌椒目汤、宣白承气汤和小陷胸汤：宣白承气汤出自吴鞠通的《温病条辨》。吴鞠通讲"喘促不宁，痰涎壅滞，右寸实大，肺气不降者，宣白承气汤主之"。喘促不宁，就是喘促很厉害；痰涎壅滞，痰很多；右寸实大，即右手寸部脉象诊候肺气，脉象右寸实大意味着什么？肺火特别重。肺部有火热，痰涎壅滞就是痰呀，那不就是痰热壅肺吗？痰热壅肺用宣白承气汤。宣白，白者肺也，不就是宣肺吗？承气，为什么要用承气汤里的大黄呢？肺与大肠相表里，肺热要通过大肠把它泻下去，称为"表里同治"。但这一定是在没有表证的情况下，如果是在有表证的情况下，我们不能用宣白承气汤，要用什么呢？要用麻杏石甘汤。这个患者没有表证了，他已经病了1个月了，哪有什么表证症状呢？所以要通过大肠来清泄他的火热，用宣白承气汤，实际上是既清肺热，又泻大肠。这是第一个方。

第二个方，《伤寒论》中的方，张仲景的小陷胸汤。小陷胸汤本来是用以治小结胸的，"小结胸病，正在心下，按之则痛，脉浮滑者，小陷胸汤主之"（《伤寒论·辨太阳病脉证并治》）。温病学家说，用小陷胸汤，"舌苔不黄腻、黄滑者，小陷胸汤不可用"，这是温病学家的认识，非常到位。什么意思呢？黄连、法半夏、瓜蒌实，这三味药构成小陷胸汤，是治疗痰热结聚在胸膈的病证，张仲景称之为小结胸病。张仲景讲的小陷胸汤是治疗心下痛，而这个患者不是心下痛，而是气喘胸闷，这只是症状表现不一样啊，他还是痰热结聚在胸膈。我们中医治病是针对病机，不是专门针对症状，所以这个小陷胸汤，严格来讲是我借用的，把它借来的，治疗气喘胸闷。它只清痰热，治痰热结聚胸肺，所以用了小陷胸汤。

第三个方就是瓜蒌椒目汤。瓜蒌椒目汤是后世的方，是专门治胸腔积液的。我们治疗胸腔积液，古人是用十枣汤，那是《金匮要略》中的方，汉代张仲景的方。十枣汤是大枣、甘遂、大戟、芫花，除大枣之外，其余三味药全是有毒的药，药性非常峻猛。"文化大革命"以前我用过，"文化大革命"以后我就没用过了。我们现在基本上不用，因为它是有毒的。你得有个平和的方，平和的方是什么呢？就是瓜蒌椒目汤，它就代替了十枣汤，所以我从来不用十枣汤，而用瓜蒌椒目汤。这3个方，前2个方只清痰热，后1个方只泄胸水，所以这个患者好得快呀。10天就把他的几个主要症状全部拿下来了，服药10天之后，由一个抬进来的患者、一个发病危通知的患者，转而自己能走到门诊部去了，所以这是个奇迹。

（4）学好中医须在掌握理论知识的前提下努力实践：我还想讲一点，我们要当一个好中医，要学成一个好中医，也可以讲我们这个学科，你要学好，必须掌握两方面的知识。一个方面的知识是理论知识，这个理论知识，其实就是书本知识。另一个方面的知识就是实践知识，我想其他的学科也应该是这样。但是作为中医学科，它是一个实践性很强的学科，它离不开实践，所以我们学中医既要有书本知识，更要有实践知识，二者是缺一不可的。比如说我前面讲卫气营血辨证法则，我刚才讲喘证的辨治大纲，我刚才又讲这些汤方，这不都是书本知识吗？但是这些书本知识，你如果不去临证实践，即使你看到这个病以后，你也辨不了；另外，你看到这个方以后你选不上，你说是不是？所以这实践知识是非常重要的。因此我一贯倡导，中医一定要注重临床，必须立足临床，就是这么一个道理。中医的知识源于这么两个方面，理论与实践要紧密结合，这一点我们是必须倡导的。

熊继柏．中医创造奇迹：熊继柏诊治疑难危急病症经验集［M］．长沙：湖南科学技术出版社，2015：83—88．

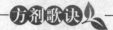

椒目瓜蒌汤生姜，葶苈橘红茯苓桑，

苏子半夏蒺藜子，饮停胸胁效昭彰。

龙马自来丹 16

【来源】

龙马自来丹，源于清·王清任《医林改错·卷下》。

【组成】

马钱子八两　地龙（去土，焙干为末）八条　香油一斤

【用法】

将香油入锅内熬滚，入马钱子炸之，待马钱子微有响爆之声，拿一个用刀切两半，看其内以紫红色为度，研为细末，再入前地龙末，和均，面糊为丸，绿豆大，每付吃三四分，临卧服，盐水送。若五六岁小儿，服二分，红糖水送。如不为丸，面子亦可服。如吃斋人，去地龙亦可。

【功效】

祛风散寒，活血止痛。

【主治】

痫证。

【方解】

以马钱子为主药，其味苦、性寒、大毒，用香油炸之以减低毒性，取其通络止痛、解毒散结的功效；地龙味咸、性寒，善于走窜，可以通经泄热、活络消瘀，与马钱子相合共奏活血解毒、通络止痛之功。

【名医经验】

国医大师颜德馨善用龙马自来丹治疗各种痹痛，包括西医学之风湿热、风湿

性关节炎、风湿性肌炎、类风湿关节炎、坐骨神经痛、腰肌劳损、颈椎病、肩关节周围炎等疾病，主要表现为肩背腰腿及周身疼痛，且日轻夜重、痛势较剧、反复发作、游走不定，指间关节肿大如梭，关节屈伸不利，肢节麻木，舌质紫等。服用时需严格掌握剂量，不可盲目增进。临床个别患者求愈心切，误服大剂量，以致出现中毒症状，如焦虑不安、肌肉强直、口唇麻木，甚至抽搐震颤。此时可予浓糖水口服，或甘草、绿豆各 30g 煎浓汤，频饮即解。个别病例药后白细胞偏低，停药后迅速恢复。余无不良影响。颜老亦取叶桂虫蚁搜剔之意，在本方基础上加入土鳖虫、全蝎各 3g，取名"龙马定痛丹"，临床治疗痹痛多能奏效。何庆勇. 医林改错方药心悟［M］. 北京：人民军医出版社，2014：218.

李寿山教授使用本方治疗痹证日久，在补益肝肾的同时合服龙马自来丹，活血通经，标、本兼顾，常获良效。但因其中含有有毒药物马钱子，顾及其长期服用的毒性及不良反应，可在用药后期酌情去掉。李寿山. 李寿山医学集要［M］. 大连：大连出版社，1992：342-344.

何庆勇教授认为，龙马自来丹治疗风寒痹阻型的癫痫、类风湿关节炎、风湿性关节炎、中风、坐骨神经痛等疾病具有很好疗效，治疗当以祛风散寒、活血止痛为法，方用龙马自来丹，方证相应，疗效甚佳。何庆勇. 医林改错方药心悟［M］. 北京：人民军医出版社，2014：218-226.

【临床应用】

案 1：类风湿关节炎（颜德馨医案）

苏某，男，60 岁，木工。患者患类风湿关节炎多年，反复发作，四肢关节肿胀疼痛，游走不定，每逢天气变化及阴雨连绵时疼痛加剧，伴午后五心烦热，头晕气短，动辄乏力。经用阿司匹林、激素及中药补益肝肾、祛风除湿之品治疗，效果不显。实验室检查：抗"O"1200 单位，血沉 40mm/h，黏蛋白 470mg/ L。诊得脉弦滑，舌质紫，苔薄腻。证属周痹，辨证为风寒痹阻。投龙马丹 1 粒，每晚 1 次。1 周后症状减轻。1 个月后复查抗"O"、血沉、黏蛋白，均已正常。续投上方一料巩固，随访多年未发。单书健. 重订古今名医临证金鉴·痹证卷（下）［M］. 北京：中国医药科技出版社，2017：528.

案 2：坐骨神经痛（颜德馨医案）

张某，女，56 岁，家庭主妇。患坐骨神经痛 10 余载，时发时止，发则右侧臀部、髋部、小腿、足背均感疼痛剧烈，日轻夜重，甚则辗转呼号，不能自持，或彻夜难寐，遍尝中西药物不效。舌紫红，苔薄腻，脉弦数。证属痛痹，风寒阻滞经络，气血凝滞不通。乃投以龙马丹1粒，嘱每晚吞服1粒，糖水送下。因其子女至外地出差，未将服法与患者言明，患者一次即吞服4粒，两小时后发生头晕，肌肉发紧，牙噤齿强，四肢拘急麻木，不能言语，但意识清楚，经医院一般处理即见缓解，此后其病若失。单书健.重订古今名医临证金鉴·痹证卷（下）[M].北京：中国医药科技出版社，2017：528.

案3：痹证（李寿山医案）

谷某，男，45岁。患者双腕、指关节及踝足关节肿胀疼痛，畸形而僵硬，肌肉萎缩，关节活动受限，恶风自汗已2年多。X光检查有轻度骨质疏松，血沉50mm/h，抗"O"700单位，类风湿因子阳性。西医诊断为"类风湿关节炎"，经用激素治疗3个月无明显疗效，且病情逐渐加重，生活不能自理，关节肿胀，疼痛剧烈，夜不安眠。舌淡紫，舌下脉淡紫细长，脉沉细弦。诊为顽痹，属痰瘀痹阻经脉关节，肝肾亏损，气血失荣之证。治以补益肝肾，祛瘀逐痰活络，消补兼施，通痹汤加减。处方：黄芪30g，当归15g，丹参20g，熟地25g，枸杞子15g，山萸肉15g，茯苓15g，桂枝10g，炮附子15g，白芥子5g，炮山甲15g，土鳖虫10g，蜂房15g。每晚睡前服龙马自来丹1g，关节患部涂痛风药酒。服药80余剂，关节肿胀疼痛基本控制，生活可以自理，血沉、抗"O"、体温均正常。再配调理气血，补养肝肾，通经活络丸剂善后。单书健.古今名医临证金鉴·痹证卷（下）[M].北京：中国中医药出版社，2011：228-229.

案4：痹证（李寿山医案）

朱某，男，36岁，1979年3月16日初诊。病史与主症：患者全身关节痛，尤以腕，指，踝，趾关节明显，指关节肿胀变形，呈典型"梭状指"，下肢关节亦有不同程度变形。晨起僵硬，活动困难已三年多。X线检查有轻度骨质疏松，血沉40mm/h，抗"O"1000单位，类风湿因子阳性。西医诊断："类风湿关节炎"。用激素治疗两月余，无明显疗效，且病情逐渐加剧，生活不能自理，关节肿胀，疼痛剧烈，夜不安眠。倦怠无力，纳少，便溏，脉弦细滑，舌质淡暗，苔白滑。舌下络脉淡紫细长。辨证：久病关节肿痛变形，迁延不愈，已属顽痹证候。久痹正虚，邪留不去，痹阻络脉，留注关节，深入骨髓，以致关节肿胀畸形。久病入络，必夹瘀血，久痹肢节变形，必兼痰凝。邪留不去，内舍脑腑，伤其肝肾，外络肢节，伤其筋骨，是为痼疾，故名顽痹。治则：祛瘀逐痰活络，补益肝肾扶正。处方：熟地黄25g，枸杞子15g，黄芪30g，当归15g，丹参30g，白芥子7.5g，蜂房15g，僵蚕10g，胆南星7.5g，制川乌10g，制草乌10g。水煎服，日1剂，早晚分服。晚睡前加服龙马自来丹0.1g，关节局部外涂痛风酒，按法治疗2周，关节肿痛明显减轻，夜能入眠。原方增减治疗两月余，关节肿胀疼痛基本控制，生活可以自理，饮食二便正常，体质强壮，能参加一些轻劳动。血沉、抗"O"均正常，类风湿因子转阴，X线检查骨质疏松稳定，舌质红润无苔，脉象和缓，至此，病情基本稳定。停服龙马自来丹及外涂痛风酒，将汤剂加倍，另加龟鹿二仙胶、鸡血藤、砂仁等配成蜜丸，早晚各服10g，治疗约半年，一切良好，已恢复工作。随访二年均好，一直坚持日常工作。

原按 顽痹为痼疾，一般认为根治较难。难在正虚邪恋，病邪深入骨髓，痰湿血瘀相互凝滞于经络关节，造成关节畸形。但早期治疗效果良好，若迁延日久，病至晚期，骨质已被破坏，出现关节畸形，肌肉萎缩者，亦可收到缓解症状，以达自理生活之目的。若配合外治法，针灸、按摩、药浴、酒敷更能提高疗效。本案治法，扶正与祛邪兼顾。方中熟地、枸杞子、黄芪、当归、丹参补益肝肾、调和气血以扶正；丹参、白芥子、僵蚕、蜂房、胆南星祛瘀通络、化痰解凝以利关节；配川乌、草乌祛寒止痛，合龙马自来丹活血通经标本兼顾，故获良好效果。

李寿山. 李寿山医学集要［M］. 大连：大连出版社，1992：342-344.

案5：强直性脊柱炎（李文瑞医案）

杜某，男，71岁。朋友介绍来诊，已确诊为强直性脊柱炎5年。曾住某医院，主以柳氨磺吡啶和甲氨蝶呤交替服用，用此两种药物已久，已出现肝功能异常，ALT：90U/L，GGT：150U/L，且有胃肠功能不调，纳后呃逆，大便时干时溏，已停服2个月。停药后，入夜周身骨节痛时，临时服炎痛喜康可缓解。

初诊：患者被推车推进诊室，体瘦弱，面色萎黄，语言低微，纳乏味，大便难，每日必加开塞露，小溲清长，全身恶寒，四末冷如冰，骶髂关节纤维化，不能自立，站立、生活行动不能自理，小腿肌肉萎缩，皮肤干燥不华。舌质淡，苔薄白，脉细弦。证属肾虚督寒，血脉瘀阻。治以温经通脉、活血化瘀。方拟身痛逐瘀汤加味：制附子15g，秦艽13g，羌活10g，独活10g，川芎8g，桃仁25g，红花10g，乳香10g，没药10g，五灵脂10g，当归15g，香附10g，地龙10g，牛膝15g，炙甘草5g。3剂，水煎试服。嘱其家属服上药3剂后如无特殊反应可连服10剂。

二诊：仍坐推车来诊，服上药 10 剂，诸症无明显进退，痛势如故，但未服止痛片。自觉身有温热感，大便已顺，每日 1 行，不加开塞露，诊之脉症同前。上方加桂枝 10g。再进 10 剂，水煎服。并每晚加服 1 丸金匮肾气丸。

三诊：仍坐推车来诊，前后服汤剂 20 剂，金匮肾气丸已服 8 丸（每晚 1 丸），全身温热感明显，有如常人，已不恶寒，每日可自主站立 5 ~ 10 分钟。纳略增，大便顺。舌淡红，苔薄白，脉细弦。拟守方再服，因久病，每日服汤剂不便，遂投以下 2 种药物：①金匮肾气丸每晚服 1 丸。②以身痛逐瘀汤合龙马自来丹温经散寒、疏通筋络。处方：马钱子 10g，秦艽 10g，羌活 10g，川芎 8g，桃仁 10g，红花 15g，乳香 10g，没药 10g，五灵脂 10g，当归 15g，地龙 10g，牛膝 13g，鸡血藤 30g，炙甘草 5g。上方 6 倍量，马钱子单味炮制，用香油炸，炸透但不须焦，冷后研极细末；余味共研极细末。上两细末合之混匀炼蜜为丸，每丸重 9g。每服 1 丸，上下午各 1 次，空腹黄酒少量送服。

四诊：上两药服后 50 日，家属来述，病家每日持杖能自主行路 3 ~ 4 次，每次 50 ~ 100m，生活可半自理。要求继服上蜜丸。嘱其家属，请病家来诊，待得其脉证再投药。随之用车推患者来诊。诊见面色有华，精神已爽，纳食香，大便顺，体重略增，可自主从车上勉强站立起来，并能行走几步。四末有温（比常人稍偏凉），全身已不恶寒，夜寐不宁。舌质淡红，苔薄白，脉弦。因顾及马钱子长期服用有副作用而停用之，并遵前方加减再制蜜丸。处方：制附子 15g，肉桂 10g，桑寄生 15g，当归 10g，秦艽 10g，独活 10g，鸡血藤 30g，红藤 30g，桃仁 10g，红花 15g，五灵脂 10g，牛膝 15g，乳香 10g，没药 10g，炙甘草 5g。上方 6 倍量，共研极细末炼蜜为丸，每丸重 9g。每服 1 丸，日 2 ~ 3 次。半年后其家属带其孙子来院治疗外感后久咳不愈。当时告之余，一直坚持服用上蜜丸。病情稳定，生活起居能半自理，每日持杖，户外自主活动，情绪安定。两个月前因患急性肺炎住院经治无效死亡。

原按 此例患病已久，脊柱已强直，不能自主站立，病情已重。虽服 MTX 等特效西药，亦不能改变强直之症。经辨为寒痹，治以温经散寒、活血化瘀为法，方以《医林改错》身痛逐瘀汤加味。长期守方守法（加减），期间还曾用身痛逐瘀汤合龙马自来丹加减，以及适当加用金匮肾气丸，以增强温补肾阳之功，其效渐显。患者生活半自理，亦能持杖自立轻微活动，症状大有改善。说明中医药治此病是能有所作为的。但因年势高，又患此重症，后因合并肺炎而死亡。魏玲玲，黄飞，李秋贵．李文瑞论强直性脊柱炎证治［J］．辽宁中医杂志，2009，36（2）：176.

案6：热痹（樊正阳医案）

许某，女，54岁。2009年6月23日诊。双手小关节疼痛数年，近一年逐渐加重，医院诊断为类风湿关节炎，予抗风湿止痛治疗，效微。见双手掌指关节、指间关节肿大如梭，尤以食、中、无名指为甚。诉关节热痛如虫咬，心中烦躁，几以废寝；食不知味，溲黄便结；时而发热汗出，口干欲饮凉水。腕肘关节近日来亦有痛感，甚是焦虑，生不如死矣！诊六脉滑数，舌红苔黄。此痹证日久，郁而化热，指节肿大，是为瘀结。宜宣痹清热，化瘀通络。处方：桑枝尖30g，桂枝尖10g，杭白芍20g，生甘草10g，肥知母20g，生石膏25g，制川乌5g，制草乌5g，金银花藤60g，威灵仙15g，片姜黄10g，炮山甲片10g。10剂肿消痛止。上方3剂打粉，每日服10g，另加服龙马自来丹，每日0.6g。8月追访，病情稳定。

樊正阳. 医门凿眼心法真传与治验录［M］. 北京：中国科学技术出版社，2017：36-37.

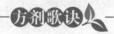

方剂歌诀

> 龙马自来治痛证，马前地龙合香油。
>
> 清热解毒兼活血，通络止痛此方行。

漏芦汤 17

【来源】

漏芦汤，源于唐·孙思邈《备急千金要方·卷五》。

【组成】

漏芦六铢　连翘六铢　白蔹六铢　芒硝六铢　甘草六铢　大黄一两　升麻九铢　枳实九铢　麻黄九铢　黄芩九铢

【用法】

上十味，㕮咀。以水一升半，煎取五合。儿生一日至七日取一合分三服，八日至十日取一合半分三服，十六日至二十日取二合分三服，二十日至三十日取三合分三服，三十日至四十日取五合分三服。

【功效】

清热解毒，散结化瘀。

【主治】

小儿热毒痈疽，赤白诸丹毒，疮疖。

【方解】

本方以漏芦为主药，有清热解毒、消痈散结之功；黄芩、白蔹载药入血，与芒硝清里热而消痈肿以辅主药；大黄荡涤陈积、清解热毒以助药力；升麻与连翘相伍可清血中热毒；枳实利气，破瘕坚积聚；麻黄轻清而浮，发汗散邪以助药力；甘草和中调和诸药。共奏清热解毒、消肿宣壅之功。

【名医经验】

戴佛延教授认为,漏芦汤为治疗痈、疽的妙方。"热"是发生痈、疽的主要因素,临床可见恶寒高热,患处红肿热痛、甚者发紫溃烂,苔黄数腻等症状。本方之功恰在于清热解毒、散结化瘀,配以清热剂投之可获速效。此外戴教授还指出,本方不但能治疗外科疾病,如附骨疽、外痈等;也能治疗内科疾病,如肺痈、淋证等。虽症状各有不同,但凡由湿热痰浊壅阻所致者,皆可用漏芦汤为基础方加减治疗。同时,戴老根据多年临床经验,将方剂作了如下调整:漏芦 12～15g,白薇、枳实、白芍各 9g,蒲公英 15g,大黄、升麻各 4.5g,黄芩、甘草各 3g,并随症加减药味及剂量。戴佛延. 古方医案选编(中、下集)[M]. 成都中医学院,1980:215-219.

潘毓仁教授临证多年应用漏芦汤加减治疗的病例不胜枚举,具体病证如脱疽、附骨疽、乳癖、腮痈、肺痈、痛淋等。其病位不限,只要辨证属湿热蕴滞、痰浊结阻,临床症状或见持续高热、恶寒、患处红肿且胀痛难忍、苔黄腻等,以本方为基础方治疗均获佳效,且长期使用未见不良反应。戴佛延. 古方医案选编[M]. 成都中医学院,1980:216-219.

【临床应用】

案 1:脱疽(潘毓仁医案)

颜某,男,53 岁,农民。患者于 1976 年 9 月下水田劳作后,自觉右下肢寒冷胀重,数日后下肢红肿胀疼,间歇跛行。5 个月后右足大趾发紫溃烂,第一节趾骨外露,疼痛难忍,来我处求治,诊为"血管闭塞性脉管炎"。中医诊脉象滑数,舌苔黄腻。辨证为热毒壅滞经脉,发为脱疽,宜投《千金》漏芦汤合四妙勇安汤加减:漏芦、赤芍、玄参、牛膝各 12g,白蔹、枳实、当归、桑枝各 9g,银花、茯苓各 15g,川芎、甘草各 4.5g,另用乌梅炭研末外敷以蚀腐肉,溃疡面涂三黄紫冰膏。前方加减治疗一月后症愈溃痊。一年零二个月后随访未复发,可参加体力劳动。戴佛延. 古方医案选编[M]. 成都中医学院,1980:216-217.

案 2:附骨疽(潘毓仁医案)

蔡某,男,36 岁,农民。高热寒战,右臀部红肿疼痛三月入院。入院后用青霉素、庆大霉素及泼尼松等静脉滴注二十余天,体温仍 40℃左右持续不退,并出现烦躁谵语,神志不清,X 光片:右股骨骨髓炎。白细胞 13.8×10^9/L,中性粒细胞 0.85,诊断为骨髓炎并发败血症。转中医诊治,脉洪数,舌灰腻。辨证为热毒壅络,逆传心包。拟漏芦汤合仙方活命饮：漏芦、白芍各15g，白蔹、制大黄、黄芩、枳实、炮山甲各9g，天花粉12g，皂角刺6g，防风、制乳没各4.5g，另每日加六神丸60粒，分3次服。上方增损服30余剂，病情好转，继以六味地黄丸吞服善后调理一月，恢复劳动能力。戴佛延. 古方医案选编［M］. 成都中医学院，1980：217.

案3：乳癖（潘毓仁医案）

林某，女，18岁，未婚，中药调剂员。形体羸瘦，情志多郁，双乳发现蚕豆大小肿块四五个，已有三月，诊为乳腺小叶增生症。于1975年9月来中医就诊，脉象弦数，舌质绛苔薄白。辨证为肝郁气结，阴虚内热，拟《千金》漏芦汤合逍遥散加减：漏芦12g，白蔹、白芍、当归、夏枯草各9g，黄芩2g，柴胡、枳实、炙甘草各6g，茯苓、仙灵脾、鲜麦冬各15g，生地黄18g，橘叶、皂角刺各4.5g，牡蛎30g。治疗2月余，乳癖消失。戴佛延. 古方医案选编［M］. 成都中医学院，1980：217.

案4：腮痈（潘毓仁医案）

杨某，男，13岁，学生。发热（39.5℃），恶寒，呕吐，烦躁，右下颌部肿痛难忍三天，脉沉数，苔黄腻。辨证为肝胆郁热，痰火阻结。拟《千金》漏芦汤加减：漏芦、柴胡、野菊花、夏枯草各9g，黄芩、法半夏各3g，制大黄、升麻各4.5g，胆南星2.4g，白芍12g，紫花地丁15g，牡蛎18g，另六神丸20丸，日服3次。外用紫金锭研末麻油调敷。五日后热退肿消。戴佛延.古方医案选编［M］.成都中医学院，1980：217-218.

案5：肺痈（潘毓仁医案）

周某，男，5岁。持续高热（39～40℃）20余天，恶寒，胸胁痛，咳脓痰，口渴多饮，X光透视为肺脓疡。指纹青紫过气关，苔黄腻，中央灰褐。温毒炽盛，痰蕴肺络。宜《千金》漏芦汤合《千金》苇茎汤加减：漏芦6g，芙蓉花7.5g，白薇、桔梗各4.5g，苇茎、鱼腥草、一枝黄花、紫花地丁各9g，黄芩2g，野荞麦根15g，炒谷芽12g，共服药25剂，痊愈出院。戴佛延. 古方医案选编［M］.成都中医学院，1980：218.

案6：痛淋（潘毓仁医案）

舒某，女，36岁，工人。患者有肾盂肾炎病史。近一周来因感冒发热诱发，头痛、畏寒、腰疼、腹胀、尿急、尿频、尿后刺痛。脉濡数，舌苔厚腻有齿痕。尿检：RBC 1～8，WBC（++），蛋白（±）。诊为慢性肾盂肾炎急性发作，拟清热通淋，漏芦汤合导赤散意：漏芦、白芍、白蒺藜各 12g，白薇、黄芩、淡竹叶、滑石各 6g，生地黄 18g，通草、甘草梢各 3g，柴胡 6g，茵陈 24g，忍冬藤、白茅根各 30g，服上药 13 剂痊愈。戴佛延. 古方医案选编［M］. 成都中医学院，1980：218.

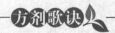

方剂歌诀

漏芦汤中漏芦草，白蔹麻黄枳实硝。

更有芩黄升麻连，解毒消肿效用强。

秘方定振丸 18

【来源】

秘方定振丸，源于明·王肯堂《证治准绳·类方·第五册》。

【组成】

天麻（蒸熟）一两　秦艽（去节）一两　全蝎（去头尾）一两　细辛一两　熟地黄二两　生地黄二两　当归（酒洗）二两　川芎二两　芍药（煨）二两　防风（去节）七钱　荆芥七钱　白术一两五钱　黄芪一两五钱　威灵仙（酒洗）五钱

【用法】

上为末，酒糊丸，如梧桐子大。每服七八十丸，食远，用白汤或温酒送下。

【功效】

益气养血，祛风定振。

【主治】

治老人战动，皆因风气所致，及血虚而振。

【方解】

方以四物汤为主，生地黄、熟地黄、芍药、当归、川芎，所谓"治风先治血，血行风自灭"，盖疏风必先养血之道也。次臣以黄芪，白术之益气健脾，脾健则营能统而风不能侮之。天麻、秦艽、全蝎、细辛、防风、荆芥、威灵仙皆为疏风之药，风去则振定矣。

【名医经验】

全国名老中医潘澄濂教授运用秘方定振丸治疗帕金森综合征属风痰阻络证的

患者，颇有疗效。其症见表情淡漠、呈面具脸、说话不流利、肢节强直疼痛、震颤较剧、持物困难、行走缓慢、足跗浮肿、舌苔白腻、脉象弦细。潘老认为，治疗此病应依据陈良甫"治风先治血，血行风自灭"的理论，用活血通络、息风祛痰法，因而选用本方加减，使养血和营不碍胃、祛风涤痰不伤津。此外潘教授还指出，以中医中药治疗震颤麻痹的同时还要采用中西医、针灸或体育锻炼的综合治疗，对提高疗效有所裨益。卢祥之. 医窗夜话［M］. 北京：中国科学技术出版社，2019：124.

国医大师熊继柏教授常运用此方治疗老人震颤，症见眩晕、口干、少寐、脉细等，此乃年老久病，阴血不足之象。熊教授认为，阴血不足则筋脉失养，虚风内动而发为震颤，故用秘方定振丸养血祛风定振，可在原方基础上加炒枣仁30g，效果显著。熊继柏学术思想与临证经验研究小组. 一名真正的名中医：熊继柏临证医案实录1［M］. 北京：中国中医药出版社，2009：204–205.

【临床应用】

案1：帕金森综合征（潘澄濂医案）

赵某，男，62岁。于1987年秋起发现上肢震颤，逐渐加重，服西药安坦、左旋多巴等，将近2年。近又发现两肩胛和肘关节疼痛，屈伸不利，乃来就诊。呈面具脸，手颤动如搓丸样，步履缓慢，纳差，便秘，足跗轻度水肿，舌苔白腻，脉象弦缓、证属风痰阻络，肢节不利。治宜活血宣痹、息风涤痰。药用地黄、川芎、当归、赤芍、独活、秦艽、胆南星、威灵仙、茯苓、黄芪、焦白术、枳壳、全蝎、僵蚕、秦艽等，随证加减。服药5个多月，痹痛减轻，屈伸正常，并减轻了西药服量，能恢复自理生活。

原按 风痰阻络，肢节颤痹证主要表现为表情淡漠，呈面具脸，说话不流利，肢节强直疼痛，颤震较剧，持物困难，行走缓慢，足跗浮肿，舌苔白腻，脉象弦细。本证应与风湿性关节炎作鉴别诊断。对本证的治疗，依据陈良甫"治风先治血，血行风自灭"的理论，用活血通络、息风祛痰法。选用秘方定振丸（《证治准绳》）加减，取川芎、当归、白芍、地黄之养血活血，独活、威灵仙之祛风宣痹，竹沥、胆南星之涤痰，僵蚕、钩藤之通络，组成为基础方，使养血和营不碍胃、祛风涤痰不伤津。卢祥之. 医窗夜话［M］. 北京：中国科学技术出版社，2019：124.

案2：颤证（熊继柏医案）

甘某，女，50岁，湖南长沙市私营业主。门诊病例。

初诊（2005年10月30日）：诉头摇动，手足震颤7年不愈，伴眩晕，口干，少寐。诊见舌淡红，苔薄黄，脉细。辨证：阴血不足。治法：养血祛风定振。主方：定振丸加炒枣仁。黄芪30g，炒白术10g，防风10g，当归10g，白芍20g，熟地10g，生地10g，川芎6g，野天麻20g，僵蚕30g，全蝎8g，荆芥10g，威灵仙10g，炒枣仁30g，炙甘草8g。20剂，水煎服。

二诊（2005年11月20日）：诉服上方后诸症悉减。诊见舌淡红，苔薄黄，脉细。继服上方20剂，水煎服。

三诊（2005年12月11日）：诉头摇动、手足震颤大减，眩晕、口干、少寐已愈，但又见上肢厥冷，颈胀，肩背痛。诊见舌淡红，苔薄白，脉细。予定振丸合姜黄散、桂枝葛根汤。黄芪30g，炒白术10g，防风10g，当归10g，白芍20g，熟地黄10g，川芎10g，野天麻10g，僵蚕15g，全蝎8g，地龙10g，威灵仙10g，葛根30g，片姜黄15g，桂枝5g，羌活10g，甘草6g。15剂，水煎服。

四诊（2006年2月25日）：诉肢厥、颈胀、肩背痛已愈，仅于劳累后出现轻微头摇及手足震颤。诊见舌淡红，苔薄白，脉细。仍予定振丸治疗。

原按 《医碥》曰："老人战振，定振丸。"此证患者年老久病，且具眩晕、口干、少寐、脉细等特点，乃阴血不足之象。阴血不足则筋脉失养，虚风内动而发为震颤。取定振丸养血祛风定振，方证相符，故取显效。熊继柏学术思想与临证经验研究小组. 一名真正的名中医：熊继柏临证医案实录1［M］. 北京：中国中医药出版社，2009：204-205.

案3：左颊及下颌痉挛（刘沛然医案）

韦素珍，女，35岁。1974年2月8日，育后而罹约半年许，左颊及下颌抽搐不止，甚则不能食饮，语言时肌挛而动。形气不振，瘦贫萎黄，舌红光夺，无苔少津，血虚风动，劳损肌挛。治宜养血止痉，通经解血中风热。予定振丸。天麻10g，秦艽12g，全蝎10g，细辛45g（后入），熟地黄、生地黄各15g，当归21g，川芎6g，芍药21g，防风6g，荆芥12g，贡白术10g，黄芪30g，威灵仙6g，水煎服。

1974年2月27日服完15剂，肌挛已止，下颌抽搐每日偶有二三次，饮食语言皆恢复，唯左颜面麻木不仁。拟原方减熟地黄、生地黄加蝉蜕21g，野菊花30g。嘱服10~15剂。

1974年11月9日，来看腹胀时说下颌抽搐早愈未作。刘沛然. 细辛与临床（附疑、难、重、奇案73例）［M］. 北京：人民卫生出版社，1994：30-31.

案 4：颤证（刘军医案）

顾某，男，63 岁，职工，1990 年 4 月 11 日入院。主诉：肢体震颤伴大便干结 2 年。现病史：既往有脑动脉硬化病史 10 余年，血压轻度升高，经常眩晕耳鸣，2 年前开始出现四肢震颤，以上肢为甚，呈搓丸样，颈项有板硬感，吐词不清，反应迟钝，注意力、记忆力均明显减退，大便干，5 ~ 6 日 1 次，舌质红，苔少，脉细微数。诊断：颤证。证属肝肾亏损，虚风内动。拟滋肾柔肝、活血通络为法。药用定振丸加减：天麻 9g，生熟地各 20g，山药 12g，桑寄生 30g，山萸肉 10g，枸杞子 12g，白芍 20g，当归 15g，丹参 30g，全虫 6g，炒桃仁 10g，威灵仙 10g，鹿角胶 12g（烊化），并配合西药安坦、维脑路通等对症治疗。上方加减共服 20余剂，患者大便变软。2 日 1 次，肢颤减轻，但双下肢仍痿软无力，停用西药，中药于原方中加入益气之黄芪、补肾填精之黄精、巴戟天、锁阳，前后共治疗 3个多月，患者诸症明显减轻，肢体震颤得到控制，于当年 7 月 28 日出院。

原按 从西医学角度来讲，震颤麻痹症状的产生，主要是由于大脑内纹状体和黑质内多巴胺含量过低而导致的。西医多采取药物保守治疗和手术治疗。中医学认为其发病原因不外乎风、痰、火、瘀及肾虚、肝虚、脾虚等。本案患者因患轻度高血压，经常眩晕耳鸣，可见其素体肝肾阴亏，阴不制阳，虚风内动，表现出四肢震颤、反应迟钝等；阴虚肠道失润，故见大便干结等症。本案所用定振丸乃《证治准绳》方，在该方基础上略施加减，用天麻息风止痉平肝；生地黄养阴生津，熟地黄养血滋阴、补精益髓，山药益气养阴、滋补脾肾；桑寄生、山萸肉、枸杞子滋补肝肾；白芍养血敛阴、柔肝平肝；当归、丹参、炒桃仁活血祛瘀。其中当归具补血之功，与炒桃仁同可润肠通便。全蝎息风止痉，与威灵仙同用可通经络，而选用鹿角胶则意在加强滋补肝肾、补益精血之功。本案滋阴药物较多，意在滋阴以息风，亦属滋水涵木之意。苏礼.老年病 [M].西安：陕西科学技术出版社，2003：310-311.

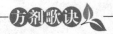

方剂歌诀

定振荆防全天细，秦仙生术四物芪。

气血两虚酒送下，祛风定振空腹宜。

潜阳封髓丹 19

【来源】

潜阳封髓丹由潜阳丹和封髓丹合方而成。潜阳丹，源于清·郑钦安《医理真传·卷二》；封髓丹，源于元·许国祯《御药院方·补虚损门》。这两首方子郑钦安常联合使用，吴佩衡合方并加以发展运用，命名为潜阳封髓丹。

【组成】

潜阳丹（西砂一两　姜汁　炒附子八钱　龟甲二钱　甘草五钱）合封髓丹（黄柏一两　砂仁七钱　甘草三钱）

【用法】

水煎服。

【功效】

温肾潜阳，纳气归肾。

【主治】

虚阳上越之病证。

【方解】

《医理真传》云："更有先天真火浮游于上，而成上消，浮游于中，而成中消，浮游于下，而成下消，即以辨阳虚诀辨之，法宜导龙归海，如潜阳、封髓二丹……按潜阳丹一方，乃纳气归肾之法也。夫西砂辛温，能宣中宫一切阴邪，又能纳气归肾。附子辛热，能补坎中真阳，真阳为君火之种，补真火即是壮君火也。况龟甲一物，坚硬，得水之精气而生，有通阴助阳之力，世人以利水滋阴目之，悖其功也。佐以甘草补中，有伏火互根之妙，故曰潜阳……按封髓丹一方，乃纳气归肾之法，亦上、中、下并补之方也。夫黄柏味苦入心，禀天冬寒水之气而入肾，色黄而入脾，脾者也，调和水火之枢也，独此一味，三才之义已具。况西砂辛温，能纳五脏之气而归肾，甘草调和上下，又能伏火，真火伏藏，则人身之根蒂永固，故曰封髓。"

【名医经验】

云南四大名医之一、当代火神派的重要传人之一吴佩衡先生将郑钦安所拟潜阳丹与封髓丹合用，结合其降虚火、温肾阳之功，治疗虚阳上浮所致五官阴火诸症如牙龈出血、牙痛等。且临床上详辨阴证，尤精阴火。吴先生总结了寒热辨证的基本纲领，即阴证：身重恶寒，目瞑嗜卧，声低息短，少气懒言，兼见口润不渴或喜热饮而不多，口气不蒸手。吴先生擅用附子，称其为"回阳救逆第一品药"，强调开水久煎，煮3～4小时，且用量颇大，本方附子规范用量为60g。张存悌，顾树华. 火神派著名医家系列丛书·吴附子吴佩衡 [M]. 北京：中国中医药出版社，2017:68，74，81，103.

第三、四批全国老中医药专家学术经验继承工作指导老师陈学忠教授认为潜阳封髓丹温肾潜阳，治疗虚阳外越之证疗效确切，临证要务在于辨证精当。现代人起居无度，多表现为阳气不足，若仅有阳虚寒象，医者多能辨识，治疗以扶阳固本为要；若患者阳越于外，假热之象突出，医者往往被热象迷惑，难辨真假。临床应用时应抓住上热下寒之象，如心烦口渴、便溏、夜尿频多、上身热下身凉等见症。郑钦安在《医理真传》中道："真龙即真火，或上或下，皆能令人病。在上则有牙痛、喘促、耳、面肿诸症，在下则有遗尿、淋、浊、带诸症"，并详述阳虚、阴虚辨识要点。陈老在临证中，尤其注重辨识舌体舌质。陈老认为，舌体舌质最能反映患者体质本貌，且变化慢，干扰因素少。若患者舌体胖大，舌质淡，则为阳虚之征。陈老运用潜阳封髓丹治疗口疮、舌痛、不寐、头痛、荨麻疹、痤疮、咳嗽、便秘、蛇串疮、汗证等10余种疾病，疗效显著。佘滟，陈学忠. 陈学忠潜阳封髓丹应用经验 [J]. 四川中医，2017，35（10）:171-173.

【临床应用】

案1：牙龈出血（吴佩衡医案）

王某，男，32岁。龈缝出血已久，牙床破烂，龈肉萎缩，齿摇松动，且痛而痒，屡服滋阴降火之品罔效。脉息沉弱无力，舌淡苔白滑，不思水饮。此系脾肾气虚，无力统摄血液以归其经。齿为骨之余属肾，肾气虚则齿枯而动摇。脾主肌肉，开窍于口，脾气虚而不能生养肌肉，则龈肉破烂而萎缩。气者，阳也；血者，阴也。阳气虚则阴不能潜藏而上浮，阴血失守而妄行于血脉之外。法当扶阳以镇阴，固气以摄血，俾阴阳调和则血自归经而不外溢矣。拟方潜阳封髓丹加黑姜、肉桂治之：附子60g，西砂仁20g（研），炮黑姜26g，上肉桂10g（研末，泡水兑入），焦黄柏6g，炙甘草10g，龟甲13g（酥，打碎）。服1剂稍效，3剂血全止，4剂后痛痒若失。连服10剂，牙肉已长丰满，诸症全瘳。

原按 附子、肉桂温补下焦命门真火，扶少火而生气，砂仁纳气归肾，龟甲、黄柏敛阴以潜阳，黑姜、炙甘草温中益脾，伏火互根，并能引血归经，故此方能治之而愈。余遇此等病症，屡治屡效，如见脉数饮冷，阴虚有热者，又须禁服也。

吴佩衡.吴佩衡医案[M].昆明：云南人民出版社，1979：88.

案2：阴火牙痛（吴佩衡医案）

孙某，男，38岁。受寒感冒，服辛凉解表银翘散1剂，旋即牙痛发作，痛引头额，夜不安寐，其势难忍。牙龈肿痛，齿根松动，不能咬合，以致水米不进，时时呻吟。舌尖红，苔薄白而润，脉虚数无力。辨为表寒误服辛凉，寒邪凝滞经络，里阳受损，虚火上浮。治宜宣散经络凝寒，引火归元，纳阳归肾，方用潜阳封髓丹加味：附子45g，炙龟甲、肉桂（研末，泡水兑入）、砂仁各9g，细辛5g，黄柏、白芷各9g，露蜂房6g，生姜12g，甘草9g。煎服1次，牙痛减轻，夜能安寐，再服则疼痛渐止。2剂服毕，牙龈肿痛痊愈。

原按 此属阴火上浮所致牙痛，极易误为实火。论其牙龈肿痛，舌尖赤红，似属外感火热。然从病史看，受寒感冒，服辛凉之剂旋即牙痛，显然不符。舌尖虽红，但苔薄白而润，脉虚数无力。综合判断，属于"里阳受损，虚火上浮"，说到底是阴火。潜阳封髓丹正为此类证候而设，故而效如桴鼓。全方基本未用止痛药，完全从阳虚着眼用药。张存悌，王福强.火神派名医验方辑要[M].沈阳：辽宁科学技术出版社，2014：23.

案3：不寐（吴佩衡医案）

郑某，女，45岁。顽固性失眠3年余，长期靠大量安眠药入睡，近段加大用量也难以入睡，服用安眠药，第2天头昏脑胀，影响生活。自述3年前产后操劳过度，身体很差，一天至晚头脑昏沉而难以入睡，逐渐不服药就难以入眠。现症见：畏寒肢冷，白天头昏无精打采，晚上则头脑清晰难以入眠，舌淡苔湿润，脉沉细无力。证属心肾阳虚，虚阳外越，治宜潜阳安神，方用潜阳丹合封髓丹加干姜：制附子30g（先煎2小时），龟甲、砂仁各10g，炙甘草30g，黄柏10g，干姜 30g。3 剂，水煎服，每天 1 剂。服药后，效果明显，安眠药可减量，又服原方 2 剂，安眠药可减半量，再服 3 剂后，不用安眠药可入睡 6 小时左右，且白天自觉精力增加，但畏寒肢末冷减轻，上方附子量逐渐加至 60g，共服 100 余剂，停药也能入睡。

原按 白天为阳，夜晚属阴。夜晚阳入于阴，阴盛而静，故而入睡。白天阳动则人应该有精神，无精打采则显然是阳气不升；夜晚阳入于阴而静则眠，今阳不入阴，虚阳外越而无法入睡。这是失眠顽固难疗的根本。抓住阳虚这一环节，扶阳潜镇，阴阳交会，顽固性失眠得以调整，近年应用这种思路与方法，大大地提高了失眠的治疗效果。张存悌，王福强. 火神派名医验方辑要 [M]. 沈阳：辽宁科学技术出版社，2014:23-24.

案 4：慢性喉痹（陈学忠医案）

郑某某，女，66 岁。初诊 2015 年 4 月 27 日，主诉咽痒、咳嗽 1 年。现病史为 1 年因受凉后出现咽痒、咳嗽，咽痒即咳，自觉喉部有憋气感，不伴有咽干咽痛。曾于多处诊治疗效欠佳。既往有"失眠"史 20 余年，半夜易醒，久治无效。刻诊：神清，精神可，面色少华，咽痒、咳嗽，咽痒即咳，喉中有憋气感，夜间眠差，咽部暗红，咽壁色暗红有滤泡。长期大便稀溏，多则 4～5 次 / 日，少则 2～3 次 / 日；舌体略胖大，舌质淡、暗红，苔白，脉迟细弱。中医辨证论治诊断为慢性喉痹。辨证属阳虚血瘀，治以温阳活血利咽，予慢咽汤加味：桂枝 15g、细辛 10g、五味子 15g、青果 20g、当归 12g、干姜 15g、桔梗 12g、炙麻绒 12g、炙甘草 12g。煎服方法：上方 4 剂，每剂加水 1000ml，水煎取汁共 600ml，分 3 次饭后温服，每日 1 剂。

二诊：2015 年 5 月 5 日。病员诉服用上方后咳嗽，咽部异物感，失眠症状未改善，夜半 2、3 点钟时易醒，伴干呕、嗳气、潮热、无汗。原方思路明确，考虑阳虚较重，虚阳上浮，虚火灼伤咽喉所致，病重药轻。辨证：阳虚血瘀，虚阳上浮。治法：温肾潜阳，活血利咽。方药：潜阳封髓丹。肉桂 10g、干姜 15g、五味子 12g、砂仁（后下）15g、龟甲 30g、炙甘草 12g、炒黄柏 20g、附子（先煎）30g、龙骨 30g、首乌藤 30g。煎服方法：上方 2 剂，每剂加水 1000ml，水煎取汁共 600ml，分 3 次饭后温服，每日 1 剂。

三诊：2015 年 5 月 9 日。病员诉服药 2 剂后咳嗽已大为减轻，失眠好转，再次提供其原来 30 年前曾患"肺结核"，虽经治愈后仍时常出现咽痒、咳嗽症状，咳嗽多无痰干咳，舌体略胖大，舌质淡，苔薄白，脉迟弱。原用慢咽汤效差，后改潜阳封髓丹效良，为久病体虚，治以补肾潜阳治其本故取得神效。效不更方，继续上方加当归10g巩固疗效以善后。肉桂10g，干姜15g，五味子12g，砂仁（后下）15g，龟甲30g，炙甘草12g，炒黄柏20g，附子（先煎）30g，龙骨30g，首乌藤30g，当归10g。煎服方法上方3剂，每剂加水1000ml，水煎取汁共600ml，分3次饭后温服，每日1剂。

原按 本病西医诊断为"慢性咽炎"，是咽部黏膜、黏膜下层及淋巴组织的慢性炎症，治疗多用含化、药物漱口及对症治疗为主，病程长，反复发作。中医诊断为"慢性喉痹"。四川名医陆干甫老先生认为："咽喉为三阴交汇之处，其位应肺，盖阴津之敷布赖阳气之升发，而脾胃乃气血化生之源，若脾胃虚寒至中气下陷，而使肝肾阳火离位而致一阴一阳结谓之喉痹……喉痹的病因病机是阳气未能升发温阳，导致气化障碍，它既不是气虚，又不是阴虚，而是阳不化阴。"咽喉为肺胃之门户，阳虚于下，虚阳之火上浮故发咽痒、咳嗽；宗气被遏，故喉部憋气感；舌体略胖大，舌质淡、暗红，苔白，脉迟细弱也提示阳虚血瘀征象。本病病位在咽喉，故以"慢咽汤"治疗以达温阳活血、理肺利咽之功。而在临床中使用"慢咽汤"而不显效，病员症见咽部异物感而咳嗽，失眠夜半甚，此为阳虚较重、虚阳上浮，非温肾潜阳之法能治，故以潜阳封髓之法而效。

方中附子大辛大热，通行十二经脉，散寒除湿；干姜辛温，温中散寒；砂仁纳五脏之气归于肾中；炙龟甲咸寒养阴，软坚散结，摄外散浮游之火；黄柏苦寒，直泻肾中相火，并能燥热除湿、滋补肾阴；当归能活血养血，使补而不滞；五味子、首乌藤安神以助眠；龙骨重镇潜阳；炙甘草益气补中，调和诸药。诸药合用，共奏纳气归肾、潜阳封髓、理肺利咽之功。罗兴民.陈学忠临床医案［M］.成都：四川科学技术出版社，2017：50-52.

案5：阳强（陈学忠医案）

谢某，男，30岁。初诊：2013年9月22日。主诉：阴茎异常勃起15年。现病史：患者从小手淫，初时有阴茎异常勃起，不以为意，继而梦遗滑精，由一周2次变为一周5次。每次遗精后即感精神亢奋，口干喜饮，晚上时有梦交，严重睡眠不足。夜卧、自卧、沉思、视物均出现阴茎勃起，难以平复，求助于中医，大多以湿热、阴虚等治疗，予以知母、玄参、黄柏之类甘寒药物治疗，收效甚微。后又转为西医治疗，服非那雄安等药物无效。刻诊：颜面潮红发热，精神亢奋，舌体胖大有齿痕，舌质淡暗，脉虚数。中医诊断：阳强。辨证：肾阳不足，虚火外浮。治法：温肾潜阳。方药：潜阳封髓丹加味。附子（先煎）60g，干姜30g，砂仁（后下）20g，炙龟甲30g，炒黄柏15g，当归15g，炙甘草12g。煎服方法：上方2剂，每剂加水 1000ml，水煎取汁共 600ml，分 3 次空腹温服，每日 1 剂。

二诊：2013 年 9 月 24 日。患者自诉服药后症状有所缓解，唯小腹胀，继续在原方基础上加减治疗。附子先煎 60g，干姜 30g，砂仁后下 20g，炙龟甲 30g，炒黄柏 15g，当归 15g，吴茱萸 3g，天台乌药 10g，炙甘草 10g。煎服方法：上方 3 剂，每剂加水 1000ml，水煎取汁共 600ml，分 3 次空腹温服，每日 1 剂。病证好转 80%。

原按 此为青年男性，起病隐匿，病程长。西医诊断为"阴茎异常勃起"，治疗多采用激素类药物，往往效果不佳。经云："君火以明，相火以位。少火生气，壮火食气。"本例患者因相火不藏，虚火浮游于上，故面赤发热；相火太旺，不能敛藏，故阳强易举；阳盛则阴亏，故口干喜饮；肾中阳气扰动，固摄无权，相火妄动，精液不能自藏，故梦遗滑精。故本病病位在肾，病机为肾阳不足，虚火外浮，治以温肾潜阳，方选潜阳封髓丹。

方中附子大辛大热，通行十二经脉，散寒除湿；干姜辛温，温中散寒；砂仁纳五脏之气归于肾中；炙龟甲咸寒养阴，软坚散结，摄外散浮游之火；黄柏苦寒，直泻肾中相火，并能燥热除湿、滋补肾阴；当归甘寒质润，能活血养血润燥，使补而不滞；炙甘草益气补中、调和诸药。诸药合用，共奏纳气归肾、潜阳封髓、清泻相火之功。

临证备要：潜阳封髓丹出自郑钦安《医理真传》："天一生水，在人身为肾，一点真阳，含于二阴之中，居于至阴之地，乃人立命之根，真种子也。"此"一点真阳"之命门火须潜于水中，肾水方得温，肾之气化功能方能正常进行，肾之阳气为人体五脏阳气之本，水温—木升—君火主位等一系列脏腑功能方能正常运行。前者"潜阳丹"由砂仁、附子、龟甲、炙甘草组成，有纳气归肾的作用。郑钦安是这样解释的："夫西砂辛温，能宣中宫一切阴邪，又能纳气归肾。附子辛热，能补坎中真阳，真阳为君火之种，补真火即是壮君火也。况龟甲一物，坚硬，得水之精气而生，有通阴助阳之力，世人以利水滋阴目之，悖其功也。佐以甘草补中，有伏火互根之妙，故曰潜阳。""封髓丹"也有纳气归肾的功效，又能补益三焦。郑钦安写道："夫黄柏味苦入心，禀天冬寒水之气而入肾，色黄而入脾，脾也者，调和水火之枢也，独此一味，三才之义已具。况西砂辛温，能纳五脏之气而归肾，甘草调和上下，又能伏火，真火伏藏，则人身之根蒂永固，故曰封髓。其中更有至妙者，黄柏之苦，合甘草之甘，苦甘能化阴。西砂之辛，合甘草之甘，辛甘能化阳。阴阳合化，交会中宫，则水火既济，而三才之道，其在斯矣。"罗兴民．陈学忠临床医案［M］．成都：四川科学技术出版社，2017：174-176.

案 6：阴痒（陈学忠医案）

杨某某，女，43 岁。初诊：2013 年 9 月 19 日。主诉：反复阴道瘙痒 2 年，加重 2 个月。现病史：患者求诊前 2 年反复阴道瘙痒，伴有白带清稀量多，无阴部溃烂。经中西医治疗（西医抗感染，中医多以清利湿热论治）症状可缓解，但病情反复发作。求诊前 2 个月患者阴道瘙痒症状加重，伴白带增多，质地清稀，无明显异味。白带常规检查未发现致病菌，予以阴道局部用药，效果甚微。刻诊：阴道瘙痒，带下清稀量多，面色苍白无华，双眼无神，食纳可，二便正常；舌体胖大，舌质淡暗，苔薄白，脉沉。中医辨证论治诊断：阴痒。辨证：肾阳不足，虚火外浮。治法：温肾潜阳。方药：潜阳封髓丹加味。附子（先煎）30g，干姜 30g，肉桂 10g，炒黄柏 10g，砂仁（后下）20g，炙龟甲 30g，当归 15g，白芷 15g，炙甘草 12g。煎服方法：上方 3 剂，每剂加水 1000ml，水煎取汁共 600ml，分 3 次空腹温服，每日 1 剂。

二诊：2013 年 9 月 23 日。患者自诉服药后症状有所缓解，分泌物已减少，瘙痒大大减轻，仍有轻微瘙痒，继续在原方上加减治疗。附子（先煎）30g，干姜 30g，肉桂 10g，炒黄柏 10g，炙龟甲 30g，当归 15g，白芷 15g，蛇床子 15g，炙甘草 12g。煎服方法：上方 3 剂，每剂加水 1000ml，水煎取汁共 600ml，分 3 次空腹温服，每日 1 剂。后追访，基本痊愈，未再犯。

原按　本病西医诊断为"阴道炎"。治疗予消炎、止痒为主。中医诊断为"阴痒"。病员病情日久，肾阳受损，虚阳外浮，发于阴部，则见阴痒；阳虚痰聚，湿性趋下，故见带下清稀量多；阳虚化气无力，故见神疲；舌体胖大、舌质淡暗、苔薄白、脉沉提示阳气虚弱。本病病机为肾阳不足、虚火外浮，治以温肾潜阳，方选潜阳封髓丹。

方中附子大辛大热，通行十二经脉，散寒除湿；干姜辛温，温中散寒；肉桂辛温，大温命门之火，引火归元；炒黄柏咸寒大滋肾阴，泻肾中相火以保真阴；砂仁纳五脏之气归于肾中；炙龟甲咸寒软坚散结，摄外散浮游之火；当归甘寒质润，活血养血而润燥；白芷辛温入阳明，能燥湿止带；炙甘草益气补中，调和诸药；加入蛇床子温肾止痒。罗兴民．陈学忠临床医案［M］．成都：四川科学技术出版社，2017：176–178．

案 7：口疮（陈学忠医案）

向某，男，37 岁。初诊：2014 年 7 月 3 日。主诉：反复口腔溃疡 5 余年，加重1周。现病史：5年前，患者无明显诱因出现口腔溃疡，伴有畏寒、厚衣裹身，饮冷及胃痛，大便稀溏，夜尿多，长期服用西药（具体不详），反复发作，劳累后加重，自感痛苦不堪。求诊前1周，患者再次出现口腔溃疡，服用西药无效，后求助于中医。刻诊：患者精神倦怠，面色晦暗，劳累后反复口腔溃疡，溃疡色白、疼痛，影响食欲，畏寒明显，着厚衣，饮冷则胃痛，大便稀溏，夜尿多，舌体略胖，舌质淡，脉细弱。院外长期服用清热解毒药物后症状无缓解。中医诊断：口疮。辨证：虚阳上浮。治法：温肾潜阳。方药：潜阳封髓丹加减。制附子（先煎）30g，干姜20g，砂仁（后下）15g，炒黄柏15g，肉桂10g，白芷12g，炙龟甲（先煎）30g，炙甘草12g。煎服方法：上方2剂，每剂加水1000ml，水煎取汁共600ml，分3次空腹温服，每日1剂。

二诊：2014年7月7日。服药后患者自觉溃疡疼痛减轻，溃疡发作频次减少，畏寒减轻，夜尿次数减少，咽喉部症状明显缓解，但觉手脚心发热，舌体胖，舌质淡，脉弱。上方去白芷，继续服。制附子（先煎）30g，干姜20g，砂仁（后下）15g，炒黄柏15g，肉桂10g，炙龟甲（先煎）30g，炙甘草12g。煎服方法：上方2剂，每剂加水1000ml，水煎取汁共600ml，分3次空腹温服，每日1剂。

三诊：2014年7月14日。服用6剂后，患者口腔溃疡痊愈，畏寒明显改善，着衣减少，自觉有汗出，手脚心发热已经消除。

原按　本病西医诊断为"复发性口腔溃疡"。治疗予补充维生素等，临床疗效不确切。中医诊断为"口疮"。患者每于劳累后发作，见畏寒，夜尿多，为肾阳不足，不得温煦，肾之气化功能失调，君火不得制约所致，辨证为肾阳亏虚。舌体胖，舌质淡，脉弱均为肾阳亏虚之证。治以潜阳封髓丹温肾潜阳。

方中附子大辛大热，通行十二经脉，散寒除湿；干姜辛温，温中散寒；肉桂辛温，大温命门之火，引火归元；炒黄柏咸寒大滋肾阴，泻肾中相火以保真阴；砂仁纳五脏之气归于肾中；炙龟甲咸寒软坚散结，摄外散浮游之火；白芷辛香止痛；炙甘草益气补中，调和诸药。罗兴民．陈学忠临床医案［M］．成都：四川科学技术出版社，2017：179–180.

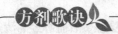

方剂歌诀

潜阳封髓用黄柏，砂仁龟甲附子甘。

温肾潜阳又纳气，虚阳上越之病好。

秦艽丸 20

【来源】

秦艽丸，源于北宋·王怀隐《太平圣惠方·卷六十五》。

【组成】

秦艽（去苗）二两　黄芪（锉）二两　漏芦一两半　乌蛇（酒浸，去皮骨，炙令微黄）四两　防风（去芦头）一两半　黄连（去须）一两半　苦参（锉）二两　川大黄（锉碎，微炒）二两

【用法】

上件药，捣罗为末，炼蜜和捣三二百杵，丸如梧桐子大。每于食后，以温酒上三十丸。

【功效】

祛风清热，清血解毒，燥湿化瘀。

【主治】

治遍身生疥，干痒，搔之皮起。

【方解】

秦艽丸方中秦艽为君，性苦平微寒，具有祛风除湿、活血舒经、清热的功效；乌蛇味甘，性平，可祛风湿、通经络；防风味辛甘性温，可解表祛风、胜湿止痉；苦参、黄连、漏芦、大黄皆苦寒之品，苦参有清热燥湿、杀虫利尿之功，用于湿疹、皮肤瘙痒、疥癣麻风；黄连清热燥湿、泻火解毒；漏芦可清热解毒、消痈；大黄则泄热毒、破积滞、行瘀血；黄芪益卫固表。诸药配合，寒温并调，攻补兼施，可使风去、湿除、热清、毒解、瘀散。

【名医经验】

北京著名皮外科泰斗赵炳南常用秦艽丸加减治疗慢性湿疹、神经性皮炎、皮肤瘙痒症、寻常性痤疮等慢性皮肤疾患。临床运用时，赵老在病机上抓住湿热久郁，蕴毒入于血分，症状上抓住皮肤粗糙变厚、舌质红、脉象弦滑等。赵老非常重视秦艽的应用，认为该药除具有除湿热、退虚热、止痒消疹的功能外，还有散结除邪、调和气血、扶正祛邪之作用，因此治疗诸多皮肤病时经常使用。赵老晚年将秦艽丸减去苦参、黄芪、大黄、防风，加入白花蛇舌草，组成"秦艽五味方"（秦艽、乌蛇、川连、漏芦、白花蛇舌草），治疗红斑狼疮常获良效。秦艽五味方治疗红斑狼疮时需扶正祛邪兼顾，如可酌情加入枸杞、楮实子、山茱萸等以滋肾阴，人参、黄芪、生苡仁、白术、茯苓等以助脾阳。此外，赵老常将秦艽五味方与四藤（天仙藤、首乌藤、鸡血藤、钩藤）配伍，用于治疗阴阳失调所致的皮肤病，以共同发挥散风清热、除湿解毒、调和阴阳的作用。徐宜厚. 结缔组织病中医治疗学

[M]. 北京：中国医药科技出版社，2000：331-333.

第三、五批全国老中医药专家学术经验继承工作指导老师高益民教授在治疗皮肤病的临床实践中继承并发挥了赵老的临床经验，认为秦艽丸有祛风清热、解毒燥湿化瘀之功，适合以"风""湿""热""毒"为主要病因的各类皮肤病的治疗，尤其对于反复发作、迁延不愈，皮肤瘙痒明显，皮损肥厚粗糙的皮肤病有良效。高教授常以秦艽丸为基础方加减，治疗静止期银屑病、系统性红斑狼疮缓解期，以及反复发作的神经性皮炎、荨麻疹、慢性湿疹、皮肤瘙痒症等疾病。若瘙痒明显，常酌加白鲜皮、地肤子、蛇床子以祛湿止痒；皮疹色红或红斑明显者，加凌霄花、牡丹皮、赤芍、槐花以入血分而清热凉血；热毒重者，加黄芩、金银花、连翘以清解热毒；湿盛者，加白术、茯苓、泽泻、车前子或车前草以健脾祛湿。王文娟，张素勤，宋素艳，等.高益民教授临床应用秦艽丸经验[J].中医药导报，2015，21（20）：

15-17.

【临床应用】

案 1：顽固性泛发性湿疹（赵炳南医案）

张某，男，47 岁。初诊日期 1971 年 3 月 23 日。主诉：全身泛发暗红色丘疹，剧痒 6 年。现病史：6 年前开始全身泛发暗红色丘疹，瘙痒明显，有时有渗出液，经常反复发作，缠绵不愈。1969 年底至 1970 年初发作较为严重，曾在某医院住院治疗，使用激素类药物 40 多天，仍未能控制。出院后，皮疹仍未消退，曾采

用多种疗法不效，瘙痒严重，昼夜不能安静，全身痛疲乏力，纳食不香，遂来我院门诊。检查：全身泛发暗红色丘疹，除面部外，全身皮肤粗糙，角化皮肤纹理增粗，肥厚，有色素沉着，呈深褐色，散在明显的抓痕血痂。脉象弦滑，苔白腻，舌质红。西医诊断为慢性泛发性湿疹。中医辨证为湿毒内蕴，发于肌肤。治以除湿润肤、解毒止痒。方药：全虫 9g，白鲜皮 45g，地肤子 30g，川槿皮 9g，干生地 30g，威灵仙 15g，槐花 30g，苍耳子 9g，苦参 15g，陈皮 6g。外用龙胆草 90g，豨莶草 30g，川椒 9g，水煎外洗。4 月 3 日，用药 3 剂后痒稍有缓解，其余未见好转，改用清热除湿法，龙胆泻肝汤加减：龙胆草 15g，川大黄 12g，黄柏 12g，黄芩 12g，川槿皮 30g，生白术 15g，赤苓皮 15g，白鲜皮 60g，干生地 30g，生槐花 30g，苍耳子 9g。外用大枫子油二瓶，如意金黄散四袋，外扑。

5 月 5 日，前药服十余剂，变化不大，改用秦艽丸方加减：乌蛇 9g，秦艽 15g，防风 9g，黄芪 15g，苦参 15g，漏芦 9g，黄连 9g，白鲜皮 30g，威灵仙 30g。连续服用二十余剂，明显好转，皮损面变薄软化，瘙痒基本消失。以后改用秦艽丸服半月余，6 月中旬复诊时，全身皮肤已恢复正常，痒止，近期临床治愈。

原按 本案为顽固性慢性泛发性湿疹，曾三次改变治疗方案，最后用秦艽丸方加减而治愈。示人药不中病者，辨证不准，药不对证，应反复、认真查舌验脉，找出病之本质，才能有的放矢，取得良效。本病因风湿蕴毒入于血分，浸淫日久，正气渐衰，所以用除湿润肤、解毒止痒，虽症状稍有缓解，但仍未中病。后据皮肤粗糙变厚，且有明显抓痕血痂，舌质红，脉象弦滑等，证属湿热久郁，蕴毒入于血分，改用散风止痒、清血解毒的秦艽丸方加减，收到较好效果。秦艽丸对慢性皮肤疾患确有卓效，笔者习赵氏之方屡建奇功。韩世荣，闫小宁. 古今中医名家皮肤病医案荟萃［M］. 西安：陕西科学技术出版社，2017：123-124.

案 2：红斑狼疮（赵炳南医案）

乔某某，女，28 岁。1975 年 5 月初诊。患者从 1972 年以来，面颊时见蝶形红斑，关节酸痛，时轻时重，下肢反复浮肿，腰酸，尿少。院外诊断：狼疮性肾炎。检查：面色苍白少华，头晕，肢酸乏力，食欲不振，下肢浮肿，压之陷指，尿少。尿蛋白（+++），红细胞 20 ~ 25 个/HP；血沉 70mm/h；胆固醇 490mg%；二氧化碳结合力 34.4vol%；血中非蛋白氮 59mg%；血压 200/150mmHg。辨证：热耗肾阴，真阴亏损，精不化血，故面色苍白，头晕肢软；病久阴损及阳，脾乏元阳蒸腾，运化失权，症见食少或乏味；肾阳匮乏，不能助膀胱化气，使之水液代谢失调，水溢于肤则乳肿、尿少；肾气虚怯，开合失权，精溢于外，故尿中可见大量蛋白。法宜滋阴补肾、活血解毒。处方：白人参6g，茯苓12g，枸杞子12g，生黄芪30g，山茱萸10g，乌梢蛇10g，黄柏10g，炒白芍15g，丹参10g，白术12g，菟丝子15g，秦艽10g。同时，每日内服泼尼松52mg。上方服10剂后，头晕、肢软稍效，尿量略有增加，浮肿消退不快，按前法加减：红人参10g，茯苓12g，生薏苡仁30g，生黄芪30g，车前子（包）15g，秦艽15g，乌梢蛇6g，漏芦10g，黄连6g，楮实子6g，枸杞子10g，泽泻30g。上方服10剂，水肿大消，食量增加，尿蛋白（+.）、红细胞0～1/HP；胆固醇225mg%；血沉20mm/h，肾功能正常，病情稳定，泼尼松减至每日5mg维持量。嘱其继续内服滋肾扶脾之方以善其后。

原按 狼疮性肾炎是红斑狼疮最多见的一种类型，并对预后的判断具有十分重要的意义。赵老对此证的诊治，常用扶正祛邪法。扶正是指扶肾与脾，驱邪是指驱毒与水。前者用甘寒之品，如枸杞子、楮实子、山茱萸之类以滋肾阴；甘温之味，如人参、黄芪、生薏仁、白术、茯苓等以助脾阳，冀在正旺则邪不可干，后者既用黄柏、黄连、秦艽等解毒清火，又用乌梢蛇、丹参等解毒通络。由于扶正之中辅以驱邪，故常收到邪去而正安的良好效果。

红斑狼疮可分为局限性盘状红斑狼疮和系统性红斑狼疮两型，前者以皮肤损害为主，通常毁坏面容；后者除皮肤病变外，尚可同时出现肾、心等脏腑损伤，甚则危及生命。赵老从上实下虚、上热下寒、水火不济、阴阳失调的复杂病象中，善于剖析阴阳消长、邪正增减、寒热变迁等种种关系，选用《证治准绳》之秦艽丸（按：与《太平圣惠方》秦艽丸基本相同）为基本方化裁，治疗红斑狼疮，常获良效，兹简介如下。

秦艽丸组成：黄芪30g，秦艽15g，黄连6g，乌梢蛇6g，漏芦10g。赵老认为：方中用药虽然只有5种，然其功用有三：①重用黄芪补虚益损，正气足则邪不可干；②黄连、漏芦泻火解毒，一用苦寒，治在心经实火；一用咸寒，治在胃腑积热，颇合"诸痛痒疮，皆属于心"之旨；③秦艽丸化湿通络，治在表，乌梢蛇透骨搜风，治在里，同为经络痹阻而设。综观本方，实乃扶正祛邪之剂。

在临证中，赵老既强调整体观念，又十分重视某药专长的发挥，根据红斑狼疮病情变化，以秦艽丸为基本方，其用药经验如下：壮热不退者加玳瑁、沙参、鲜芦根、干地黄、水牛角、生地炭（取其凉血、解血分之热毒）；低热缠绵、数月不退者加南北沙参、地骨皮、石斛、玄参、青蒿，以清解肌肤乃至骨之虚热；肩、肘、腕、膝、踝关节痛者加桂枝、松节、伸筋草、海桐皮、草薢；周身肌肉酸痛者加鸡血藤、延胡索、没药、乳香；腰痛拒按者加云南白药、路路通、天仙藤、丹参、茜草、鬼箭羽、猪苓草；腰痛喜按者加炒杜仲、胡核桃、川续断、徐长卿、五加皮；腰软乏力、难以支撑者加白人参、红人参、石斛、南北沙参、玉竹、当归、参茸卫生丸；麻木者加刘寄奴、徐长卿、桑寄生、丝瓜络、伸筋草；颜面蝶形红斑者加玫瑰花、凌霄花、鸡冠花、红花、金莲花（药味取花，花性轻扬，凡红斑在面部、病在血分者皆宜）；指（趾）端苍白、青紫、冰冷者加玄参、石斛、鸡血藤等甘寒通络之品；心悸、胸闷不舒、发时则不能自主、甚则心痛阵作者加龙眼肉、石斛、紫石英、石莲子、薄荷梗、老苏梗、蛇胆陈皮末、合欢花、全栝楼、薤白；两胁疼痛、食欲减退、或者食后腹胀不适者加沉香末、广木香、橘红、大腹皮、厚朴、陈皮、枳壳、白术、苡仁、伏龙肝；全身浮肿、小便量少、腰空痛者加白人参、红人参、抽葫芦、防己、泽泻、楮实子、山茱萸、车前子、生薏苡仁、仙人头、丹参、枸杞子、女贞子益气扶阳、利水消肿；尿检红细胞增多者加银花炭、生地炭、白茅根、金钱草以凉血、止血、解毒；尿检蛋白为（++ ~ +++）者加海金沙、萹蓄、瞿麦、木通、水葱、赤小豆、石韦、韭子、山茱萸、楮实子、菟丝子以通利、温肾秘精。徐宜厚. 结缔组织病中医治疗学［M］. 北京：中国医药科技出版社，2000：331-333.

案3：银屑病（高益民医案）

患者，男，61岁。2013年12月3日初诊。全身泛发性银屑病史已有20余年，春秋加重、冬夏减轻。曾服甲氨喋呤后皮损恢复正常，停药后又反复。查双臂肘部、腰部皮损呈大面积团块状增厚，上覆银白色细碎鳞屑，微痒。现食纳好，眠好，大便正常，无口渴。舌质暗红，苔白腻。脉沉弦。西医诊断：银屑病，中医辨证：湿毒凝聚。方用秦艽丸加减：秦艽10g，漏芦15g，黄芩10g，黄连10g，连翘10g，白鲜皮30g，蛇床子10g，生黄芪30g，三棱10g，莪术10g，凌霄花10g，红花10g，生甘草5g，水煎服。在上方基础上前后共加减用药4周，期间曾去连翘，加炒栀子10g、苦参10g、防风10g。药后患者瘙痒消失，皮损明显变薄，基底已出现正常皮肤，皮肤弹性恢复，属临床显效。遂将上方超微粉碎，每日10g冲服，继续巩固疗效。

原按 银屑病是一种常见的慢性复发性炎症性皮肤病。主要临床特点是皮肤出现散在针头或粟粒大的红丘疹，以后逐渐扩大或融合成斑片，色鲜红，高出皮肤，基底浸润明显，边缘清楚，周围有炎性红晕，皮损表面覆盖着多层干燥灰白或银白色鳞屑，轻轻刮除表面鳞屑，可见许多小出血点。高老将该病临床表现概括为：桃红色基底，上覆细碎鳞屑，刮之有出血点。他认为本病例目前处于静止期，但皮肤瘙痒，基底色红，皮损呈斑块状，鳞屑较厚，风、湿、热、瘀等症状仍明显，故以秦艽丸为基础加减，酌加黄芩、连翘以加强清热燥湿解毒之功，白鲜皮、蛇床子清热利湿止痒，凌霄花、红花、三棱、莪术清热凉血、活血化瘀以消散皮损斑块，甘草调和诸药。王文娟，张素勤，宋素艳，等．高益民教授临床应用秦艽丸经验［J］．中医药导报，2015，21（20）：15-17．

案4：神经性皮炎（高益民医案）

患者，男，65岁。2004年2月10日初诊。患颈后部神经性皮炎10余年，经常发作，与饮食、情绪、气候均有关，发作无规律，瘙痒明显。2周前无明显原因出现颈部皮肤瘙痒。查颈部皮肤粗糙，苔藓样增厚，基底部发红，有少量脱屑和抓痕。食纳可，眠可，二便调。舌质偏红，苔薄白。脉弦滑。西医诊断：神经性皮炎。中医辨证：风湿毒聚，血燥凝滞。以秦艽丸加减，处方：秦艽10g，防风10g，漏芦10g，黄连10g，苦参10g，白鲜皮30g，地肤子10g，赤芍10g，牡丹皮10g，鸡血藤30g，当归10g，生甘草6g。守上方前后服药50余天，药后瘙痒止，颈部皮损红斑消退，无脱屑，属临床显效。

原按 神经性皮炎是以阵发性皮肤瘙痒和皮肤苔藓化为特征的慢性皮肤病。好发于颈部、四肢、腰骶部，以对称性皮肤粗糙肥厚、剧烈瘙痒为主要表现。高老认为本病例乃脾经湿热，肺经风毒，风湿热邪蕴毒入于血分，浸淫日久，血燥生风所致。处方以秦艽丸加减以祛风利湿、清热解毒，加白鲜皮、地肤子以引药达皮，并加强清热利湿止痒之功，牡丹皮、赤芍入血分而清热凉血活血，鸡血藤、当归养血活血润燥以善后，甘草既清热解毒又调和诸药。王文娟，张素勤，宋素艳，等．高益民教授临床应用秦艽丸经验［J］．中医药导报，2015，21（20）：15-17．

案5：系统性红斑狼疮（高益民医案）

患者，女，26岁。2013年5月12日初诊。自述今年2月产后新装修店面，开业不久即反复发热，面部出现红斑，4月经检查确诊为系统性红斑狼疮而入院予以激素治疗。现刚出院，目前口服激素，闭经2个多月，自觉疲倦无力，易出汗，畏寒，眼睑肿胀，小便有泡沫，口干，头晕，耳鸣，手抖，舌麻，小腿出现紫癜。检查尿蛋白（＋）、尿潜血（＋＋），血沉42mm/h，血红蛋白100g/L，血压不稳。西医诊断：系统性红斑狼疮；中医辨证：气血两虚、血热蕴毒。方用秦艽丸加减，处方：秦艽10g，防风10g，黄连5g，炒栀子10g，黄芪30g，白术10g，当归10g，川芎10g，生地黄10g，麦冬10g，枸杞子10g，丹参10g，牡丹皮10g，赤芍 10g，凌霄花 10g。在上方基础上以益气养血、清热凉血、活血解毒为法，先后加减用药 3 个月诸症好转，月经正常来潮，尿潜血（－）。用药 8 个月后，激素平稳减量，血沉降至26mm/h，抗DNA抗体转阴，抗核抗体浓度减低，尿蛋白（－），无其他明显不适，属临床显效。

原按 系统性红斑狼疮是一种可累及全身多脏器的自身免疫性结缔组织病，以发热、面部蝶形红斑、关节痛及水肿、血中或骨髓中查到红斑狼疮细胞为主要临床特征。该病多因先天禀赋不足，热毒入血，瘀阻脉络，内伤及脏腑，外阻于肌肤而成。高老认为系统性红斑狼疮要分期治疗，发作期以血分蕴毒、血脉瘀滞为主，治应清热凉血、活血解毒，缓解期以正虚而余毒未尽为主，治应益气养血兼凉血解毒。系统性红斑狼疮患者前期多采用西药治疗，就诊时高老常根据患者血沉情况来判断病情分期，若血沉偏高为仍处于发作期，若血沉正常乃属缓解期。对于本例患者，高老兼顾该病及"产后多虚多瘀"的特点，以秦艽丸与玉屏风散、当归补血汤合方加减，同时酌加清热凉血解毒之品，以达益气养血、清热凉血、解毒活血之作用，兼顾标本而促进机体正气恢复，防止病情反复，并能有效减少激素所引发的不良反应。王文娟，张素勤，宋素艳，等. 高益民教授临床应用秦艽丸经验［J］. 中医药导报，2015，21（20）：15–17.

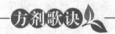

方剂歌诀

秦艽丸治遍身痒，乌蛇防风川大黄，

黄芪漏芦连苦参，清热除痒疗狼疮。

青娥丸 21

【来源】

青娥丸，源于北宋·《太平惠民和剂局方·卷五·续添诸局经验秘方》。

【组成】

胡桃肉（去皮壳）二十个　蒜（熬膏）四两　补骨脂（酒炒）八两　杜仲（姜汁炒）四两

【用法】

上为细末，蒜膏为丸。每下，服三十丸，空心温酒下，妇人淡醋汤下。

【功效】

补骨生髓。

【主治】

治肾气虚弱，风冷乘之，或血气相搏，腰痛如折，起坐艰难，俯仰不利，转侧。因劳役过度，伤于肾经，或处卑湿，地气伤腰，或坠堕伤损，或风寒客搏，或气滞，令腰痛，或腰间似有物重坠，起坐艰辛者，悉能治之。

【方解】

补骨脂气香而辛，补命门，纳肾气，强筋骨，温能祛寒，辛能散结，润能起枯，涩能固脱，而温通肾督之力较大，得杜仲则助其补固。杜仲入肝而补肾，直达下焦气分，《本草汇言》曰："凡下焦之虚，非杜仲不补；下焦之湿，非杜仲不利；足胫之酸，非杜仲不去；腰膝之痛，非杜仲不除。"胡桃仁甘、温，归肾、肺、大肠经，可补肾助阳、强腰膝。

【名医经验】

著名中医药专家岳美中先生认为青娥丸乃益肾强腰、补骨生髓之方，临床应用此方治疗骨质疏松症。辨证须抓住在脏为肾，在经为少阴，症状上应抓住肩、臂、腰、腿痛。岳老遣方用药时，以菟丝子、熟地黄、山萸肉补肾阴，以增其生骨之能力，同时以补肾助阳的鹿角霜助之；再加细辛散湿活血以温经，川续断、牛膝散寒湿、续筋骨以止痛，诸药合用以标本兼顾滋肾填精。中医研究院. 岳美中医案集 [M]. 北京：人民卫生出版社. 1978：414-415.

邱志济主任应用青娥丸治疗本虚标实之强直性脊柱炎时，擅重用杜仲达标本兼治之功，重用党参、黄芪、当归补气生血，从化源资生处着力，血气充足则四肢百骸得养，筋骨得利；对于腰膝僵硬疼痛、功能受限者，加大狗脊剂量；寒湿者，合海桐皮、姜黄；对痰瘀深入经隧骨骱之骨痹痛加生南星。邱主任认为，在大队补虚益损之品中，稍佐攻坚祛邪之品，有利而无弊。屈强. 骨伤病症 [M]. 北京：中国医药科技出版社，2016：201-202.

【临床应用】

案1：急性肾炎（施今墨医案）

某某，男，9岁。脸面浮肿；腰痛不敢辗转，尿量极少，色赤，为急性肾炎症。辨证：风热湿毒侵袭，而致三焦水道不利，脾肾受损，水湿泛溢为肿，小便少而色赤也。治法：清热利湿，益肾健脾。处方：血余炭10g（益元散12g同包），车前草10g，旱莲草10g，炒杜仲10g，赤茯苓10g，赤小豆18g，川萆薢10g，海金沙10g，海浮石10g，炒泽泻6g，瞿麦穗6g，云苓块10g，冬瓜子、冬葵子各12g，川黄柏5g，炙草梢3g，白通草5g，大熟地10g（细辛0.6g同捣），奎白芍12g。

二诊：药后腰痛少止，小便通利而色赤，有血球成分，面目浮肿亦渐消退，拟再进前法。处方：淡猪苓6g，赤茯苓10g，白茯苓10g，川黄柏5g，肥知母6g，怀牛膝6g，小生地10g，奎白芍10g，甘草梢3g，小木通3g，炒泽泻10g，阿胶珠10g，血余炭10g（益元散10g同包），车前草10g，旱莲草10g，炒杜仲6g。

三诊：腰部有时微痛，小便通利，浮肿降消，拟用丸药收功。处方：每日早服青娥丸6g，夜临卧服金匮肾气丸10g，均用白开水送，共服20日。

祝按：本案急性肾炎，施师先以血余炭、益元散、旱莲草、车前草、赤茯苓、赤小豆、川萆薢、海浮石、海金沙、炒泽泻、瞿麦穗、云苓块、冬瓜子、冬葵子、川黄柏、白通草利水消炎；炒杜仲、奎白芍、大熟地、北细辛、炙草梢止腰痛。二诊见病情好转，而用滋阴降火汤及猪苓汤之合剂化裁。功能利水消炎，又加血余炭、车前草、炒杜仲止痛、止血，兼利水道。见效后，终以补肾丸药收功。

原按　急性肾炎，是急性肾小球肾炎之简称，是指多种病因引起急性发病，以血尿、蛋白尿、高血压、水肿及氮质血症为主要表现的肾小球疾病，又名急性肾炎综合征。大多数发生于链球菌感染之后，少数由其他细菌、病毒或寄生虫感染引起。中医对本病已早有认识，《灵枢·论疾诊尺》有"视人之目窠上微痈，如新卧起状。其颈脉动，时咳，按其手足上，窅而不起者，风水肤胀也"。《金匮要略》则有风水之治方药，如云"风水脉浮，身重汗出恶风者，防己黄芪汤主之，腹痛者加芍药"和"风水，恶风，一身悉肿，不渴，续自汗出，无大热，越婢汤主之"。故后世悉将本方列入水肿病范畴。一般认为急性肾炎多属中医水肿病"阳水"之风水泛滥，或水湿浸渍，或湿热壅盛三种情况所致。本案据病情即属风热湿毒所致，脾肾受损，水湿泛滥为病。施师先以益元散合二草丹、茎子茯苓散加萆薢、冬瓜子、海金沙、瞿麦、通草、赤小豆以利水消肿。用白芍、杜仲、熟地配细辛、炙甘草以益肾护阴止痛。继用猪苓汤、二草丹、滋阴降火汤等化裁，以猪苓、赤苓、白苓、泽泻、二草丹、益元散、木通利水消肿。用黄柏、知母、生地黄、血余炭、阿胶清热养阴止血，杜仲、牛膝补肾止腰痛。终以青娥丸、肾气丸而巩固疗效。王道瑞. 施今墨医学全集［M］. 北京：中国中医药出版社，2019：182-184.

案2：骨质疏松症（岳美中医案）

某某，女性，55岁。北京市延庆县农民，于1973年11月17日上午11时入院。七八年来，每于饭后腹痛，过去以"胃下垂"治疗，效果不佳，延及1972年，因腹痛加重，伴有恶心呕吐，住县医院诊为"结核性腹膜炎、肠粘连"，在住院期间出现头面四肢浮肿，经用抗痨药治疗两月余，病情好转出院，腹痛、恶心呕吐减轻，但仍有浮肿，又断续服用氢氯噻嗪八九个月，浮肿消退，直至目前，每遇着凉及吃饭不适时仍有腹痛，肠鸣，大便稀薄。一般情况下二便尚调，睡眠尚可，纳少。

1972年11月，因感冒发热全身疼痛，经用青、链霉素等药后退热，但仍全身疼痛，两胁腰部、两肩关节周围、两上臂及大腿痛重，活动时尤甚。走路需用拐杖，畏寒，天气变化时疼痛加重。至1973年10月开始，疼痛逐渐加重，活动困难，曾服大活络丹40丸及其他止痛药物，效果不显，来我院住院治疗。既往无其他病史，患者自幼生长于农村，未去过外地。

检查：强迫体位，变换体位时困难，身体消瘦，营养欠佳。两侧第11、第12肋骨压痛明显，舌苔薄，脉细，余无阳性体征。

化验检查：肝功能正常，血磷 0.5mmol/L（正常 0.97 ~ 1.61mmol/L），血钙 2 ~ 2.5mmol/L（正常 2.25 ~ 2.75mmol/L），碱性磷酸酶 35.5U/100ml（正常 5 ~ 12U/100ml），尿酸 71.4μmol/L（正常 119 ~ 238μmol/L），尿钙 1.275 ~ 1.75mmol/24h（正常 2.5 ~ 7.5mmol/24h），血沉 18mm/h，尿常规（-），大便常规（-），血常规：血红蛋白 12g/L，红细胞 4.6×10^{12}/L，白细胞 9×10^{9}/L，中性粒细胞 0.72，淋巴细胞 0.26，酸性粒细胞 0.02。X线摄影：胸、腰椎普遍骨质疏松；消化道钡剂造影显示：小肠不全梗阻、肠粘连；心电图大致正常。诊断为：①骨质疏松症；②肠粘连。

治疗上除补充钙剂、维生素 D 外，中药先后给予补气养血、舒筋活络、活血化瘀等药剂。如活络丹、桑寄生、细辛、杜仲、牛膝、党参、茯苓、白芍、当归、川楝子、延胡索、防风，以及十全大补汤等。服用至 12 月 18 日，上述症状无明显改变，改由岳老治疗。当时主症为全身活动骨痛，两胁痛甚，腰及两腿痛，尿黄，大便少，纳差。舌苔薄白。脉弦细。认为：肾主骨，治疗应着眼于走里，细辛温肾。补骨脂加胡桃肉、杜仲补肾，名"青娥丸"，能补骨髓。治以：独活 6g，细辛 3g，熟地黄 30g，山萸肉 12g，菟丝子 12g，川续断 6g，杜仲 12g，川牛膝 12g，补骨脂 9g，鹿角霜 9g，胡桃仁 2 枚（咀服），7 剂。

12 月 25 日二诊：患者自 12 月 20 日开始感到身上轻快，疼痛减轻，效不更方，停用西药。至 12 月 27 日，上肢活动较前灵活，自己能穿衣、梳头，腰已不痛。第11、第12肋骨压痛明显减轻，下肢每于初下地走路时疼痛，活动后即减轻，已两天不服止痛片，不服莨菪剂，腹已不痛，但吃水果时有些肠鸣。嘱出院后将原方再服一段时间，以巩固疗效。

原按 本例为骨质疏松症，中医辨证，深合《素问·长刺节论》所论"病在骨，骨重不可举，骨髓酸痛，寒气至，名曰骨痹"。骨痹成因，一则为冬令感受风寒湿三气；一则为"八正之虚风，八风伤人"，内舍于骨骼腰脊关节腠理之间，为深痹也。其病机，则为"虚邪之入于身也深，寒与热相搏，久留而内著，寒胜其热，则骨痛肉枯"。本例患者素有胃下垂、腹痛肠鸣、大便稀薄等症，本为虚寒之体，初冬感寒发热，应视为少阴表证，而以麻黄附子甘草汤微发汗，因失治而内传，在经为少阴，在脏为肾，肾之合为骨，全身凡肩、臂、腰、腿无处不痛。系内传之邪，从肾之合而为病，大活络丹系驱皮脉筋肉间寒邪之方，故无效验。根据肾骨相生关系，取助阳补肾专方青娥丸加菟丝子、熟地黄、山萸肉补肾阴，以增其生骨之能力，更加鹿角霜与骨同类相求助之；再加独活、细辛以温经，川续断、牛膝以止痛。虽曰标本兼顾，而主旨仍在于滋填。肾阳日壮，骨自坚强，其痛自止。此时西药钙剂等亦助骨质再生，与中药殊途同归，终使大病向愈，因出院时未做X线摄影以观察骨质变化，故尚不能据此以分析中西医结合治疗骨质疏松症的疗效，但对骨痹治疗，则可以肯定补肾温经为其大法。中医研究院.岳美中医案集［M］.北京：人民卫生出版社.1978：414-415.

案3：肾阳虚腰痛（熊寥笙医案）

某某，男，50岁。患者腰疼痛已半年余，其痛悠悠，尚可忍耐。近则痛势加剧，腿足痿软无力，不能久立，更不耐远行；痛时喜手按摩，神倦气短，小溲清长，舌质淡，少苔，脉微弱无力。病属肾阳虚腰痛，治宜温补肾阳。拟肾气汤合青娥丸加减：熟地黄24g，山药12g，净枣皮12g，丹皮9g，炒泽泻9g，白茯苓12g，肉桂末（分3次兑）3g，熟附子（先煎2小时）9g，补骨脂12g，炒杜仲24g，胡桃肉24g，桑寄生24g，延胡索12g。3剂，水煎，分3次服，每日1剂。药后腰痛减，腿足较有力。嘱续服八味地黄丸以巩固疗效。

原按 本案为肾阳虚腰痛证。经云："腰为肾之府"，故腰痛属肾，肾为藏精之脏。如房劳伤精，精气不足，则气衰腰痛。肾气汤温补肾阳，青娥丸补肾强腰，健筋壮骨，故服之痛减病愈。熊寥笙.熊寥笙中医难症诊治心得录［M］.北京：中国中医药出版社，2016：109.

案4：强直性脊柱炎（邱志济医案）

某某，男，46岁。病史：自诉脊柱腰骶僵痛3年余，伴双膝、肘肿痛，不能下蹲，站立困难，弯腰翻身活动受限，渐致行走艰难。检查：腰脊强直状，舌淡，苔白厚腻，脉弦涩。血沉125mm/h，X线片示骶髂关节增宽，西医诊为强直性脊柱炎。诊断：强直性脊柱炎。处理：药物治疗。方药：青娥益损汤加减。处方：补骨脂30g，炒杜仲30g，党参30g，黄芪30g，当归30g，海桐皮30g，怀牛膝30g，狗脊100g，炒苍术20g，姜黄20g，生天南星15g。功效：补虚益损，祛风除湿，活血祛瘀。主治：强直性脊柱炎。用法：水煎服，日1剂，分2次服。

二诊：予上方10剂，并配合外贴速效颈椎膏（由生天南星、生甘遂、生大戟、生芫花、全蝎尾组成）。药后复诊：诸症减轻，已能站立行走。继服30剂后，脊柱腰骶僵痛等诸症消失，功能恢复，复查血沉10mm/h。嘱以自制局方"青娥丸"

巩固疗效，追访 2 年无复发。

原按 本案方中重用补骨脂、杜仲大有填精固肾、秘摄真元、涩而兼润、补而能固之力。二药乃局方"青娥丸"之主药。补骨脂气香而辛，补命门，纳肾气，强筋骨，温能祛寒，辛能散结，润能起枯，涩能固脱，而温通肾督之力较大。得杜仲则助其补固。杜仲入肝而补肾，直达下焦气分，"凡下焦之虚，非杜仲不补；下焦之湿，非杜仲不利；足胫之酸，非杜仲不去；腰膝之痛，非杜仲不除"。《本草汇言》之说，虽有言过其实之嫌，但对本虚标实之强直性脊柱炎，重用杜仲，确有标本兼顾之妙；重用党参、黄芪、当归，乃大补气血，从化源资生处着力，既有"治风先治血，血行风自灭"之意，又有间接补养肾督，即以健脾达到补肾，消除因虚致痛之妙；大剂量狗脊更妙在对本虚标实之腰膝痛，尤其是腰膝僵硬疼痛、功能受限有特效，合海桐皮、姜黄有补督之中兼祛督脉之风寒湿之功；生天南星对痰瘀深入经隧骨骱之骨痹痛有特效，且大队补虚益损之品中，稍佐攻坚祛邪之品，有利而无弊。诸药共奏补虚益损、祛风除湿、活血祛瘀之功，虚实两端兼顾，疗效相得益彰。屈强.骨伤病症［M］.北京：中国医药科技出版社，2016：201-202.

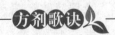

> 青娥丸将肾虚疗，杜仲故纸好胡桃，
> 配用大蒜四药妙，腰痛膝软不能劳。

清热补气汤 22

【来源】

清热补气汤，源于明·薛己《口齿类要》，因王肯堂《证治准绳》中引录而得以广为人知。

【组成】

人参 白术 茯苓 当归（酒拌） 芍药（炒）各一钱 升麻 五味子 麦冬 玄参 甘草（炙）各五分

【用法】

水煎服。如不应，加炮姜；更不应，加附子。

【功效】

益气清热，养血润燥。

【主治】

中气虚热，口舌如无皮状，或发热作渴。

【方解】

本方由补脾胃虚弱之剂、养血、润燥之剂三组药物组成。即人参、白术、茯苓、甘草为四君子汤补脾胃之虚；当归、芍药补血；五味子、麦门冬、玄参润燥；升麻清口咽之热，且引诸药上行，使之作用于上焦。（日）矢数道明. 临床应用汉方处方解说（增补改订版）［M］. 北京：人民卫生出版社，1983：246.

【名医经验】

日本汉方医家矢数道明曾多次用本方治疗口舌疾患，如舌体皲裂、疼痛、麻木乃至口腔粗糙、刺痛及摄食无味等病，多获良效。矢数道明认为本方补脾气、清胃热，适用于胃气衰、有虚热，舌乳头消失，其皮如剥或生皲裂，或感麻痹，或诉痛楚、口渴者。此类患者因脾胃虚弱，气血生化乏源而多见面色苍白，且脉及腹征多虚软。（日）矢数道明．汉方临床治验精粹［M］．北京：中国中医药出版社，2010：13．

【临床应用】

案1：舌皲裂刺痛（矢数道明医案）

指某，76岁，女。初诊1978年8月4日。主诉1年前起舌面粗糙、出现细微网状裂纹，不能食咸辣等刺激性食品，特别是辣酱油，刺痛剧烈难忍。无舌苔，舌的活动受限，说话困难，每逢感冒，上述症状必加剧。平时胃肠弱。体型瘦削、面色苍白，无食欲。前年11月曾晕倒昏迷3～4分钟，其后又发生过两次。脉及腹部均软弱，血压曾一度升高，但初诊时血压为140/80mmHg。根据其体质呈虚象、脾胃虚弱、舌乳头消失近于无皮状态等所见，投予了清热补气汤（按：据书后方剂检索记载，矢数道明常用的清热补气汤剂量为人参3g，当归3g，芍药3g，麦冬3g，白术4g，茯苓4g，五味子1g，甘草1g，升麻0.5g）。《证治准绳》中清热补气汤处载有"治中气虚热，口舌如无皮状或发热作渴者"。服药1个月后，病情好转，但试食辣酱油时仍有刺痛。3个月后皲裂已不易辨识，再食辣酱油亦不感刺痛。其后，任何食品均不再引起刺痛，患者十分振奋，共服药一年而获痊愈。

今年3月13日，时隔数年后又来院，称去年12月曾患重感冒，其后似有轻微刺痛。经查皲裂基本消失，但舌乳头尚未完全恢复正常，故嘱其再服清热补气汤，刺痛感很快就消失了。

原按 笔者于《后世要方解说》中本方条下曾指出："本方适用于胃气衰、有虚热、舌乳头消失，其皮如剥或生皲裂，或感麻痹，或诉痛楚、口渴者。"本例即为舌生皲裂、乳头消失、有痛感之典型病例。（日）矢数道明．汉方临床治验精粹［M］．北京：中国中医药出版社，2010：13．

案2：摄食无味（矢数道明医案）

患者，男性，64岁。1971年6月就诊。主诉年轻时心脏肥大。中学时参加运动会，胸部受过打击，其后出现脉不整，常于疲劳时发作。约3年前血压升高，

170/110mmHg；尤因眼底出血而惊恐不安，遂成神经质。心电图检查亦不正常。近1年来，主要症状是食欲不振，全身倦怠，摄食无味，经常头痛。患者体格营养正常，肌肉略松弛，脉如常。舌虽无苔，但其自述舌体粗糙，且有麻感，嚼食如棉、枯燥无味。

查体，其腹部平坦柔软，无抵抗及压痛，亦不见有胸胁苦满之诉。据前所述，仍考虑为脾胃虚弱之证。遂选用补中益气汤和六君子汤的合方，服用1个月，却不见疗效。因而患者担心恐为胃癌或心衰。从第二个月开始，变方为清热补气汤，且令兼服牛黄丸（7粒/日）以利心脏。结果病情大为好转，食欲增加，舌头的麻感及粗糙感消失，摄食亦觉有味。连续服用6个月，遂完全治愈，使患者从一年多的食欲不振、摄食无味的痛苦中解脱出来。其血压由原170/110mmHg稳定在130/80mmHg。该患者曾任邮电局长，其如此迅速地康复，在当地一时传为佳话。

原按 关于清热补气汤，原载于《证治准绳》一书的口舌门下。谓："主治中气虚热，剥脱舌苔，或发热作渴。"据此认为，本方宜用于胃气不足，呈虚热，舌乳头消失，剥脱舌苔，或舌生鞍裂，或自觉麻感，或主诉疼痛，食不甘味、脉象和腹征皆虚软者。这种情况下，本方主要不是用于剥脱舌苔，而是以舌麻粗糙、摄食无味为目标，用之可获良效。（日）矢数道明. 汉方治疗百话摘编［M］. 北京：科学技术文献出版社，1981：302-303.

案3：口舌干涩（矢数道明医案）

患者系68岁妇女。初诊于1971年5月8日。主诉十几天来，感觉口中干涩，如嚼青柿；舌尖粗糙发麻，摄取冷热食物均有刺痛。胃纳不佳，经X线钡餐透视并摄片，证实有胃贲门部良性肿瘤。脉紧而有力，血压常有偏高趋势，但初诊时血压为130/80 mmHg。腹部平坦柔软，心下部略有抵抗压痛，遂认为乃脾胃虚弱之证。患者并无剥脱舌苔，主要是口内干涩，舌体粗糙，胃功能较弱，故尔投予清热补气汤。先服二周，略见好转，又服二周则干涩感愈加减轻。遂令连服一个半月，结果患者的口舌干涩等症完全消失。

原按 读本例报告，仅体会到清热补气汤对于胃肠功能低下所伴随的口舌干涩症有明显疗效；但患者胃内有良性肿瘤一事，原作者未述其结局如何。（日）矢数道明. 汉方治疗百话摘编［M］. 北京：科学技术文献出版社，1981：303.

案 4：舌体溃疡（矢数道明医案）

患者，女，66 岁。于 1971 年 6 月 30 日就诊。多年患胃下垂。营养尚可。主诉 2 年前有心脏疾病，属于冠状动脉硬化性心脏病这类的情形。自觉两年前口腔黏膜变薄，舌体表面粗糙，常发溃疡。还伴有头痛、腰痛、肩凝、颈项拘紧等症状，皮肤松弛，且有湿疹瘙痒。其体格营养一般，食欲尚可、大便如常。初诊时血压为 135/85mmHg，但脉诊未见异常。患者之胃下垂，从腹部表面即可判定，少腹胀满，心下部空虚。

根据上述症状，认为乃属因脾虚所致的口舌粗糙，遂取清热补气汤；服用结果诸症好转，饮食增进。又因摄食稍过，心下部胀满，故于清热补气汤复加半夏泻心汤，以此合方服之，遂使痞满亦消失，经过良好。

原按 考本例，有胃下垂一症，以清热补气汤（内有升麻、芍药、人参等）治疗之，亦当有所好转才是。但原作者竟未提及。据我国之经验，本方再增以枳实，当更有效。（日）矢数道明.汉方治疗百话摘编［M］.北京：科学技术文献出版社，1981：303.

案 5：舌皲裂刺痛（柳育泉医案）

柳某，女，71 岁，2005 年 3 月 1 日诊。诉舌痛已 5 年，迭治未效。症见：舌红无苔，可见细微皲裂，舌乳头消失，近于无皮状，凡食辛酸咸辣等刺激性食物，刺痛难受，皆在禁食之列，食欲递减，体质瘦弱呈虚象，说话声低气弱，面色苍白，右脉虚大，四肢倦怠。此为脾胃气弱，虚火上炎所致。药用清热补气汤：党参、麦冬各 15g，当归、白芍、白术、茯苓、玄参各 10g，五味子、甘草各 6g，升麻 3g，7 剂。药后舌红减退，舌体舒适，食欲精神有增。药既有效，嘱守方续服。患者服药后，各方面一直感觉良好，坚持服了 1 个月，舌痛消失，进食刺激性食物已无大碍，精神亦大为好转，谓为良方抄录珍藏。

原按 患者舌痛迁延未愈，索前方视之，多从心火上凌，阴虚火旺立论，投以三黄泻心汤、导赤散、知柏地黄丸之属，而据临床所见，本例既无舌肿、便结尿赤、脉实气壮、心火炎盛之实证，又无潮热盗汗、五心烦热、口燥咽干等阴虚火旺之虚象，而以声低气弱、右脉虚大、中气虚弱为见症，故拟清热补气汤治之。清热补气汤出自《证治准绳》，主治"中气虚热，口舌如无皮状或发热口渴"。日本著名汉方医学家矢数道明也曾介绍说："本方适用于胃气衰，有虚热，舌乳头消失，其皮如剥或生皲裂，或感麻痹，或诉痛楚，口渴者。"验之临床，诚为经验之谈。柳育泉.中医临床思辨录[M].北京：中医古籍出版社，2009：133-134.

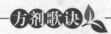

清热补气汤人参，当归升芍草玄参，

麦冬白术茯五味，虚热口疮功效真。

三香汤 23

【来源】

三香汤，本源于清·叶天士《临证指南医案》，有方而无名。吴鞠通将本方从《临证指南医案》中特别拈出，加以命名，并存之于《温病条辨·中焦篇》。

【组成】

瓜蒌皮三钱　桔梗三钱　黑山栀二钱　枳壳二钱　郁金二钱　香豉二钱　降香末三钱

【用法】

水五杯，煮取二杯，分二次温服。

【功效】

开郁化浊，宣上清热。

【主治】

治湿热受自口鼻，由募原直走中道，不饥不食，机窍不灵。

【方解】

此方为微苦微辛微寒兼芳香法。此证由上焦而来，其机尚浅，故用瓜蒌皮、桔梗、枳壳微苦微辛开上，山栀轻浮微苦清热，香豉、郁金、降香化中上之秽浊而开郁。本方证以上焦为邪之出路，故用轻。（清）吴鞠通. 温病条辨

【名医经验】

全国名中医杨震教授认为，三香汤微苦微辛微寒，芳香开郁。适用于上焦受邪之证，用药轻清，给邪以出路，辛开苦降亦是条达气机之理。杨震. 杨震相火气

机学说研习实践录·方药新知集［M］．北京：中国中医药出版社，2019：200-201．

全国名中医周天寒教授认为，三香汤有清热化湿、芳香开郁之效，适用于湿热下传胃腑，不饥不食、机窍不灵的病证。周教授每用本方加减治疗慢性萎缩性胃炎、急性肝炎、胆囊炎等，均收满意疗效。周教授运用本方，不离治湿热之意，但又不拘泥于单治肺胃郁热之说，临床凡属肝、胆、肺、胃郁热所致的多种病证，都可酌选本方。同时，周教授认为该方药味平淡，轻浮宣散，能升能降，有热清热，有湿化湿，久服也无耗气伤阴之弊。周天寒．三香汤临床应用举隅［J］．实用医学杂志，1993（2）：34-35．

四川省名中医周京述主任认为，三香汤为治疗湿热遏阻中焦的方剂，适合用于治疗高血压脑病、高血压心脏病、冠心病心绞痛等心脑血管疾病，症见头晕而重，官窍不利，心烦懊恼，胸闷不饥，口苦，便秘，溲赤，舌苔白腻微黄，脉数者。临证运用本方之时，周主任一般每药均用15g。周京述．三香汤加减治疗心血管疾病的体会［J］．成都中医学院学报，1984（2）：28-29．

【临床应用】

案1：心悸（杨震医案）

张某，男，31岁。初诊（2017年5月4日）：因心悸、呕吐半天于凌晨就诊于某医院急诊，当时患者呕吐物为胃内容物。无发热，无呕血，无胸痛，无晕厥症状。休温36.5℃，血压134/91mmHg，心率133次/分。心电图：窦性心动过速。心肌酶谱：未见明显异常。电解质：钙2.65mmol/L，镁1.19mmol/L。肾功、血糖（-）。血脂：甘油三酯3.07mmol/L，低密度脂蛋白3.72mmol/L。肝功AST（谷草转氨酶）59U/L，ALT（谷丙转氨酶）87U/L，GGT（谷氨酰转肽酶）71U/L，ALB（血清白蛋白）49.9g/L，GLO（球蛋白）28.3g/L，A/G（白球比）1.7。心脏彩超：左室舒张功能减低。腹部B超脂肪肝。颈动脉B超双侧颈总动脉、颈内动脉、椎动脉未见明显异常。胸部正位片双肺未见活动性病变。心膈未见异常。予"倍他乐克"12.5mg，口服，1次/日，症状未见明显好转。患者后在多家医院就诊，均未查明心悸原因。2017年6月22日因"肝功能异常3年余，心悸1个月"就诊于杨震名医工作室。刻下症：自觉心悸不适，但心率80次/分，时有双侧胸前区刺痛，持续数秒后可自行缓解，头晕（有颈椎病），双目干涩胀痛，纳可，尿黄，大便通畅（偏稀）。门诊查血常规、肝功能、血脂、甲状腺功能全套。饮酒史约为 10 年，平素间断饮酒，近 1 年每月饮酒 3 ~ 4 次，每次二两白酒、啤酒 2 ~ 3 瓶。复查肝功脂 ALT 95U/L，AST 65 U/L，ALB 44.5g/L，GLO 24.5g/L，A/G 1.7。舌质暗，苔根白厚，脉弦细。西医诊断：①窦性心动过速；②酒精性脂肪肝。中医诊断：①心悸；②肝疳。证型：湿热蕴结（湿热相火），上扰心神。治法：化湿清热，疏肝通络，宁心安神。给予桃红化浊汤加减，具体如下：茯苓 15g，茵陈 15g，佩兰 15g，桃仁 12g，白茅根 15g，炒薏苡仁 15g，郁金 10g，青皮 10g，瓜蒌 15g，百合 20g，石菖蒲 15g，鸡内金 15g，茜草 15g，生牡蛎 15g（先煎），川芎 6g，降香 10g，板蓝根 15g。7 剂，水煎服，日 1 剂。

二诊（2017 年 7 月 14 日）：患者仍感心悸，时有双侧胸前区刺痛，口干苦，纳可，二便调，有饥饿感。追问患者近期饮酒情况，患者自诉上周喝啤酒 2 瓶。舌质暗，苔根黄厚，脉弦细。给予上方加麦冬 10g、桑叶 10g、12 剂，水煎服。

三诊（2017 年 8 月 2 日）：患者自诉服上方之后仍感心率偏快，时有心悸，无明显胸痛不适，纳可，眠可，二便调。舌质暗红，舌根苔黄厚，脉沉细涩。给予桃红化浊汤合三香汤加减。桃仁 12g，茯苓 15g，茵陈 15g，佩兰 15g，炒薏苡仁 15g，郁金 10g，青皮 10g，白茅根 15g，焦栀子 6g，桔梗 9g，鸡内金 15g，瓜蒌皮 12g，炒枳壳 6g，生牡蛎 15g（先煎）。7 剂，水煎服，日 1 剂。

四诊（2017 年 8 月 16 日）：患者自诉心率偏快已转至正常。最近自觉腹胀，食后明显，无恶心、呕吐、反酸、嗳气、呃逆等不适，仍有口干苦，双目干涩，视物模糊，两侧胸前区偶有针刺样疼痛。纳可，眠可，二便调。体重 3 个月内下降 5 ~ 6kg。舌红，苔黄少津，脉弦滑。给予桃红化浊汤去红花、香薷、藿香，加生牡蛎 15g（先煎）、鸡内金 15g、茜草 12g、降香 10g、全瓜蒌 15g、砂仁 6g（后下）。

五诊（2017 年 9 月 6 日）：患者自诉两侧胸前区偶有针刺样疼痛缓解，纳可。夜休差，梦多，二便调，手心易出汗。舌质红，苔根厚，脉弦细滑。给予上方加川芎 6g、夜交藤 15g。7 剂，水煎服，日 1 剂。

六诊（2017 年 9 月 20 日）：患者自诉两侧胸前区偶有针刺样疼痛，纳可，夜休差，梦多，二便调。手心易出汗。心率 80 次 / 分。舌质红，苔根厚，脉沉弦细。给予上方去夜交藤，加石菖蒲 10g，7 剂，水煎服。

七诊（2017 年 10 月 11 日）：患者自诉手心出汗症状好转，纳可，夜休一般，睡后易醒，梦多，二便调。心率 74 次 / 分。舌质红，苔黄腻，脉弦细。给予桃红化浊汤去红花、香薷、藿香，加生牡蛎（先煎）15g、鸡内金 15g、茜草 12g、全瓜蒌 15g、菊花 10g。7 剂，水煎服。

八诊（2017年10月18日）：患者自诉手心出汗症状消失，偶感头晕。左胸前偶有刺痛，偶咳白痰。纳可。夜休一般，入睡困难。二便调。舌质暗。苔根厚，脉沉细略数。上方去菊花，加石菖蒲15g。14剂，水煎服。

门诊病历小结：经过8次门诊诊疗，3个月口服中药汤剂治疗，患者已经停倍他乐克3个月。全天心率波动在70～90次/分。后在原方案基础上，随症加减。夜寐欠安加远志、百合；心悸加全瓜蒌、丝瓜络；头晕蒙加石菖蒲；纳差加鸡内金。经治3个月，体检肝功能、肾功能、血脂、腹部彩超、心电图等，各项指标正常，脂肪肝消失。

原按 患者长期饮酒且嗜食肥甘厚味，损伤肝脾，肝失疏泄，脾失健运，酿湿生痰，蕴热化火，阻滞肝络，发生肝疳。湿热相火上扰心神，出现心悸不宁，发为心悸。湿热相火为本病根源，从其论治，以"桃红化浊汤"加减。方中藿香、佩兰芳香化湿以醒脾，茵陈、白茅根、板蓝根清热利湿以清相火，薏苡仁、茯苓化湿以助脾运，青皮、郁金疏肝解郁，桃仁、红花疏肝通络以化瘀，兼作引经。酌情加入全瓜蒌、丝瓜络、石菖蒲以宽胸理气、化痰通络，生牡蛎重镇安神，降香、砂仁芳香化湿，醒脾开胃。湿热得清，肝络通利，相火清，心神安，心悸自平。另外，经过从初诊到三诊近3个月的治疗，患者仍时有心悸，心率快，依据症舌脉辨证，湿热之证仍较明显，故在桃红化浊汤的基础上，加用三香汤加强清利湿热、芳香开郁之功。三香汤出自《温病条辨》卷二："湿热受自口鼻，由募原直走中道，不饥不食，机窍不灵，三香汤主之。瓜蒌皮三钱，桔梗三钱，黑山栀二钱，枳壳二钱，郁金二钱，香豉二钱，降香末三钱。水五杯，煮取二杯，分二次温服。" 杨震. 杨震相火气机学说研习实践录·医案医话集［M］. 北京：中国中医药出版社，2019：94-97.

案2：慢性萎缩性胃炎（周天寒医案）

谢某，男，45岁，农民。1989年6月18日就诊。诉患"慢性萎缩性胃炎"两年余，屡服中西药物及三九胃泰等，未见明显效果。症见胃脘部灼热疼痛，无饥饿感，食量明显减少，心烦口渴，偶有呃逆或干呕见症。察其舌质红干，苔黄微腻，脉弦数。审是湿热中阻，胃气郁闭之候，治宜芳香化湿、清热和胃，方用三香汤加味。处方：瓜蒌壳、栀子、郁金各12g，桔梗、枳壳、降香、淡豆豉各10g，麦门冬、半夏各15g，甘草3g。服上方3剂后，症状明显减轻，食量有所增加，后守方去半夏，加沙参15g，共进10余剂，诸症悉除。周天寒. 三香汤临床应用举隅［J］.实用医学杂志，1993（2）：34-35.

案 3：急性传染性黄疸型肝炎（周天寒医案）

蒲某，男，17岁，学生。1990年5月8日就诊。因素蕴郁热，又饮食不慎，致双目发黄，发热口渴，口苦心烦，不思饮食，小便黄赤短少。肝功能检查：黄疸指数18单位，锌浊15单位，谷丙转氨酶180单位；尿二胆阳性。诊断为急性传染性黄疸型肝炎。除西药保肝治疗外，加用中药治疗。初诊为肝胆湿热，用茵陈蒿汤加味治疗效差，诸症如故。察其舌质红，苔黄腻，脉弦数有力，知为湿热中阻，胆热内郁之候，治宜芳香化湿、清热利胆。改用三香汤加味：瓜蒌壳、桔梗、枳壳各12g，栀子、郁金各15g，降香、淡豆豉各10g，茵陈30g，板蓝根18g。服上方2剂后症状减轻，8剂后黄疸基本消失，后守方去淡豆豉、降香，酌加沙参、麦芽、丹参等，共进15剂，诸症皆失，肝功复查正常。周天寒. 三香汤临床应用举隅［J］. 实用医学杂志，1993（02）：34-35.

案 4：慢性胆囊炎（周天寒医案）

滕某，女，55岁，干部。1990年6月23日就诊。因退休不适应，情绪消沉，性躁善怒，凡事不如意，即抑郁于心，因而肝气不舒，常见胸胁胀满疼痛，尤以右侧为甚，伴口苦心烦、失眠多梦、厌油食差、小便黄赤，B超检查诊断为"慢性胆囊炎"。前医多次用柴胡舒肝散、逍遥散等治疗效果不佳，来我处就诊。察其舌质红，苔黄微腻，脉弦数。证属热郁肝胆、气机失畅之候，治宜清热解郁、疏肝利胆。方用三香汤加味：瓜蒌壳、栀子、枳壳、郁金、桔梗各12g，降香、淡豆豉各10g，白芍、柴胡各15g。守方加减共进8剂，胁痛消失，精神转佳，食量倍增。后以一贯煎加减，续服半月，遂告无恙。周天寒. 三香汤临床应用举隅［J］. 实用医学杂志，1993（2）：34-35.

案 5：高血压脑病（周京述医案）

王某，女，52岁。1983年9月12日就诊。因口角纠纷，忧愤成疾。头部剧痛（巅顶特甚），神思恍惚，左耳失听，手足麻木，时有抽动，心烦懊恼，胸闷不饥，口苦便秘溲赤，舌苔白腻微黄，脉弦细而数。血压190/110mmHg。西医诊断为高血压脑病，急诊入院。揆其病机，应为郁怒伤肝，肝郁化火，肝气横逆，侮脾犯胃，升降失司。水湿停滞中焦，湿蕴化热所致。因思三香汤适应证有"机窍不灵，不饥不食"八字之诀，似觉与本案有相似之处。神思恍惚，左耳失听，"机窍不灵"也，心烦懊恼，胸闷不饥，类乎"不饥不食"也。拟不用西药，而用三香汤加大黄试投之。处方如下：瓜蒌15g，栀子15g，豆豉

15g，降香 15g，郁金 15g，桔梗 10g，枳壳 15g，大黄 15g。服上药 2 剂，患者顿觉心胸开朗，头痛减轻，神志清爽，二便通畅。血压降至 180/98mmHg。唯有左耳失听尚未恢复。上方去大黄加柴胡、黄芩各 15g，菖蒲 10g。意在和解少阳，通调三焦之气以开耳窍。再服 2 剂后听力恢复，饮食增加。血压降到 154/90mmHg。因有口腔炎，续用三香汤加玄参、麦冬、生地黄等，先后共服 18 剂，血压稳定在 120~130/80~90mmHg。诸症消失出院。*周京述. 三香汤加减治疗心血管疾病的体会［J］. 成都中医学院学报，1984（2）：28-29.*

案 6：高血压心脏病（周京述医案）

杨某，女，71 岁。1983 年 9 月 15 日就诊。患者头晕目眩、心跳心累两年余，手足麻木 10 天入院。胸透提示"心界阴影明显增大"，心电图检查 V_1、V_3S-T 段抬高 0.1 ~ 0.2mm。双室肥大伴劳损，西医诊断为"高血压心脏病"。用西药对症治疗 3 天后病情有所缓解，但血压仍为 240/110mmHg。改服中药三香汤加减，停用西药降压药（偶尔静脉注射少量高渗葡萄糖液加维 C）。处方如下：瓜蒌 15g，桔梗 15g，栀子 15g，枳壳 15g，郁金 15g，降香 15g，生地黄 15g，大黄 15g，牛膝 15g，黄芪 60g。上方连服 6 剂血压降至 130~140/80~90mmHg。患者述心悸头晕，腹胀便溏。改用参苓白术散加减，续服 4 剂诸症息平。另开杞菊地黄丸三瓶回家服用以巩固疗效。*周京述. 三香汤加减治疗心血管疾病的体会［J］. 成都中医学院学报，1984（2）：28-29.*

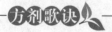

> 三香降郁豉栀桔，枳壳蒌皮上走邪。
> 湿热口鼻募原道，揭开机窍纳食贴。

神术散 24

【来源】

神术散，源于清·程国彭《医学心悟》。

【组成】

苍术（陈土炒）　陈皮　浓朴（姜汁炒）各二斤　甘草（炙）十二两　藿香八两
砂仁四两

【用法】

共为末。每服二三钱，开水调下。

【功效】

燥湿运脾，行气和胃。

【主治】

此药能治时行不正之气，发热头痛，伤食停饮，胸满腹痛，呕吐泻利，并能
解秽驱邪，除山岚瘴气，鬼疟尸注，中食、中恶诸症，其效至速。

【方解】

本证属于时行不正之气从口鼻而入，传入阳明胃经，邪正交争，才见到上述
证候。故用苍术升阳发散，燥湿解郁，辟除秽浊恶气；厚朴燥湿畅腑；陈皮理气
调胃；藿香理气化湿、和胃止呕，砂仁行气宽中、醒脾开胃，二药合用，则理气
化湿、醒脾和胃作用更为显著；甘草和中并能调和诸药。诸药合用，共奏燥湿醒
脾、行气和胃之功。

【名医经验】

国医大师熊继柏教授用神术散加减治愈胃脘、腹部胀痛数例，临证选用本方时需抓住气滞湿阻的病机，患者多现胃脘痞满胀闷、下腹胀闷疼痛，不欲饮食，舌苔薄白腻之症，或伴得食胀甚，甚或可见胸部痞闷。李点．熊继柏医案精华［M］．北京：人民卫生出版社，2014：46-61．

【临床应用】

案1：胃胀（熊继柏医案）

邓某，男，32岁，长沙市人。门诊病例。

初诊（2010年1月15日）：胃胀，食后益甚，大便不爽，舌红，苔薄白，脉细。辨证：气滞中焦。治法：行气导滞。主方：神术散加三仙。厚朴20g，苍术8g，陈皮10g，广木香6g，砂仁10g，枳实10g，炒麦芽15g，炒山楂15g，炒莱菔子20g，鸡内金20g，神曲15g，甘草6g。15剂，水煎服。

二诊（2010年2月5日）：胃胀显著减少，时有嗳气，大便通畅，舌苔薄白，脉弦细。拟神术散合柴胡疏肝散加减：厚朴20g，苍术6g，陈皮10g，广木香6g，砂仁10g，柴胡10g，川芎10g，白芍10g，香附10g，枳实15g，乌药10g，神曲15g，甘草6g。10剂，水煎服。半月后诸症告退，纳食增进，精神良好。

原按 胃胀，食则益甚，大便不爽，为中焦湿滞，气聚不散，胃失和降之证，以神术散除湿行气和胃，辅以"三仙"（麦芽、山楂、神曲）消食和胃，则气滞消除，胃胀立止。李点．熊继柏医案精华［M］．北京：人民卫生出版社，2014：47．

案2：胃胀（熊继柏医案）

刘某，女，39岁，长沙市人。门诊病例。

初诊（2001年8月27日）：诉胃中灼热胀满疼痛，嗳气，口中泛酸。诊见舌苔薄黄，脉弦。辨证：肝胃郁热。治法：疏肝泄热和胃。主方：化肝煎合川楝子散。青皮10g，陈皮10g，浙贝母20g，丹皮10g，栀子仁10g，白芍10g，泽泻10g，川楝子10g，瓦楞子10g，延胡索10g。10剂，水煎服。

二诊（2001年9月8日）：诉胃中灼热及疼痛明显减轻，但脘部仍胀，偶有反酸，舌苔薄黄，脉弦细。拟神术散加栀子、白芍、瓦楞子，以收全功。苍术4g，厚朴30g，栀子10g，枳实10g，陈皮10g，砂仁10g，广木香6g，瓦楞子10g，白芍10g，浙贝母20g，甘草8g。7剂，水煎服。

原按　高鼓峰《四明心法·吞酸》谓："凡为吞酸尽属肝木，曲直作酸也。"《内经》云："诸呕吐酸……皆属于热。"本证胃中热水而见吐酸，舌苔薄黄，脉弦，显为肝郁化火乘胃。化肝煎泄肝和胃，正合此证。二诊易神术散加味，旨在祛胃中湿热以除胀满。李点.熊继柏医案精华［M］.北京：人民卫生出版社，2014：46-47.

案3：腹痛（熊继柏医案）

蒋某，男，38岁，长沙市某餐馆老板。某医院会诊病例。

初诊（2005年5月11日）：家属称患者几天前与朋友相聚，甚是高兴，酒足饭饱晚上觉左下腹疼痛，约半个小时未止，遂送往某大医院急诊，B超示"坏死性胰腺炎"，并收住院。住院3天，病情未见明显好转，由朋友介绍，经院方同意请熊老师会诊。诊见左下腹疼痛难忍，兼腹胀、口苦、便秘、欲呕，舌苔薄黄腻脉滑。辨证：邪热积滞，壅结腹中。治法：行气止痛，通腑泄热。主方：大柴胡汤、川楝子散合左金丸。柴胡10g、黄芩10g、法半夏10g、枳实15g、白芍10g、生大黄6g、黄连4g、吴茱萸2g、延胡索15g、川楝子10g、甘草6g、神曲15g、山楂15g、炒麦芽15g、炒莱菔子15g、鸡内金15g。7剂，水煎服

二诊（2005年5月19日）：诉左下腹疼痛已明显控制，仅在多食后觉腹中隐痛，胸中痞闷，舌苔转薄白腻，脉滑。改拟神术散加味治之。苍术10g、厚朴20g、陈皮10g、广木香6g、砂仁10g、甘草6g、枳实15g、神曲10g、山楂15g、炒麦芽15g、炒莱菔子15g、鸡内金15g、三棱8g、莪术8g。10剂，水煎服。

三诊（2005年6月2日）：诉左下腹疼痛已止，食后亦不觉疼痛，胸闷感已除，舌苔薄白，脉细滑。拟四逆散、左金丸合川楝子散加味再进15剂，善后收功。

原按　胰腺炎的发病多因暴饮暴食后，损伤脾胃，导致脾胃运化失司，湿热与食积结滞于腹中而形成。以大柴胡汤泄热散结，左金丸、川楝子散泄热止痛，加焦三仙及三棱、莪术化食消积，则病可期愈。李点.熊继柏医案精华［M］.北京：人民卫生出版社，2014：59.

案4：腹痛（熊继柏医案）

李某，女，36岁，长沙市某公司职员。门诊病例。

初诊（2005年5月18日）：诉近3个月来反复出现下腹部胀痛，以脐周为甚，行结肠镜检查提示"结肠慢性炎症"，西医诊为"慢性结肠炎"，间断服用中西药治疗，症状反复。现症：下腹部胀痛，以脐周明显，便溏，日解1次，口

苦，食纳、夜寐尚可，舌淡红，苔薄黄腻，脉弦。辨证：湿热气滞。治法：燥湿清热，行气止痛。主方：五磨汤、神术散合左金丸加减。苍术 10g，厚朴 30g，陈皮 10g，砂仁 10g，广木香 6g，甘草 6g，吴茱萸 3g，黄连 4g，枳实 10g，沉香 10g，乌药 10g，槟榔 10g。10 剂，水煎服。

二诊（2005 年 5 月 29 日）：诉脐周、下腹部胀痛稍减，仍大便稀溏，伴口苦头晕，舌淡红，苔黄腻，脉滑。拟前方加减再进 10 剂。苍术 8g，厚朴 30g，陈皮 10g，砂仁 10g，广木香 6g，黄连 3g，吴茱萸 3g，乌药 10g，槟榔 10g，甘草 6g。10 剂，水煎服。

三诊（2005 年 6 月 8 日）：诉腹痛腹胀明显减轻，大便亦调，仍口苦，近日后头部觉痛而晕，舌淡红，苔黄滑，脉弦。原方加入祛风之品。苍术 8g，厚朴 30g，陈皮 10g，砂仁 10g，广木香 6g，甘草 6g，吴茱萸 2g，黄连 3g，槟榔 10g，乌药 10g，野天麻 30g，羌活 10g，防风 10g，葛根 30g，片姜黄 15g。10 剂，水煎服。

原按 脐腹痛多湿热积滞，不通则痛。本案患者下腹部胀痛，大便溏，舌苔薄黄腻，脉弦，即是此型。予五磨汤行气，神术散化湿理气，合左金丸清肝理气止痛，寓"木郁达之"之意。李点.熊继柏医案精华［M］.北京：人民卫生出版社，2014：59-60.

案 5：腹胀（熊继柏医案）

周某，男，45 岁，长沙市人。门诊病例。

初诊（2005 年 2 月 23 日）：诉近日腹中痞满，伴腹胀不欲食，得食则胀甚，矢气则舒，食少，大便正常。诊见腹部柔软，压之不痛，触之无形，舌苔薄白腻，脉弦。辨证：气滞痞满腹胀。治法：行气消痞除胀。主方：神术散加三仙。苍术 8g，厚朴 30g，陈皮 10g，砂仁 10g，广木香 6g，枳实 10g，神曲 10g，山楂 15g，鸡内金 15g，炒莱菔子 15g，甘草 10g。7 剂，水煎服。嘱患者勿饮凉冷，少食油甘厚味。

二诊（2005 年 3 月 2 日）：诉腹胀减轻，胃中痞满缓解，饮食增加，二便正常。诊其舌苔薄黄腻，脉弦。拟神术散加栀子。苍术 6g，厚朴 30g，陈皮 10g，砂仁 10g，广木香 6g，枳实 15g，神曲 10g，山楂 10g，栀子 10g，甘草 6g，炒麦芽 15g。10 剂，水煎服。

三诊（2005 年 8 月 10 日）：诉近日胃胀，腹胀复作，但较前次发作轻。诊见其腹软，无压痛，无肿块，口苦，舌苔黄腻，脉滑。改拟神术散加黄连。苍术

8g，厚朴30g，陈皮10g，砂仁10g，广木香6g，甘草6g，黄连3g，神曲10g，山楂15g，鸡内金20g。10剂，水煎服。10日后复诊，诸症悉愈。

原按 患者脾胃不健，湿滞胃脘，气机升降失调，致脘腹胀满。故予神术散行气除湿，兼以消食和胃。痞满日久化热，故复加栀子、黄连清热燥湿。此与张仲景半夏泻心汤、甘草泻心汤似有异曲同工之妙。李点．熊继柏医案精华［M］．北京：人民卫生出版社，2014：60-61．

方剂歌诀

神术散由平胃扩，苍陈朴草砂仁藿。

主治食厥脘痞满，消食和中化湿浊。

神应养真丹 25

【来源】

神应养真丹，见于南宋·陈言《三因极一病证方论》，主治中风。明·陈实功《外科正宗》在方中加入木瓜、菟丝子，记载其具有治疗"眉发脱落，皮肤光亮"之功。

【组成】

当归　川芎　白芍　天麻　羌活　熟地黄（捣膏）　木瓜　菟丝子各等份

【用法】

上为细末，入地黄膏加蜜，丸如桐子大，每服百丸，空心温酒、盐汤任下。

【功效】

滋肝补肾，活血祛风，养血生发。

【主治】

油风乃血虚不能随气荣养肌肤，故毛发根空，脱落成片，皮肤光亮，痒如虫行，此皆风热乘虚攻注而然。治当神应养真丹服之，外以海艾汤熏洗并效。

【方解】

本方以熟地黄、当归、川芎、白芍四物汤养血和营，以发为血之余，血足自能生发；菟丝子补肾益精，以肾主骨，其荣发，精得补则发自荣；佐以羌活、木瓜、天麻祛风止痒。温酒、盐汤送下以助药力。诸药合用，共奏养血补肾、祛风止痒之功。

【名医经验】

国医大师熊继柏教授除运用神应养真丹治疗脱发外，还拓展至全身毛发脱落的治疗。患者常见头面部渗油、头皮发痒，颇符合"油风"之病名，通常加苓泽饮以渗利水湿，增强去油脂的功效。李点.熊继柏医案精华[M].北京：人民卫生出版社，2014：146-153.

广东省名中医刘志龙教授运用本方治疗脱发，喜用川芎大剂量至30g，一则川芎行气血达巅顶之上；二则大量川芎有助于改善头皮的血运，有助于毛发的滋养，与梅花针直接叩头皮有异曲同工之妙。黎崇裕.三年难得师承录[M].北京：中国中医药出版社，2019：77-79.

【临床应用】

案1：一身毛发脱落（熊继柏医案）

周某，女，40岁，湖南省某研究院职工。门诊病例。

初诊（2004年5月12日）：诉患病已6个月，从头发脱落开始，继而眉毛脱落，继而腋毛及阴毛脱落。就诊时，见其头发已全部脱光，眉毛全无。诉头部易渗油垢，兼头皮发痒，每天需洗头两次，舌苔薄白，脉细。辨证：血虚油风。治法：养血祛风利湿。主方：神应养真丹。熟地黄20g，当归10g，川芎6g，白芍10g，何首乌20g，野天麻15g，菟丝子20g，羌活10g，木瓜15g，茯苓30g，泽泻10g。15剂，水煎服。

二诊（2004年5月28日）：服药后头部渗油、头痒明显减轻，但凡所脱毛发处均未见毛发长出，舌脉如前，仍拟原方再进15剂。

三诊（2004年6月20日）：服完上方30剂后，各处毛发均开始长出，但头发及眉毛长出较慢，头部已不再渗油垢。舌脉如前，再拟养真丹加味。熟地黄20g，当归10g，白芍10g，川芎6g，菟丝子20g，天麻15g，木瓜10g，羌活10g，何首乌20g，桑葚15g。15剂，水煎服。

四诊（2005年4月29日）：诉2004年6月就诊服药之后，全身毛发悉已生长，并恢复正常。但近日使用某洗发水洗头之后，头发复脱，眉毛亦随之脱落，头部又开始渗出油垢，头痒较甚。观其头部已有斑秃3块，凡未秃发之部位头发已明显稀疏，舌苔薄白，脉细。病证如前，仍拟前方养真丹加味治之。并嘱以艾叶煎水洗头。熟地黄30g，白芍15g，当归10g，川芎6g，羌活10g，天麻15g，木瓜

15g，菟丝子 20g，何首乌 20g，茯苓 30g，泽泻 15g，刺蒺藜 15g。15 剂，水煎服。

五诊（2005 年 5 月 14 日）：服药后脱发已止，其斑秃处已长出稀疏头发，头部渗油及头痒均止，舌脉如前，拟上方做成蜜丸，以巩固之。

原按 脱发，《医宗金鉴》称为"油风"，为风盛血燥所致。而此证不仅眉发全脱，并且全身毛际处之体毛皆脱，当属毛发脱落之重症。益由血虚受风，乃至风盛血燥，治以神应养真丹，寓"治风先治血，血行风自灭"之意也。李点．熊继柏医案精华［M］．北京：人民卫生出版社，2014：146–147．

案 2：油风（熊继柏医案）

李某，男，30 岁，长沙市人。门诊病例。

初诊（2009 年 8 月 12 日）：近一月脱发严重，症见：头发较稀疏，头顶及后头部出现 3 处直径 2cm 大小斑秃，头皮瘙痒，头面部渗油。苔薄黄，脉细。辨证：精血不足，血不养发。治法：补肾填精，养血生发。主方：神应养真丹合苓泽饮加刺蒺藜。茯苓 30g，泽泻 15g，当归 10g，白芍 10g，熟地黄 30g，川芎 6g，野天麻 20g，菟丝子 20g，木瓜 10g，羌活 10g，刺蒺藜 15g，甘草 6g。15 剂，水煎服。

二诊（2009 年 8 月 28 日）：脱发明显减少，头皮瘙痒亦减轻，但时有早泄。舌红，苔薄黄，脉细数。继服原方加水陆二仙丹、黄柏以益肾滋阴、收敛固摄。茯苓 30g，泽泻 15g，当归 10g，白芍 10g，熟地黄 30g，川芎 6g，野天麻 20g，菟丝子 20g，木瓜 10g，羌活 10g，山茱萸 20g，芡实 20g，金樱子 20g，刺蒺藜 15g，黄柏 10g，甘草 6g。15 剂，水煎服。

三诊（2009 年 9 月 12 日）：脱发已基本停止，斑秃处新发生出，早泄亦好转，舌淡红，苔薄白，脉细。继服原方 15 剂，以巩固疗效。

原按 中医之"油风"即西医所谓"斑秃"。因"发为血之余"，而肾藏精，精生血，故治疗脱发多补肾填精以养血生发。《医宗金鉴》认为宜服神应养真丹，方中四物汤能养血活血；熟地黄、木瓜、菟丝子滋养肝肾，天麻、羌活祛风通络，引药上行巅顶。若脱发兼渗油，则加苓泽饮以渗利水湿，岳美中先生有"一味茯苓饮治发秃"的验案，认为"水气上泛巅顶，侵蚀发根，亦能使发根腐而枯落"，深以为然。李点．熊继柏医案精华［M］．北京：人民卫生出版社，2014：151．

案 3：脱发（熊继柏医案）

廖某，女，44 岁，宁乡县人。门诊病例。

初诊（2009 年 10 月 18 日）：脱发 2 个月，舌紫，苔薄白，脉细。辨证：

油风之血虚风燥。治法：养血祛风。主方：神应养真丹。当归 10g，天麻 10g，川芎 6g，羌活 10g，白芍 10g，熟地黄 30g，木瓜 10g，菟丝子 10g，何首乌 20g，甘草 6g。20 剂，水煎服。

二诊（2009 年 11 月 10 日）：病症如前，患者自觉手足心热，舌紫，苔薄白，脉细。拟原方加黄柏 10g、炒龟甲 10g，20 剂，水煎服。

三诊（2009 年 11 月 30 日）：头发已长，头部渗油，夜寐不安，苔薄白，脉细。拟原方合苓泽饮，加炒酸枣仁，再进 30 剂。

原按 "肾者……精之处也，其华在发" "发为血之余"。肾藏精，肝藏血，精血互生，肝肾同源。毛发的润养来源于血，其生机根源于肾。肝肾亏虚则精亏血少，毛发失于濡养则毛发稀疏枯黄，甚至脱落。故治疗以补肝肾益精血为法。神应养真丹出自《三因极一病证方论》，方中当归、川芎、白芍、熟地黄能养血活血；熟地黄、木瓜、菟丝子滋养肝肾，天麻、羌活辛苦而温，祛风通络，引药上行顶巅。全方滋肝补肾、活血祛风、养血生发。适用于肝、肾、血虚，风邪外袭以致风盛血燥，不能荣养的脱发症。李点. 熊继柏医案精华［M］. 北京：人民卫生出版社，2014：151-152.

案 4：脱发（熊继柏医案）

周某，男，22 岁，长沙市人。门诊病例。

初诊（2006 年 12 月 1 日）：患者 3 个月前开始出现头部脱发，以两侧头部及前额部明显，头发日渐稀少，诉头部渗油脂，伴有严重失眠，食纳较差，舌红，苔黄腻，脉滑。辨证：痰热内蕴。治法：清热化痰，镇静安神。主方：酸枣仁汤合黄连温胆汤。炒酸枣仁 30g，知母 10g，川芎 10g，茯神 15g，甘草 6g，黄连 3g，陈皮 10g，法半夏 10g，枳实 10g，竹茹 10g，煅龙齿 30g，炒龟甲 30g，珍珠母 30g。10 剂，水煎服。

二诊（2006 年 12 月 12 日）：诉失眠有明显好转，但脱发严重，并明显出现头部渗油，舌红，苔薄黄腻，脉滑。改用神应丹合苓泽饮，以治脱发。茯苓 30g，泽泻 15g，当归 10g，白芍 10g，川芎 6g，熟地黄 10g，野天麻 15g，菟丝子 20g，羌活 10g，木瓜 10g，甘草 6g。15 剂，水煎服。

三诊（2006 年 12 月 30 日）：诉脱发基本控制，近日又复失眠，难以入睡，易惊，口苦，舌红，苔薄黄腻，脉滑。复拟酸枣仁汤、温胆汤合枕中丹。炒酸枣仁 30g，知母 10g，川芎 10g，甘草 6g，炒龟甲 20g，石菖蒲 10g，炙远志 10g，柏子仁 15g，黄连 4g，珍珠母 20g，陈皮 10g，法半夏 10g，茯神 15g，枳实

10g，竹茹 10g，煅龙齿 30g。10 剂，水煎服。

四诊（2007 年 1 月 10 日）：睡眠有明显改善，要求继续服药。舌红，苔薄，脉滑。按上方加减治之。炒酸枣仁 30g，知母 10g，川芎 10g，甘草 6g，炒龟甲 20g，石菖蒲 10g，炙远志 10g，柏子仁 15g，黄连 4g，茯神 20g，陈皮 10g，法半夏 10g，竹茹 10g，煅龙齿 30g。10 剂，水煎服。

五诊（2007 年 1 月 20 日）：患者已无不适，为根治脱发，再拟神应丹合苓泽饮。茯苓 30g，泽泻 15g，当归 10g，白芍 10g，川芎 6g，熟地 10g，野天麻 15g，菟丝子 20g，羌活 10g，木瓜 10g，甘草 6g。15 剂，水煎服。

原按 年轻患者出现脱发，头部渗油，病名曰油风，多为湿夹风邪伤血所致。而此案不仅脱发，更兼严重失眠。其证颇杂，治疗上根据具体情况灵活运用。先用黄连温胆汤清痰热，用酸枣仁汤养肝安神，再用神应丹合苓泽饮治疗脱发。辨证选方有序，针对性强，故诸症皆愈。李点主编．熊继柏医案精华［M］．北京：人民卫生出版社，2014：152–153．

案 5：脱发（刘志龙医案）

患者，女，39 岁。2015 年 9 月 1 日初诊。患者产后脱发 13 年，加重 4 个月。头顶发稀疏，晨起枕头上可见散在脱发，颇以为苦。刻诊：形体中等偏瘦，面色暗黄，头晕眼花，少腹有下坠感，双膝怕风，温覆后好转，大便成形两三天一次，经前烦躁，痛经，睡眠可，舌淡苔腻，脉弦。辨证为肝肾不足，血瘀湿滞。治当滋补肝肾，活血化湿，方选《外科正宗》的神应养真丹化裁：川芎 30g，熟地黄 20g，菟丝子 20g，枸杞子 20g，当归 20g，天麻 10g，木瓜 15g，荆芥 10g，羌活 15g，五味子 6g。7 剂，水煎服。

二诊（2015 年 9 月 11 日）：患者欣喜来告，脱发减少，可见少许毳毛生长，大便已正常。守方再进 10 剂。

原按 《内经》认为脱发多由血气虚、肝肾虚所致。故而治疗相对都需要较长时间才为功。而此患者服药一周即可见少许毳毛生长，且脱发减少，速度之快在于辨证用药之准确。患者病起于产后，而产后多虚多瘀，故而可见头晕眼花、少腹有下坠感、双膝怕风等肝肾不足之症，亦可见痛经、经前烦躁的瘀血之症。广东虽气候湿热，可近些年来冰冻等损阳生活习惯大行其道，故而患者舌淡苔腻，说明患者湿则有，热不显反而偏寒。方用熟地、菟丝子、枸杞子、五味子、天麻、木瓜滋补肝肾，川芎、当归活血养血，荆芥、羌活祛风胜湿。

刘老师临床治疗脱发喜用大剂量的川芎与当归同用，一则川芎行气血达颠顶之上；二则大量川芎有助于改善头皮的血运，有助于毛发的滋养，与梅花针直接扣头皮有异曲同工之妙；三则可气血同调，诚如《本草汇言》所言："川芎，上行头目，下调经水，中开郁结，血中气药。尝为当归所使，非第治血有功，而治气亦神验也……味辛性阳，气善走窜而无阴凝黏滞之态。虽入血分，又能去一切风，调一切气。"黎崇裕. 三年难得师承录［M］. 北京：中国中医药出版社，2019：77-79.

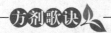

神应养真丹木瓜，当归芎芍共天麻，

羌活熟地菟丝子，蜜丸酒服效堪夸。

手拈散 26

【来源】

手拈散，源于明·董宿《奇效良方·卷十五·气门》。

【组成】

延胡索　五灵脂　没药　草果各等份

【用法】

上为细末，每服三钱，不拘时热酒调下。

【功效】

温中燥湿，活血行瘀。

【主治】

中焦寒凝，血瘀湿阻，脘腹作痛。

【方解】

延胡索行气活血，长于止痛；五灵脂通利血脉，行血止痛；没药祛瘀止痛；草果理气散寒，用于气滞血瘀所致的脘腹疼痛；四药合用于气滞血瘀的胃脘疼痛，宛若通闭散结，手到病除，效如桴鼓，故名"手拈散"。

【名医经验】

全国第四批、第五批名老中医继承学术指导老师于志强教授认为，手拈散可活血通络止痛，临床常应用此方治疗气滞血瘀所致的脘腹疼痛，对于肝郁脾虚兼有瘀血内停者，于教授常选用手拈散与逍遥散合用以疏肝解郁、调畅气机、活血通络止痛。临证时应抓住胃脘胀痛或刺痛，昼轻夜重、两胁作痛；舌暗有瘀斑，脉弦细等细节，方可见效。杜武勋. 于志强临证经验辑录［M］. 北京：华夏出版社，2018：123-124.

安徽省名中医张杰主任临证选用手拈散治疗反流性食管炎所致之胃脘疼痛，张主任认为，此病多属肝郁气滞、中焦虚寒、肝胃不和、气滞血瘀；主要症状为胃脘痛、吞酸、烧心、反流等。本方药味较少，临证时为避免病重药轻，常加味使用，如加强止痛效果可加甘松理气止痛，加威灵仙通络止痛。或以四君子汤、香乌散、手拈散三方合用，共奏疏肝健脾、温中祛寒，活血化瘀，理气止痛之功。张杰. 杏林跬步：张杰临证医案经验集［M］. 上海：上海科学技术出版社，2015：48-49.

【临床应用】

案1：胃痛（于志强医案）

某某，女，44岁，职员。2013年9月9日初诊。主诉及病史：胃脘胀痛，反复发作3年，加重1周。患者近3年来反复发作胃脘部不适，饱食或生气后，胃脘部胀痛明显，曾于某医院就诊，查胃部B超示"胃蠕动减慢慢性胃炎"，间断服用气滞胃痛冲剂、三九胃泰、奥美拉唑等药物，症状仍时有发作。1周前患者生气后再次发作胃脘胀痛，昼轻夜重，服药后症状缓解不明显，遂来就诊。症见：胃脘胀痛或刺痛，昼轻夜重，两胁作痛，善太息，神倦乏力。既往慢性胃炎病史。否认过敏史。查体：血压135/80mmHg，双肺呼吸音清，未闻及干湿啰音，心率88次/分、律齐腹软，剑突下轻压痛，双下肢不肿。舌暗有瘀斑，苔白，脉弦细。辅助检查：心电图示窦性心律。西医诊断：慢性胃炎。中医诊断：胃痛，肝郁脾虚、瘀血内停，治法：疏肝解郁，养血活血止痛。处方：逍遥散合手拈散加减。柴胡10g，当归15g，白芍15g，薄荷6g（后下），茯苓10g，白术10g，丹参30g，甘草10g，草果10g，延胡索10g，五灵脂10g，煨姜3片。5剂，每日1剂，水煎服。分早晚两次服用。

二诊：2013年6月16日。服药7剂，胃脘胀痛及两胁作痛减轻，诉饭后腹胀明显，大便干燥，舌暗红有瘀斑，苔白，脉弦细。原方加枳壳10g、厚朴10g、郁李仁10g，以理气除胀、润肠通便。

三诊：2013年6月23日。再服7剂，初诊诸症均见明显缓解，大便正常，继服本方7剂，巩固疗效。

原按 本案患者以"胃脘胀痛"为主症，隶属中医学"胃痛"范畴。于志强教授认为，本患者系因情绪激动后导致肝气郁结。肝主疏泄，脾主运化，脾的运化有赖于肝疏泄功能的正常，肝郁可致脾失健运，发为胃脘胀痛等症。同时该患者又兼有血瘀之象，故有"舌质暗有瘀斑，胃痛昼轻夜重"等表现。治疗时以逍遥散为主方，将疏肝健脾作为关键，在其基础上加入手拈散。

历代多数医家认为，逍遥散专为肝郁、脾虚、血虚之证而设，以"两胁作痛，神疲食少，脉弦而细"作为逍遥散证之辨证要点，组方以柴胡为君，当归、白芍为臣，余五味为佐使之用。于志强教授通过对《内经》理论研究，认为逍遥散组方与《内经》中治肝病理论相符合，即《素问·脏气法时论》中所云"肝欲散，急食辛以散之，用辛补之酸泄之""肝苦急，急食甘以缓之"之理。逍遥散中当归甘辛、温，入心、肝、脾三经，既能补血又能活血，最适合血虚血滞之证治；白芍苦酸、微寒，入肝、脾二经，具有养血敛阴柔肝之功效。当归与白芍合用，一辛一酸，"辛补之，酸泄之"得调肝之主旨精髓，有散有收，体用兼顾；更兼其寒温相配，不凉不燥，既能养血敛阴、调理肝气，又能养血柔肝、缓急止痛。柴胡苦辛、微寒，禀少阳升发之气，具清轻升散、宣透疏达之性，其不仅善解少阳半表半里之邪，又长于疏肝解郁，助调畅肝之气机。白术甘苦、性温，入脾胃经，甘温则可补中，苦可燥湿，为补脾燥湿之第一要药。茯苓甘、平，清热利湿，助甘、术以益土而令心气安宁；甘草甘、平，炙之则气温，能助白术补脾之不足，又能与白芍合用，有缓急止痛功效；薄荷入肝经，用少量可以疏散透达肝经郁热；煨生姜温胃和中，且能辛散达郁。又加手拈散，其中延胡索行气活血，长于止痛；五灵脂通利血脉，行血止痛；没药祛瘀止痛；草果理气散寒。故用于气滞血瘀所致的脘腹疼痛有效，犹如"通闭解结，手到病除"。方选逍遥散为主方，将调畅气机作为治疗疾病的关键，在此基础上加入手拈散，活血通络止痛。诸药合用，共奏疏肝解郁、活血止痛之功。杜武勋.于志强临证经验辑录［M］.北京：华夏出版社，2018：123-124.

案2：胃痛（张杰医案）

某某，女，48岁。2012年8月19日初诊。主诉：胃脘胀痛，吞酸3日。病史：自诉胃脘胀痛，胁肋胀痛，情绪不好胀重加重，吞酸、嗳气，易怒，胃脘怕冷喜暖，晨起泛吐清水，神疲乏力，四肢倦怠，大便溏薄。检查：胃镜显示反流性食管炎，慢性浅表性胃炎，十二指肠球部息肉。舌淡，苔薄黄，脉弦。西医诊断：反流性食管炎，慢性浅表性胃炎，十二指肠球炎。中医诊断：胃痛，吐酸，嘈杂。

辨证：肝胃气滞，中焦虚寒。治则：疏肝理气，温中祛寒，和胃。方药：四君子汤、香乌散合手拈散加减。党参 15g，炒白术 15g，茯苓 10g，乌药 15g，制香附 15g，干姜 15g，制没药 6g，五灵脂 10g，草果 10g，制厚朴 15g，枳壳 15g，青皮 10g，陈皮 10g，蒲公英 20g，炙甘草 10g，7 剂，水煎服，日服 2 次。

二诊（2012 年 8 月 26 日）：服药后，吞酸、嗳气症状改善，大便已成形，已不泛吐清水，精神状态改善。胃脘胀痛缓解，但还时有疼痛，舌淡苔薄，脉弦。原方加甘松 10g、威灵仙 15g，再进 7 剂。

三诊（2012 年 10 月 21 日）：胃痛渐止，仍有烦躁，胃脘畏寒喜暖，舌淡苔薄，脉沉弦迟。8 月 26 日方加炮姜 15g、郁金 10g，再进 14 剂。

原按 反流性食管炎属中医学"胃痛""吐酸""嘈杂"等病范畴。张氏认为，此类病证多为肝郁气滞、中焦虚寒、肝胃不和、气滞血瘀。胃脘痛、吞酸、烧心、反流是本病最常见的症状。

患者病情，辨证为肝胃气滞，中焦虚寒。当以疏肝理气、温中祛寒和胃为法。拟方四君子汤（党参、白术、茯苓、炙甘草）、香乌散（香附、乌药）、手拈散（草果、延胡索、五灵脂、没药）加减。四君子汤健脾益气，以补中焦脾气虚弱；香乌散疏肝理气、调畅气机、缓急平怒、和胃止痛；手拈散温中祛寒、活血化瘀、理气止痛，以消胃脘胀痛。再配干姜温中助阳；制厚朴、枳壳、青皮、陈皮调理肝脾气机；蒲公英清热解毒、消肿散结。与活血化瘀药合用，以消十二指肠息肉。针对病机，理法方药，有的放矢。二诊时，患者胃脘胀痛时有，审证病机未变，原方加甘松以理气止痛，加威灵仙通络止痛，以加强止痛效果。三诊时，患者出现烦躁，应为肝郁气滞，故加郁金行气解郁、活血止痛，以除烦躁。患者感觉胃脘畏寒喜暖，实为中焦虚寒较甚，故加炮姜以温中止痛，以巩固疗效。上述病例，胃镜均提示为"反流性食管炎"，然中医辨证，病机不同，理法方药也各有不同。张氏在临床中，善于辨证，从共性中辨别个性差异，随机应变，证准方精，故多取得满意效果。张杰. 杏林跬步：张杰临证医案经验集［M］. 上海：上海科学技术出版社，2015：48–49.

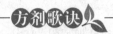

方剂歌诀

　　　　手拈散用延胡索，灵脂没药加草果，
　　　　温寒理气热酒服，肝脾作痛可调和。

守中丸 27

【来源】

守中丸，源于宋·赵佶《圣济总录·卷第一十六·诸风门》。

【组成】

白茯苓（去黑皮）十两　麦门冬（去心，焙）三两　白术　人参　甘菊花（择去梗）　山药　枸杞子各二两　生地黄（绞取汁）二十斤

【用法】

上八味，将七味捣罗为末，先用生地黄汁，于银器内入酥三两，白蜜三两同煎，逐旋掠取汁上金花令尽，得五升许，于银器内，拌炒前七味药，渐渐令尽，候干入白蜜，同捣数千杵，丸如梧桐子大，每日空心或食后，清酒下五十丸。服百日后，五脏充满，肌肤润滑。修合须择四季王相日，或甲子日，此药亦名五芝地仙金髓丸。

现代临床使用时，多易丸为汤。

【功效】

健脾益肾，滋阴平肝，清热利水。

【主治】

治风头眩，脑转目系急，忽然倒仆。

【方解】

方中重用白茯苓渗湿利水、健脾和胃，党参补中益气、健脾益肺，白术健脾益气，山药健脾补肺、固肾益精，四药相伍，共奏健脾之效；再加枸杞滋补肝肾，

使肝脾肾亏虚得补；生地黄、麦冬养阴生津，菊花清热平肝。诸药合用，健脾益肾，滋阴平肝，清热利水。

【名医经验】

全国首批名老中医药专家继承学术经验导师周炳文临床常以守中丸改作汤剂用于内耳眩晕症，证属肝肾亏虚、脾胃虚弱性眩晕患者，临床上症见眩晕、纳减、呕吐、耳鸣、寐差等。周老认为眩晕无不涉及脾，故用守中汤健脾益肾、育阴潜阳，兼化痰开窍以论治。周老数十年用守中汤治疗虚性眩晕症患者数百例，疗效显著，总有效率达97%。陈红．庐陵中医荟萃［M］．南昌：江西科学技术出版社，2012：36.

全国第二、第三、第四批名老中医药专家学术经验继承工作指导老师张炳厚认为守中汤（同改丸为汤）适用于气阴两虚型原发性高血压的治疗。症见时常头痛头晕，气短乏力明显，口干，心烦，耳鸣，心悸不宁，神疲懒言，面色苍白或容易出汗，舌体胖且边有齿印、苔薄白，脉虚细性缓或结代。选用守中汤加减，治以益气养阴为法。谭元生．原发性高血压［M］．长沙：湖南科学技术出版社，2011：324.

【临床应用】

案1：眩晕（周炳文医案）

刘某，男，40岁，2001年4月16日初诊。患者眩晕反复发作1个月，甚时视物旋转，耳鸣，伴恶心呕吐，冷汗出，面色苍白，失眠烦躁，食少纳呆，口苦，腰膝酸软，神疲乏力，便秘，舌质红苔黄，脉弦细。血压100/60mmHg，西医诊断为"内耳眩晕症"。口服"三磷腺苷、安定、西比灵"，静脉滴注"复方丹参液"等效果不明显。中医辨证：脾肾两虚，水不涵木，虚风上扰，治宜补脾益肾、滋水涵木、息风定眩，周氏以守中汤4剂。药后头目眩晕好转，耳鸣减轻，纳增，恶心呕吐止，汗出减少。仍有腰膝酸软，神疲乏力，不能下床行走，失眠，烦躁，大便秘结，口苦，纳呆，舌红苔黄，脉弦细。再进守中汤4剂加大黄8g、黄芩10g、石决明20g、山楂15g。药后头晕目眩明显好转，已能下床单独行走。耳鸣、口苦已除，失眠烦躁均大有改善，大便通畅，纳增，汗少，舌质红，苔薄黄，脉弦细，再服上方10剂巩固疗效。陈红．庐陵中医荟萃［M］．南昌：江西科学技术出版社，2012：36.

案2：眩晕（周炳文医案）

左某，男，45岁。反复眩晕半年，于1975年10月4日就诊。患者于半年前起无明显诱因出现眩晕，轻时行走不稳，重时天旋地转，精神萎靡，伴耳鸣、口干和颈项部胀痛，时有恶心呕吐，无大汗和吞咽困难，曾服中药（泻肝清热药）数十剂，病情反而加重。因此，入吉安市中心人民医院住院治疗，诊断为"椎 – 基底动脉供血不足"，予疏通血管、改善循环等治疗 2 个月，上述症状无好转，而要求周老诊治。患者近 1 个月来精神疲倦，纳呆，睡眠差，小便多，大便干结。刻下症：眩晕耳鸣，视物旋转，精神萎靡，口干溲多，舌淡红、苔厚腻粗，脉弦细数。发现高血压病 4 年余。查体：T36.4℃，P100 次 / 分，R18 次 / 分，BP165/95mmHg，神清，语音清，视力正常，眼球无震颤，左耳听力稍下降，咽反射灵敏，闭目站立试验阳性，病理反射未引出。胸部 X 线检查：主动脉硬化。血常规：白细胞 5.2×10^9/L，红细胞 4.2×10^{12}/L，血红蛋白 115g/L。中医诊断：眩晕（脾肾两虚）。西医诊断：椎 – 基底动脉供血不足。中医辨证分析：脾虚中气不足、清阳不升，表现为眩晕兼神疲乏力、少气懒言、面色无华、纳减、恶心呕吐等。舌苔厚腻，为脾虚夹痰。肾精不足，精虚不能生髓，髓虚不能充脑，脑失所养，表现眩晕兼耳鸣、听力下降、寐差、尿多等。口干、大便干结、舌淡红、脉细数，为肾阴虚生内热之证。而肾虚不能滋养肝木、肝阳上亢，故见头晕视物旋转、站立不稳、舌红苔粗、脉弦数、高血压等。治则：健脾益肾，滋水涵木，息风化痰。方药守中汤加味。党参 15g，白术 12g，茯苓 12g，生地黄 15g，麦冬 15g，菊花 12g，枸杞子 12g，山药 15g，半夏 12g，4 剂。

二诊（1975 年 10 月 9 日）：患者纳增，呕恶有减，示脾运渐复。但眩晕阵作，耳鸣明显，不得起身，夜梦较多，血压居高不下，舌红、脉弦细数等，是为肝肾阴虚、虚风内动仍甚。治以益肾滋水、育阴潜阳，方用地黄饮子加减。处方：熟地黄 15g，肉苁蓉 12g，巴戟天 12g，枣皮 9g，麦冬 12g，五味子 5g，远志 3g，石菖蒲 5g，石斛 5g，肉桂 3g，附子 6g，茯神 9g，薄荷叶 3g。

三诊（1975 年 11 月 5 日）：患者诉眩晕减轻，行走轻便，夜寐梦少，食纳大增，舌淡红、苔白，脉沉细，BP135/87mmHg。认为服用上述复诊方药 20 余剂，疗效显著，故此次复诊仍守原方服用 10 余剂，以期巩固疗效。最后，患者痊愈出院。

原按 周老临床辨眩晕之证，多按标本分虚实，标实有风火痰湿、寒凝气郁，本以肝脾肾虚为主。但标实皆出于本虚，故景岳有"无虚不作眩，当以治虚为主"之论。而脾居中土，升清降浊，故眩晕无不涉及脾，因而治法方药，应以运脾转枢着手、健脾守中为主，周老认为"疗眩晕，健脾气，要在守中"。本案初诊即以补脾健脾之守中汤着手，两次复诊脾已健运，唯表现眩晕阵作、耳鸣明显、不得起身、夜梦较多、血压居高不下、舌红、脉弦细数等肝肾阴虚、虚风内动为主之证候，故改用地黄饮子以益肾滋水、育阴潜阳，加开窍化痰之剂巩固治疗近月余。最后，眩晕、呕吐消失，血压正常，痊愈出院。周洪彬. 国家名老中医周炳文学术思想和临床经验方集萃［M］. 上海：上海科学技术出版社，2016：32-33.

案3：眩晕（周炳文医案）

罗某，男，63岁。素患冠心病、动脉粥样硬化，以眩晕住院数月无效。脑电图提示：脑血管弹力减退。邀诊，见晕甚不能动作，移步即欲倒，曾跌跤多次，但卧床便舒适。近来胸闷心悸甚，脉大弦紧而数，舌红净，饮食尚健。予守中汤加味（党参、白术、茯神、山药、生地黄、麦冬、枸杞子、菊花、沙参、半夏、夜交藤），以益气理脾、滋肾养肝，4剂即效。又守服12剂眩晕基本消失，心悸亦除，每天外出散步。仅睡眠不足，继以加减归脾汤而愈。

原按 若由中州欠运，冲和之气失布，精微不及输注，肝肾不足，虚风上旋，眩晕耳鸣者，则用守中汤镇守中州甚为合拍。周洪彬. 国家名老中医周炳文学术思想和临床经验方集萃［M］. 上海：上海科学技术出版社，2016：10.

案4：高血压（张炳厚医案）

彭某，女，65岁。2001年9月1日初诊：患原发压性高血压15年，血压经常在160/100mmHg左右，头晕乏力，少气懒言，心烦口渴，睡眠多梦，大便排泄不畅，舌质淡红、苔薄白，脉沉细。此乃气阴两虚，清窍失养。治宜益气养阴、濡养清窍。药用：红参6g，炒白术30g，云茯苓10g，细生地黄15g，杭白芍15g，枸杞子10g，麦冬20g，杭菊花10g，蒺藜10g，首乌藤15g。每日1剂，水煎2次，分早晚温服。

2001年9月8日二诊：服上方7剂后，病情明显好转，乏力懒言、头晕减轻，大便通畅，血压140/80mmHg。

2001年9月22日三诊：又服上方14剂后，患者症状基本消失，血压稳定在上述水平。

原按 除有阴虚高血压共有的症状外，乏力气短明显。治用益气养阴法，用守中汤加减。谭元生. 原发性高血压［M］. 长沙：湖南科学技术出版社，2011：324.

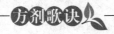

方剂歌诀

守中汤治风头眩，茯苓参术与山药，

麦门枸杞生地菊，健脾益肾眩晕愈。

水陆二仙丹 28

【来源】

水陆二仙丹，源于宋·苏颂《本草图经》，原名"水陆丹"，后由宋·洪尊《洪氏集验方》载录并更名为"水陆二仙丹"。

【组成】

芡实　金樱子（原著无剂量）

【用法】

取鸡头去外皮，取实连壳杂捣，令碎，晒干为末。复取糖樱子，去外刺并其中子，洗净捣碎，入甑中蒸令熟。却用所蒸汤淋三两过，取所淋糖樱汁入银铫，慢火熬成稀膏，用以和鸡头末，丸如梧桐子大。每服盐汤下五十丸。此药稍闭，当以车前子末解之。

【功效】

益肾滋阴，收敛固涩。

【主治】

久服固真元，悦泽颜色。括苍吴寅仲，久服有奇功。

【方解】

"水陆"，指两药生长环境，芡实生于水，金樱子长于山。芡实甘涩，益肾固精，补脾止泻，除湿止带；金樱子酸涩，固精缩尿。两药配伍，可使肾气得补，精关自固，从而遗精、遗尿、带下诸症皆除。虽然本方药仅二味，但配伍合法有制，用于临床，效如仙方，故称"水陆二仙丹"。

【名医经验】

国家级名老中医张玉琴教授认为水陆二仙丹可益肾滋阴、收敛固涩，用于治疗肾气不固所致之男子遗精白浊、女子带下，以及小便频数、遗尿等症。张老师临床运用本方，抓住其健脾固肾之功，在此基础上对症用药，显著扩大了本方的用途：如用于本虚标实、肾虚脾弱之慢性前列腺炎，脾肾气虚、本虚标实之消渴病肾病，脾肾两亏之胃脘痛等多种疾病的治疗，且张老师处方时金樱子、芡实用量多在 20 ~ 30g。赵凯. 张玉琴临证用方选粹［M］. 沈阳：辽宁科学技术出版社，2019：227-228.

【临床应用】

案 1：慢性前列腺炎（张玉琴医案）

患者廉某，男，33 岁，农民。2017 年 7 月 9 日初诊。患者自述会阴部坠胀疼痛不适 4 年，近 7 天坠胀疼痛有所加重，伴有尿频、尿急、时有遗精，面色少华，大便稀溏，纳尚可，夜寐欠佳，舌质嫩，苔薄白，脉沉细。既往慢性前列腺病史。证属：肾虚不固，中气下陷。治以补肾收敛，上提中气，兼以利湿。予水陆二仙丹加减：金樱子 25g，芡实 20g，生黄芪 30g，黄精 15g，川续断 15g，煅龙骨30g，煅牡蛎 30g，醋柴胡 12g，白芍 10g，白术 10g，茯神 10g，川楝子 10g，延胡索 10g，枳壳 10g，车前子 10g，白茅根 30g，生甘草 5g。14 剂，水煎服。

二诊 2017 年 7 月 24 日：患者述疼痛明显好转，坠胀减轻，半个月来未有遗精，小便情况未有明显好转，睡眠改善不佳。原方去枳壳、生甘草，加乌药 12g、炙甘草 5g，续服 14 剂。

三诊 2017 年 8 月 6 日：诸症明显好转。原方再进 14 剂，并嘱规律性生活，忌酒及辛辣刺激性食物，避免病情反复。

原按 慢性前列腺炎实为本虚标实之证。本案中患者面色少华，尿频、尿急，时有遗精，大便稀溏、舌质嫩，苔薄白，实为脾肾两虚。通过补肾收敛肾气，去浊通因通用自然取得了良好的疗效，在治疗过程中张老师始终抓住患者肾虚脾弱本质，用金樱子、芡实等以补肾健脾收敛为主，并兼顾各种兼症，如尿频急用车前子、白茅根利尿通浊；煅龙牡、茯神调理睡眠；川楝子、延胡索缓解疼痛；白芍亦能缓急止痛。诸药相合，正本清源，标本兼顾，药到则病自除。赵凯. 张玉琴临证用方选粹［M］. 沈阳：辽宁科学技术出版社，2019：227-228.

案 2：糖尿病肾病（张玉琴医案）

陈某，男，45 岁，职员。2017 年 9 月 12 日初诊。间断口渴乏力 10 年，加重伴双下肢水肿 1 个月。患者 10 年前确诊"2 型糖尿病"，应用诺和锐 30（笔芯）早晚餐前皮下注射控制血糖，时有口渴乏力，近 1 个月口渴乏力症状加重，并出现双下肢水肿，兼见神疲倦怠，腰膝酸软，下肢水肿，纳差，大便干结，舌质淡暗，苔白腻，脉沉滑。尿系列：尿蛋白（++），肌酐 142 μmol/L。证属消渴日久，脾肾两虚，湿瘀互阻，浊毒内停。治以健脾固肾，行气活血利水。药用：金樱子 30g，芡实 30g，沙苑子 20g，生黄芪 30g，山药 20g，泽泻 5g，益母草 20g，枳实 15g，火麻仁 30g，荔枝核 15g，丹参 10g，生甘草 5g。14 剂，水煎服。继续应用诺和锐 30（笔芯）早晚餐前皮下注射控制血糖。

二诊 2017 年 9 月 26 日：患者服药后，精神好转，双下肢水肿减轻，大便可。复查尿蛋白（+），肌酐 102 μmol/L。上方去火麻仁，余同前继续服用，巩固疗效。14 剂，水煎服。

三诊 2017 年 10 月 11 日：患者自诉上述诸症明显改善，双下肢无水肿，二便调。空腹血糖：6.3mmol/L，尿常规：蛋白（-）；守原方继服 14 剂，随访半年多次复查尿常规未见异常。

原按 糖尿病肾病为本虚标实、虚实夹杂之证。本虚以脾肾气虚为主，标实则多为气滞、痰浊、湿浊、血瘀。脾主运化和输布水谷精微，具有统摄、主肌肉、升清降浊等作用，为气血生化之源。肾者，主蛰，封藏之本，精之处也。若脾虚则运化失司，水湿潴留，精微下泄，肾虚则封藏失职，不能化气行水，水湿内停，从而导致水肿、尿蛋白增多。方中主药以金樱子、芡实健脾固肾、涩精止遗；沙苑子补肾固精，辅以主药增强补肾之功；脾土旺则能制肾水，用生黄芪、山药补气健脾。使脾胃运化功能正常，则水精四布，五经并行；再佐以益母草、泽泻利水消肿；枳实、荔枝核理气健脾，行气以消水，气行水自消；气为血之帅，气虚则无以推动血液运行而致瘀，佐以丹参活血化瘀，使瘀血得除，水道得通。火麻仁润肠通便，荡涤肠腑；同时以甘草为使调和诸药，诸药合用直达病所而见效。

赵凯. 张玉琴临证用方选粹［M］. 沈阳：辽宁科学技术出版社，2019：228–229.

案 3：遗尿（张玉琴医案）

曾某，女，12 岁，学生。2017 年 3 月 15 日初诊。患者自诉近 6 年反复出现夜间睡觉时小便不自觉排出，2 次 / 夜，醒后方觉，曾在多家医院就诊服西药治疗，症状均无明显改善。遂今日来诊，现症见：肢凉怕冷，神疲乏力，食欲不振，口渴饮多，大便干燥硬结，二三日1行。平素易感冒，尚未行经，面色苍白，苔白稍厚，脉沉细，尺弱。

证属肾气不足，气阴两虚型。治以滋阴补肾、收敛固涩。予水陆二仙丹合六味地黄丸加减：金樱子20g，芡实20g，熟地黄15g，牡丹皮10g，泽泻10g，山茱萸15g，益智仁12g，薏苡仁15g，覆盆子12g，北黄芪15g，白术12g，桑螵蛸10g，党参20g，甘草5g。7剂，水煎服。

二诊2017年3月22日：患者服上药7剂后，近日遗尿次数减少，1次/夜，且尿量转少，口干减轻，大便转常，苔薄白，脉沉细。效不更方，守方续服14剂。

三诊2017年4月15日：患者夜内未再遗尿，避免着凉，嘱平时睡前控制饮水量，终至痊愈，随访至今未发作。

原按 中医认为遗尿的主要病机是膀胱不约，下元虚寒，肾气不固，不能温煦膀胱，膀胱气化功能失调，闭藏失调，不能约制水道为主要病因；亦与肺脾气虚、水液宣散转输失常和肝失疏泄有关。故《素问·经脉别论》曰："饮入于胃，游溢精气，上输于脾，脾气散精，上归于肺，通调水道，下输膀胱，水精四布，五经并行。"水陆二仙丹为《洪氏经验集》之方，由芡实、金樱子组成，有固精缩尿的功效，主治肾气不固之男子遗精、尿频，女子白带过多等。六味地黄丸为《小儿药证直诀》之方，由熟地黄、山药、山茱萸、茯苓、泽泻、丹皮组成，有滋阴补肾的功效，主治肝肾阴虚之头晕耳鸣、腰膝酸软、骨蒸潮热、盗汗遗精等。张老师在水陆二仙丹和六味地黄丸基础上加益智仁、薏苡仁、覆盆子、北黄芪、白术、桑螵蛸、党参、甘草等药。方中熟地黄、山茱萸滋补肝肾；牡丹皮、泽泻清泄利湿，芡实甘涩，能固肾涩精，金樱子酸涩，能固精缩尿，二者配伍，使肾气得补，精关自固；党参、北黄芪、白术、薏苡仁以补气健脾，利水渗湿；益智仁、覆盆子、桑螵蛸固肾缩尿、补肾助阳；甘草补中益气，调和药性。诸药合用，相得益彰，以滋阴益肾、收敛固涩之功，能使膀胱气化功能恢复正常。用于遗尿，可获标本兼治之效。赵凯.张玉琴临证用方选粹［M］.沈阳：辽宁科学技术出版社，2019：229-231.

案4：胃脘痛（张玉琴医案）

王某，男，24岁，学生，2017年9月10日初诊。主诉：间断胃痛3年。患者3年前因胃痛多处就诊，曾以慢性胃炎治疗，口服多种西药、中药未见明显效果，现症见：胃脘隐痛不适，腹鸣作响，纳食呆滞，稍食则胃脘疼痛加重，伴肢冷神怠，形体瘦削，面色萎黄，大便时溏，小便尚调。舌体胖大，质暗淡，苔薄白，脉沉细。证属脾肾亏虚，中气下陷。治以温肾补脾、益气升陷。予水陆二仙丹合补中益气汤加减：金樱子30g，芡实30g，党参20g，柴胡12g，生黄芪20g，升麻15g，陈皮12g，干姜10g，豆蔻12g，小茴香12g，炙甘草5g。14剂，水煎服。嘱服药期间避免进食辛辣、寒凉刺激食物。

二诊2017年9月24日：患者自述胃痛已除，纳食好转，食后亦无不适感。效不更方，续服14剂，诸症悉除。嘱服香砂六君子丸1个月以巩固疗效。

原按 水陆二仙丹出自洪遵《洪氏集验方》一书，由芡实、金樱子二味药物组成。洪氏根据芡实生于水中，金樱子生于陆地，二药相伍，药简力宏，其效似不可思议，故名水陆二仙丹。具有补肾固精、收涩止带等作用。张老师禀"异病同治"之旨，根据临床辨证，辅以对症用药，明显地扩大了本方的原有用途，因本患者素有胃痛，化源乏力，表现证属脾肾两亏，中气虚陷，故治从温肾暖脾、益气升陷入手，金樱子、芡实用量不宜太小，否则效果不著。赵凯．张玉琴临证用方选粹［M］．沈阳：辽宁科学技术出版社，2019：231．

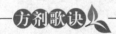

方剂歌诀

水陆二仙金樱芡，为丸煎汤或作散，

肾虚不摄遗滑精，带稀尿频便溏痊。

顺风匀气散 29

【来源】

顺风匀气散，源于明·董宿《奇效良方·卷之二》。

【组成】

白术四钱　乌药二钱　人参一钱　天麻一钱　沉香半钱　白芷半钱　紫苏半钱　木瓜半钱　青皮半钱　甘草（炙）半钱

【用法】

分作二帖，每帖水二盏，生姜二片，煎八分，温服，二渣并煎。

【功效】

顺风匀气。

【主治】

治中风中气，半身不遂，口眼歪斜，先宜服此。风气腰疼痛，亦宜服之。

【方解】

天麻、紫苏、白芷疏风气；乌药、青皮、沉香行滞气；人参、白术、甘草补正气。疏之、行之、补之，则气调而风去。用木瓜者，取其调营卫以缓筋脉。方中诸药配伍，散风疏气，并能调匀气机，诸症皆除，故名"顺风匀气散"。

【名医经验】

全国名老中医梁国卿教授常以顺风匀气散治疗口眼歪斜。梁教授认为，治疗口眼歪斜应以补正气为主，佐以行气伸筋，辅以疏风散邪。本方补益、疏散、行气之功并奏，疗效确切。因此凡因恼怒之后或体虚受风出现口眼歪斜、口角流涎、面部麻痹等症的患者，以此方治疗均获佳效。初患之人，十之有九，服药3周便可痊愈。辽宁省中医学会.全国首届中医学术会议论文汇编1979［M］. 1979：74-75.

全国名老中医汪履秋教授用本方治疗风阳痰火上扰之中风，疗效甚佳。汪教授认为，此证气机不畅、气逆上冲是其重要因素之一，特别是因情志刺激而病者。因此通过调气降气，既可调畅气机，同时也有利于风阳痰火的下泄。汪教授在临床治疗此病时，紧抓情绪刺激的致病因素，如平素易于生气、每遇情绪不佳则症状加重等，即选用顺风匀气散，以理气降气为本，从而药到病除。尹涛.大国医经典医案诠解病症篇·脑血管病［M］.北京：中国医药科技出版社，2016：234-235.

【临床应用】

案1：口眼歪斜（梁国卿医案）

尤某，女，21岁，工人。1969年11月来诊。患者自述1968年5月1日因汗出受风后初觉面部发紧，继则面肿、口歪，视力欠佳，经针灸及服药治疗后好转。1969年8月又出现面肿、失语，经针灸治疗后好转，但遗留左侧面肿、唇肿，经治多次无效，西医诊为"面神经麻痹"。处方：顺风匀气散。服药3剂后，病情好转。继服6剂，面唇肿消而愈。

原按 口眼歪斜（即面神经麻痹）为临床常见病，多由恼怒之后或体虚受风，使真气不周，脉络闭阻，气血流行不畅所致。医者多以牵正散或针灸治之，然梁老临床多以顺风匀气散治疗此病，奏效者颇多。

阳明之脉荣于面，夹口环唇，肝经之脉上连目系，可知口眼歪斜乃阳明、厥阴病也。本方中人参、白术、甘草入阳明而补真气；天麻、苏叶、白芷辛温发散以疏头面之风；乌药、青皮、沉香以行滞气；木瓜能泻肝而伸筋。全方共奏补益、疏散、行气之功，故气顺、血和、风灭，真气得以周流，而病自除矣。郑曙琴，高天舒.益气活血治消渴：辽沈糖尿病三杰经验集［M］.北京：中国中医药出版社，2019：42.

案2：中风（汪履秋医案）

王某某，男性，58岁。患者1972年10月患蛛网膜下隙出血，经治疗病情基本稳定，唯后遗瘫痪，言语不利。1973年4月8日病情复发，突然吞咽困难，饮食不进，不能言语，瘫痪加甚，呈强直性，因而收住入院。查患者面赤形瘦，舌质光红，脉细数，血压140/96mmHg。以肝肾阴虚，痰火上扰论治，痰火渐清，肝肾阴虚未复，即转拟地黄饮子加减治疗，连服40余剂，舌光红转淡红，但仍不能言语，饮食依靠鼻饲。追问病史，患者平素易生气，每遇情绪不佳则病情加重，此次发病，亦因生气而作，故转用顺风匀气汤加减以理气化痰。处方：乌药10g，沉香3g，木瓜10g，青皮5g，苏梗10g，天麻10g，橘红6g，胆南星10g，熟枣仁10g，太子参12g。煎汤鼻饲，每日1剂。另竹沥水20ml，羚羊角粉1g冲服，每日2次。前药进30余剂，病情大为好转，吞咽顺利能进饮食，会讲简单语言，活动亦较前好转，出院继续调治。

原按 本案为汪履秋治疗中风验案之一。中风临床上大多从风阳痰火论治，然气机不畅、气逆上冲亦是重要因素之一。《黄帝内经》云："大怒则形气绝，而血菀于上，使人薄厥。"风阳痰火上扰，多与气逆上冲有关，特别是因情志刺激而病者。通过调气降气，既可调畅气机，同时也有利于风阳痰火的下泄。汪氏在辨证此案中，紧抓情绪刺激而致病，参合舌脉，辨证为肝气上逆，痰阻经络，弃补阳还五汤、地黄饮子，而用顺风匀气散，以理气降气为本治疗实为独树一帜，方中主要药物沉香、乌药、紫苏、青皮，理气降气以平逆上亢之肝气；以天麻、木瓜等平肝潜阳、息风通络，脉细乃气血不足而选太子参、酸枣仁益气养血、健脑益神，再配橘红、胆南星化痰开窍，辨证之准确，造方之奇特，足见汪氏独辟蹊径，常法之中有变法，变法之中见常法，不拘一格，信手拈来，而达药到病除之效。尹涛.大国医经典医案诠解病症篇·脑血管病［M］.北京：中国医药科技出版社，2016：234-235.

案3：中风（孙允中医案）

梁某某，女，70岁，家务。1965年6月5日初诊。患高血压数年，常赖西药维持。今晨口眼歪斜，言语不清，右半身不遂，勉可步行，赴诊途中，猝然昏仆，面白唇青，四肢不温，静卧不烦，痰涎壅盛，两手握固，大小便闭，微汗出，舌质淡，苔白腻，脉沉弦而滑。素体丰腴，蕴结湿痰，阻遏气机，气逆痰升，上壅清窍，致发此证。法当辛温开窍、顺气息风。白术15g，乌药10g，沉香7.5g，天麻10g，白芷15g，苏叶10g，青皮15g，木瓜10g，胆南星10g，甘草5g，白人参10g。3剂，水煎服。

6月10日二诊：症状大减，却汗多不止，二便自遗，但仍两手握固，脉细弱。此为正不胜邪，由闭转脱而闭脱互见，尚以原方加减：白术20g，乌药7.5g，胆星 10g，白附子 5g，白芷 10g，青皮 10g，白人参 15g，熟附子 10g。3 剂，水煎服。

6 月 15 日三诊：汗减，神志清醒，诸症均有显著改善，上方再服 2 剂。

6 月 18 日四诊：汗止，二便已能控制，讲话渐可听清，能够撑身坐起，手足亦温，患肢屈伸自如，口眼尚歪，有痰。宗上方减熟附子，加全蝎 10g、蜈蚣 7.5g。

五、六、七诊处方未变。

7 月 29 日八诊：口眼端正，语言若常，自行活动，无须扶持，唯感腰膝无力，足趾麻木。投以强肝肾、通经络之品，10 剂而痊。

原按 该案中风，闭脱并存，"本皆内伤积损颓败而然"。初诊即有昏仆、面白唇青、四肢不温、痰涎壅盛、两手握固、大小便闭等闭证表现；尚有微汗出，有由闭转脱，闭脱并见之兆。盖以邪之所凑，其气必虚，偏枯歪僻，或左或右，盖血脉不周，而气不匀也。予顺风匀气散化裁。方中以天麻、苏叶、白芷疏风气；乌药、青皮、沉香行滞气；人参、白术、炙甘草补正气；木瓜调荣卫而伸筋；胆南星祛痰涎。二诊闭脱兼见，故宜参附汤益气固脱，恰中病机，汗减神清。后加通络强肝肾之品调理而收功。申洪波，姜德训，白云静．中风古今名家验案全析［Ｍ］．北京：科学技术文献出版社，2007：232-233．

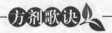

方剂歌诀

顺风匀气术乌沉，白芷天麻苏叶参。

木瓜甘草青皮合，歪僻偏枯口舌喑。

缩脾饮 30

【来源】

缩脾饮，源于宋·《太平惠民和剂局方·卷二·宝庆新增方》。

【组成】

缩砂仁　乌梅肉　草果　炙甘草　干葛　白扁豆各二两

【用法】

每服四钱，水一大碗，煎八分，去滓，以水沉冷服以解烦，或欲热欲温，并任意服。代熟水饮之极妙。

【功效】

醒脾燥湿。

【主治】

解伏热，除烦渴，消暑毒，止吐利。霍乱之后服热药大多致烦躁者，并宜服之。

【方解】

砂仁气味辛温，可行气祛湿、和胃止泻；草果辛温发散、宣通湿浊；葛根、白扁豆、甘草合用可补脾气、升胃气、和中气；乌梅补肝体且养肝阴，调肝气而理脾胃，与诸药相合，散中有收，生津液而不敛邪。全方利湿清热健脾、理气养阴而生津，可解暑热之毒，除伏热烦渴。

【名医经验】

伤寒名家李克绍教授应用缩脾饮治疗脾胃不和、湿浊阻滞之高热不退。李老认为，方中乌梅虽性味酸涩，但其补肝体而不敛邪、助疏泄而不影响散邪，并不影响全方宣散燥湿之力，故以乌梅调理肝气，反有利于调理脾胃之气，临证使用时不应顾虑乌梅之酸收，以成本方散中有收、相反相成之精妙。李克绍. 李克绍医学全集·医论医话 ［M］. 北京：中国医药科技出版社，2012：215-216.

广东省名中医何炎燊教授认为缩脾饮具有快脾燥湿、甘温补中、升发清阳、酸敛生液的功效，为治疗脾虚湿泻的效方。何老据其多年临床体会，认为该方中应加白术以增其补脾燥湿之力，加车前子淡渗分利，使湿从小便去，则更为周到。何老临床用此方以治疗小儿泄泻卓有成效。何炎燊. 加味缩脾饮 ［J］. 中国社区医师，1990，（2）：37.

【临床应用】

案 1：高热不退（李克绍医案）

患者某某，男，70 岁。主症：高热不退 3 个月。本病由夏天饮食生冷又过于贪凉（吹电风扇）而引起。初起恶寒重，寒战，继而发热，体温高达39.5 ~ 40℃，寒热发作不定时，高热时胸以上大汗出，胸以下无汗，胃脘部有痞闷感。西医查无原因，曾住院用激素治疗无效，出院。前医作为疟疾（药用常山、大青叶、柴胡等），服药 30 余剂亦无效，高热一直不退。重病面容，食欲差。舌苔白厚黏腻微黄，脉濡数无力。处方：苍术 9g，白芷 9g，草果仁 6g，乌梅 9g，甘草 3g，葛根 12g，生白扁豆 9g，水煎服。

原按 齐藤：本案李老的处方用药思路与前医的处方用药思路显著不同，为什么？

李老：本案系内伤生冷外感寒证，初起本应以辛温解表、兼以和胃之剂治之。未能对症用药，又屡经误治，脉症均变。脉濡数无力，即说明本证已非初起感寒之象。前医用药过于柔润，缺乏刚燥；滋腻之品恋邪，以致邪气内伏，造成寒热发作如疟状，但非疟疾，故前医用常山等药不效，此乃脾胃不和，故形成寒热发作不定时。本方实以刚克柔，以燥驱湿，解救药误。方从缩脾饮化裁而来，药用苍术、白芷、草果宣通湿浊，葛根、白扁豆补脾气、升胃气，与乌梅相合，散中有收，相反相成，符合脾为湿困的治疗原则。

齐藤：乌梅酸收，于本方之宣散有无妨碍？

李老：乌梅酸能补肝体、养肝阴，肝主疏泄，调理肝气，有利于调理脾胃之气。乌梅补肝体，但不敛邪，有助于疏泄，故不影响外邪之宣透。

齐藤：请李老谈谈有关白芷的用法。

李老：白芷的作用主要是芳香化湿通窍。临床上如鼻流清涕、寒湿白带、中耳炎流清水诸疾用之，皆体现了其化湿通窍之功。再如腹膜结核，药用大黄、白芷捣丸，以黄酒送服；湿滞胃痛，单用白芷二两煎服，均取此意。李克绍.李克绍医学全集·医论医话［M］.北京：中国医药科技出版社，2012：215-216.

案2：急性肠炎（何炎燊医案）

姚某，男，23岁。患者于2005年4月26日因饮食不洁，患上急性肠炎，腹痛，腹泻。当时某医院西医治疗数天，症状缓解。此后肠胃功能欠佳，每日排稀烂大便3～4次，脐周疼痛，腹胀满，矢气频，溺黄，胃纳、睡眠均正常。经某医院检查体检项目均正常。未做肠镜检查，2005年9月14日来诊。其人形体中等，面色、精神正常。舌体瘦，舌质红少苔，脉缓弱。腹部按之濡软，无压痛。

此病初因湿邪外侵，困阻中焦，脾胃腐熟、运化功能失职。失于调治，日久则脾胃气阴俱虚，湿从内生，郁久化热，湿热蕴结肠道，致大肠传导功能失司。宜益气养阴、补脾健胃、清热祛湿。方用参苓白术散合缩脾饮加减：葛根（煨熟）20g，太子参20g，茯苓20g，白术15g，扁豆25g，陈皮5g，山药30g，石斛15g，乌梅8g，白芍药15g，生甘草5g，黄连8g，薏苡仁30g。7剂。

再诊：大便次数减为每日1～2次，呈条状，腹痛、腹胀减轻七八，脉舌同前。脾胃功能稍健，大肠湿热渐除，故守前方加减以善后：太子参20g，白术15g，山药30g，茯苓15g，炙甘草5g，扁豆25g，石斛15g，乌梅10g，葛根（煨熟）15g，薏苡仁30g，春砂仁5g，白芍药20g，北沙参20g，糯稻根15g。7剂。

原按 此例泄泻半年，药中病机，故能速效。参苓白术散乃补脾和缓之剂，而能速效者，乃加入缩脾饮。缩脾饮药仅六味（煨葛根、扁豆、甘草、草果、春砂仁、乌梅），此例用其五药，因患者舌红少苔，兼胃阴不足，故去草果之温，而加石斛之甘平，甚有法度。其中煨葛根升发清阳，以振脾土敷布之权；乌梅酸温收敛，以缩脾土缓怠之势，故方名"缩脾"，乃治湿泻之良方。《汤头歌诀》列为治暑之剂，实误。马凤彬.国家科技攻关名老中医传承项目·何炎燊医案集［M］.北京：人民卫生出版社，2009：109-110.

案3：暑月肾病（阮诗玮医案）

某某，女，40岁。2015年9月19日来诊。患者腹泻1周，日行4～5次，便质稀溏，时如水样，伴有腹痛，无恶心、呕吐，自行服用"止泻药，益生菌"

后便次减少，寐时双上肢麻木，纳尚可，小便量少，舌淡苔黄腻，脉弦滑。既往有慢性肾病病史。查体：腹部视诊未见明显异常；听诊肠鸣音 6 次 / 分，叩诊未见异常；触诊腹软，全腹无明显压痛，反跳痛。2015 年 9 月 12 日肾功能检查示：尿酸 495.1μmol/L，尿素 53.4mmol/L，肌酐 64.2μmol/L，胱抑素 C0.86mg/L；2015 年 9 月 19 日尿常规检查示：隐血（++），红细胞 5.9 个 /μl，红细胞 11 个 / HP。中医诊断为泄泻病，辨证为暑湿困脾证，方予缩脾饮加减。药用：草豆蔻 6g，草果 6g，砂仁 6g（后入），葛根 15g，扁豆 15g，甘草 3g，乌梅 6g，黄连 3g，木香 6g（后入），土茯苓 15g，党参 15g，车前子 15g（布包）。14 剂，日 1 剂，水煎服，分 2 次服用。

二诊：便数减少，日行 1 ~ 2 次，便质成形，便前偶有腹痛，伴有肠鸣，矢气；复外感 2 日，自服"流感丸"后症状稍缓解。辰下：时有鼻流黄涕，颈项不适，口苦，口干欲热饮，口中异味，纳可寐欠佳，二便调，舌暗边有瘀斑，苔薄白腻，脉缓。2015 年 10 月 10 日肾功能检查示：尿酸 334.7μmol/L，肌酐 58μmol。方予参苓白术散加减。药用：太子参 15g，茯苓 15g，白术 6g，薏苡仁 20g，砂仁 6g，甘草 3g，桔梗 6g，怀山药 30g，扁豆 15g，陈皮 6g，防风 6g，薄荷 6g，狗脊 15g，14 剂。日 1 剂，水煎服，分 2 次服用，再诊时诸症悉除。

原按　患者素有慢性肾脏病病史，暑气未散之时，复感寒湿，寒湿困脾，升清失常，胃失受纳，通降失常，故见便质稀溏，甚则水样便。结合舌脉，辨为暑湿困脾，治以温脾解暑，处方以缩脾饮加减。草豆蔻、草果、砂仁、木香芳香燥湿醒脾；葛根升阳止泻；合扁豆、乌梅、明党参、甘草益气养阴；佐以黄连、土茯苓、车前子清热燥湿。复诊时，因患者又感风邪，二阳合病，风热犯上，诸窍不利；原有大热、内伤元气，气弱不行，湿邪留著，清浊相干，故予参苓白术散益气健脾、渗湿止泻，少佐疏风药解表，以善其后。俞跃，阮诗玮 . 暑月肾病治验三则 [J] . 中医药通报，2017，16（4）：53-54，72.

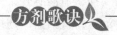
方剂歌诀

缩脾饮用清暑气，砂仁草果乌梅暨，
甘草葛根扁豆加，吐泻烦渴温脾胃。

通气散 31

【来源】

通气散，源于清·王清任《医林改错·卷上》。

【组成】

柴胡一两　香附一两　川芎五钱

【用法】

为末，早晚开水冲服三钱。

【功效】

疏肝理气，活血通窍。

【主治】

耳聋不闻雷声。

【方解】

耳为宗脉所聚之处，诸经病变皆可影响及耳，尤以肝胆二经首当其冲。若起居失宜，猝受惊恐，气血乖乱；或劳力闪挫，脉络受损，血溢脉外，气血瘀阻，皆可导致耳部气血运行障碍，窍络瘀阻发为聋鸣。治宜行气活血、通络开窍。方中柴胡乃疏肝理气之要药，气行以帅血行，为君药；香附乃气中之血药，"辛味甚烈，香气颇浓，皆以气用事，故专治气结为病"，亦能疏理血分之滞，为臣药；川芎为血中之气药，辛散温通，既能活血，又能行气，助君、臣药行气活血，为佐药；川芎又入肝、胆二经，兼使药之意。全方共成行气活血之剂，适用于气血瘀滞而致耳暴聋证。

【名医经验】

《医林改错·卷上》提及通窍活血汤时言："晚服此方，早服通气散，一日两付，二三十年耳聋可愈。"王氏之语提示临床可两方交替治疗久聋。

国医大师熊继柏教授认为，耳聋有虚实之分，虚证责于肾虚，实证责于痰浊与气滞。通气散疏肝理气、活血通窍之功强，用于治疗实证肝郁气滞之耳聋耳鸣疗效甚佳，如此理气通窍，方证合拍，则诸症自平。熊继柏. 一名真正的名中医 [M].北京：中国中医药出版社. 2019：230.

全国名老中医蔡福养教授认为活血化瘀法是治疗耳鼻喉疾病的一个重要治法，通气散活血化瘀之功显著，是治疗由气血瘀滞所致的耳部疾病的良方。蔡福养教授常用本方治疗耳聋耳鸣、耳胀、耳闭等症，并配合以通窍活血汤，酌情加减丝瓜络、路路通进行治疗。此外，蔡教授结合多年的临床经验，在通气散的基础上加上节菖蒲、路路通、甘草，创制了经验方"蔡氏聪耳汤"，用于治疗肝郁气滞之耳聋耳鸣，疗效显著。蔡福养. 蔡福养临床经验辑要 [M]. 北京：中国医药科技出版社. 2000：13.

马智教授用通气散治疗慢性主观性眩晕，认为本方虽仅由柴胡、香附、川芎三味药组成，却有很好的行气活血、疏通经络之功，可有效缓解"肝郁"之证从而防止眩晕再发。即，本方不仅用于发病期的治疗，还适用于善后及防止复发。冷辉. 治眩心悟——名老中医马智教授治疗眩晕经验 [M]. 北京：中国中医药出版社. 2017：178-179.

【临床应用】

案1：耳聋（熊继柏医案）

陆某，男，6岁，常德市人。门诊病例。

初诊（2007年1月2日）：诉两年前发现右耳听力下降，而后发展为耳聋，多处医治均无效。诊见右耳聋，时觉耳鸣，耳胀，口中多痰，舌苔薄黄腻，脉滑。辨证：痰热气滞，闭阻清窍。治法：清热化痰，理气通窍。主方：温胆汤合王氏通气散。陈皮10g，法半夏8g，茯苓10g，枳实8g，竹茹10g，甘草6g，柴胡20g，川芎10g，香附20g，浙贝母20g，石菖蒲30g。10剂，水煎服。另：麝香2g，每日冲服0.2g。

二诊（2007年1月11日）：诉耳鸣、耳胀显减，口中痰已减少，舌苔薄黄腻，脉滑。拟原方加味再进 10 剂。陈皮 10g，法半夏 8g，茯苓 10g，枳实 8g，竹茹 10g，甘草 6g，柴胡 20g，川芎 10g，香附 20g，石菖蒲 30g，苍耳子 10g，白芥子 10g，浙贝母 20g。10 剂，水煎服。另：麝香 2g，每日冲服 0.2g。

三诊（2007 年 1 月 21 日）：其家长诉其右耳聋明显减轻，听力已恢复近一半，舌苔薄黄，脉细滑。拟原方再进 15 剂。

四诊（2007 年 2 月 5 日）：其家长诉其听力已大增，耳鸣、耳胀皆已除，舌苔薄黄，脉细。拟原方加减再进 15 剂。陈皮 10g，法半夏 8g，茯苓 10g，枳实 8g，竹茹 6g，甘草 6g，柴胡 10g，川芎 10g，香附 15g，浙贝母 20g，石菖蒲 20g。15 剂，水煎服。另：麝香 3g，每日冲服 0.2g。

原按 耳聋一证，有虚实之辨。虚证多责之于肾虚；实证多属胆经病变，责之于痰浊与气滞。《灵枢·经脉》云："胆足少阳之脉……其支者，从耳后入耳中，出走耳前。"本案兼见耳鸣，口中多痰，舌苔薄黄腻，脉滑，属痰热闭阻。并兼耳胀，显属气滞，所以取温胆汤清热化痰，并选王清任之通气散以理气通窍，方证合拍，诸症自平。熊继柏．一名真正的名中医［M］．北京：中国中医药出版社．2019：229–230．

案 2：失聪（蔡福养医案）

夏某，男，31 岁，中学教师。于 1976 年 7 月 8 日就诊。主诉：两耳如蝉鸣，有时闭塞，胸闷，痰多，口苦，苔薄黄。脉弦滑。证候分析：痰火上升，壅塞清窍，故耳如蝉鸣，甚则气闭而聋；湿痰中阻，则胸闷痰多；湿郁化热则口苦，苔薄黄，脉弦滑。辨证：痰火上升，壅塞清窍所致。治则：化痰清火，和胃降浊。方药：二陈汤加味。陈皮、半夏各 9g，茯苓 12g，黄芩、黄连各 6g，石菖蒲 18g，柴胡 9g，川芎 9g，香附 12g。每日 1 剂，水煎服，连用 1 周。

7 月 15 日复诊：两耳蝉鸣减轻，胸闷痰多，口苦，苔薄黄消失，再拟方涤痰丸：青礞石、沉香各 6g，大黄、黄芩各 3g。以利痰火下降而不扰于上。配合通气散（柴胡 6g，川芎 12g，香附 18g）以助疏肝理气、通达耳窍，嘱患者再服 6 剂。

7 月 22 日三诊：耳鸣痊愈。停药观察半年，无复发。蔡福养．蔡福养临床经验辑要［M］．北京：中国医药科技出版社．2000：267–268．

案 3：耳胀闭（蔡福养医案）

程某，男，36 岁，营业员。1982 年 12 月 13 日就诊。右耳闷胀，听力减退，时发耳鸣，逐渐加重 6 月余。病发于夏日游泳，水入耳中，而发耳内胀痛重听。即时在某医院诊为"急性渗出性中耳炎"。经服药数天，穿刺抽液 2 次后，病症有所好转，但因公外出而停治。遂后常觉耳内闷塞，如物所堵，听力不聪，耳鸣如闻机器开动之声，时发时止，逐渐加重，饮食、二便、睡眠如常。检查：右侧耳膜灰暗不泽、增厚、光锥消失、轻度内陷。鼓气电耳镜检查示鼓膜活动度欠佳。听力测验示混合性耳聋，而以传导性耳聋为主。舌质暗，舌下青筋暴胀，苔薄白，脉缓。诊断：耳胀闭（慢性卡他性中耳炎）。辨证：邪毒久留，阻滞耳脉，气血瘀阻。治则：活血化瘀，行气散结，通络开闭。方药：通窍活血汤合通气散加减。当归20g，赤芍12g，桃仁6g，红花6g，川芎10g，柴胡10g，香附12g，丝瓜络15g，鸡血藤25g，石菖蒲15g，贝母12g，茯苓20g，连翘12g，甘草6g。水煎服，每日1剂。导引：如前例之法。

复诊：服药、导引10日，自觉耳内闷胀减轻，听力好转，耳鸣渐止，听力测验无明显变化，舌脉同前。内服、导引继施，加服复方丹参片，每次3片，每日3次。

三诊：续治10日，耳闷胀塞感已失，听力大有改善，守法继治。

四诊：调治月余，诸症皆去，听力检查基本复常。

原按 "耳者，宗脉之所聚也"。宗脉畅通，气血至耳，耳受之而听觉聪矣。若邪毒袭耳，留结不去，壅满耳脉，气血运行不畅，瘀阻耳窍，则耳闷胀塞而听失聪敏。本例病延数月，舌暗脉缓，即因邪毒留滞，瘀阻清窍而成。故治以通窍活血汤合通气散（《医林改错》：柴胡、香附、川芎）活血行气、化痰导滞；加丝瓜络、鸡血藤通经活络、疏通气血；辅以石菖蒲、贝母、茯苓、连翘化湿解毒、散结开闭。并以导引法导气入耳，以扶正御邪、聪耳开窍。合法能使耳脉畅通而气血和利，正气充耳则结邪自开，血和邪去则胀闭可解矣。蔡福养．蔡福养临床经验辑要［M］．北京：中国医药科技出版社．2000：256-257．

案 4：头痛（吴熙伯医案）

朱某，男，41岁。患者自述头痛偏右，每次发作持续数小时或数天方止，经某医院诊治，并经脑血流图检查示：双侧脑血管扩张，以右侧为著。服药后疼痛仍发作。头痛数载，经常发作，每次发作持续数小时或数天，偏重于头部右侧，目眩、视物昏花，常觉烦躁不安，失眠少寐，舌苔薄白，脉弦滑。辨证：风热上犯，气血运行失调，少阳、阳明合病。方药：拟通气散加味。川芎10g，粉葛根15g，炒柴胡10g，荜茇4g，地鳖虫10g，羌活6g，蔓荆子15g，全蝎5g，制香附12g，白芷6g。6剂。

二诊：药后，头痛好转，能睡眠2～3小时，守原方去荜茇，加钩藤15g、菊花 6g。6 剂。

三诊：自觉症状告愈，头痛消失，守原方加炒赤芍 10g，续服 4 剂。随访 2 年，未见复发。

原按 血管性头痛，选用王清任《医林改错》通气散加味，取其通关开窍、行气活血、祛风止痛，药证合拍，故奏全效。彭伟.名老中医头痛医案选评［M］.济南：山东科学技术出版社.2019：133-134.

案5：糖尿病合并耳鸣（岳仁宋医案）

胥某，男，53 岁。2011 年 7 月 11 日初诊。主诉：耳鸣 2 个月。病史：患 2 型糖尿病 1 年余，口服降糖药治疗，血糖水平控制较为平稳。诊见：体壮，耳鸣，鸣声如流水，日轻夜重，静卧加重，心烦不宁，急躁易怒，入寐难且睡眠轻浅，大便稀软不成形，小便调，舌红体胖、苔微黄腻，脉沉微弦。中医诊断：耳鸣，辨证为气郁窍闭。予通气散加石菖蒲合越鞠丸加减，行气解郁，通窍启闭。处方：川芎、柴胡、香附、石菖蒲、神曲各 15g，苍术、桑叶、白芍各 30g，栀子 12g，炙甘草 6g。6 剂，每天 1 剂，水煎服。嘱继续糖尿病饮食、运动及口服降糖药治疗，注意监测血糖。

二诊：服药后耳鸣较前减轻，心烦易怒减轻，睡眠质量较前提高。效不更方，继予前方 6 剂，如法煎服。

三诊：患者诉耳鸣明显缓解，仅有偶发，情绪稳定，食欲不振，大便稀软。仍予通气散合异功散加减以行气通窍健脾治疗，另嘱患者注意饮食、休息，适当运动。

原按 本例患者为中年男性，因患有糖尿病，为其治疗及预后担忧过度，肝郁气滞，日久终致气血失调，耳窍闭塞不通。肝木乘土，则脾气虚弱。岳教授治疗时认为，前期当先平肝解郁、行气通窍，故方选通气散加石菖蒲合越鞠丸加减；后期肝气舒畅，当健脾补中与行气通窍并施，故方选通气散合异功散加减。同时保持血糖稳定，故能取得满意的疗效。齐方洲.岳仁宋教授运用通气散加味治疗糖尿病伴耳鸣经验简介［J］.新中医，2012，44（2）：152-153.

案6：暴聋（李云英医案）

吴某，女，31 岁。2018 年 10 月 14 日初诊。主诉：左耳耳鸣伴听力下降一月余。2015 年 9 月曾有突发性耳聋，治疗后无耳鸣、无听力下降。2017 年 3 月左耳耳鸣耳聋加重，听力下降，经治疗后症状再次缓解，具体治疗方案不详。过敏史：

无特殊。体格检查：双外耳道正常，鼓膜完整，标志可。鼻咽检查欠满意。舌质暗红，舌苔微黄，脉细。辅助检查：2017 年 3 月 27 日广东省中医院纯音听力检查：右耳听力正常，左耳感音神经性听力损失，250Hz 骨导疑为振动觉。声导抗：双耳鼓室图为 A 型。双耳同对侧声反射存在。2017 年 11 月 20 日外院 MRI：右侧颈内动脉旁肿物，考虑神经源性肿物；左侧筛突炎症；鼻咽顶壁小囊肿。中医诊断：暴聋；证候诊断：气虚血瘀。西医诊断：突发性耳聋。治法：升阳益气活血。处方：黄芪、丹参、益智仁、醋龟甲（先煎）各 15g，柴胡、石菖蒲、香附、川芎、炙甘草、地龙各 10g，珍珠母（先煎）30g，三七片 5g，水煎内服，共 7 剂。

2018 年 11 月 1 日二诊，左耳鸣缓解，自觉听力下降好转。双外耳道无充血，耳鼓膜完整、无充血，有内陷、混浊。舌质暗红，舌苔微黄，脉细。处方：五指毛桃、益智仁、女贞子、菟丝子、党参各 15g，石菖蒲、香附、川芎、地龙、炙甘草各 10g，珍珠母（先煎）、茯神各 30g。水煎内服，共 7 剂。

原按 本病案中患者左耳鸣伴听力下降 1 月余。既往突发性耳聋病史，伴右侧颈内动脉旁肿物，考虑神经源性肿物；左侧筛突炎症；鼻咽顶壁小囊肿。舌质暗红，舌苔微黄，脉细。患者脾虚清阳不升，浊阴上干，耳窍失养而功能失司，导致耳部气血瘀滞，耳脉闭塞，使耳窍无法得到濡养而听力明显下降，故见耳鸣耳聋。脾为后天之本，脾气虚弱，虚失于运化，清阳之气不得营运之证。治疗宜在行气活血的基础上，健脾升阳益气，使其升举清阳，冲击空窍，配合行气活血通络之品，益气健脾，清空之窍可以纳音。孔喆. 李云英健脾升阳益气法治疗耳聋经验介绍 [J]. 新中医，2021，53（21）：218-220.

案 7：三叉神经痛（何华医案）

冀某，女，35 岁。工人。2011 年 6 月 17 日初诊。主诉：右侧头部、眼眶及上颌部疼痛 1 个月余。现病史：患者右侧头部、眼眶及上颌部阵发性灼痛，日发数次，每次数分钟，曾在当地医院就诊，诊断为三叉神经痛。经服中西药及针灸不效。现症：右侧头痛欲裂，右侧眉眶及上颌部胀痛，畏光流泪，心烦少寐，两胁胀满，平素性急易怒。诊其舌质淡红，苔薄白，脉弦紧。此为中医之头痛，西医之三叉神经痛。乃风热气郁结滞清窍所致。治宜疏肝解郁、疏风清热。方用王氏通气散加减，并配合情志调节，以增强疏肝解郁作用。处方：川芎 30g，柴胡 15g，香附 15g，白芷 10g，葛根 30g，菊花 15g（后下），蔓荆子 15g，全蝎 10g（另包，研末兑服），地龙 10g，川牛膝 10g，白芍 30g，甘草 6g。3 剂，日 1 剂，水煎取汁 500ml，分 2 次温服。嘱其畅情志，忌郁怒；适劳逸；忌食辛辣刺激之品。

二诊（2011年6月20日）：服上方3剂后，诸症大减，右侧头面痛发作明显减少，程度减轻，仍有失眠。诊其舌质淡红，苔薄白，脉弦紧。守前方加酸枣仁30g，以补肝血、养心神。20剂，日1剂，水煎取汁500ml，分2次温服。20天后其病痊愈。随访半年未复发。

原按 本案所患系中医之头痛，西医之三叉神经痛。乃情志不畅，气郁化火生风，风热气郁结滞清窍，不通则痛所致。治宜疏肝解郁、疏风清热。方用王氏通气散加味。王氏通气散系王清任《医林改错》用于治疗耳聋不闻雷声的专方。取其通关开窍、行气解郁之用。气为血之帅，气行则血行，气滞则血瘀。方中重用川芎，以其一为血中之气药，二为少阳引经药，善治诸经头痛；用香附，其为气中之血药，开郁散滞，行气止痛；柴胡升阳达郁，理气清热，止少阳头痛。三药合用，共奏开郁散滞、行气活血、通窍止痛之功。另加葛根疏风清热解肌以治太阳头痛；白芷祛风解表通窍以治阳明头痛；菊花、蔓荆子疏风清热、清利头目；地龙破血逐瘀通络；全蝎息风止痉通络；川牛膝引血下行以抑川芎、香附过于升窜；白芍养阴敛肝，配甘草缓急止痛。配合情志调节，以增强疏肝解郁作用。诸法相伍，气血并调，升降相宜，疏风清热，开郁散滞，通窍止痛，而获良效。何华. 国家中青年名中医何华［M］. 郑州：中原农民出版社. 2015：16-17.

案8：眩晕（马智医案）

杨某，女，42岁。初诊日期：2014年1月2日。现病史：患者平时容易焦虑紧张，1年前因工作调整，压力加重，出现持续性头晕伴自身不稳感，无视物旋转，上班时症状加重，下班后症状略有缓解。现症：工作时头部昏沉，心神不定，偶有胸闷，心烦易怒，胃纳可，二便调，睡眠欠佳。患者提供近期单位的体检报告，排除器质性疾病。P300：P波潜伏期延长，振幅偏低。舌脉：舌红苔薄黄，脉弦。中医诊断：眩晕。属肝郁血瘀证。西医诊断：慢性主观性头晕。治疗原则：疏肝解郁，活血化瘀。处方：柴胡15g，川楝子25g，郁金20g，香附25g，桃仁20g，红花20g，当归20g，川芎20g，白芍15g，熟地黄20g。用法：7剂，水煎服。每日1剂，分3次服用，早、中、晚各1次。嘱患者经常参加户外活动，调畅情志。

二诊日期：2014年01月09日。头晕较前改善，情绪可控制，因患者病程较长，继续原方治疗1周。

三诊日期：2014年01月16日。诸症改善，情绪可自我调控。处方：柴胡30g，香附30g，川芎15g。用法：7剂，水煎服。每日1剂，分3次服用，早、中、晚各1次。随访1月头晕未再复发。

原按 通过询问病史及查体，本案患者可基本排除器质性疾病，加之患者既往存在抑郁、恐慌等症状，长时间处于焦虑状态，故该患者可诊断为慢性主观性头晕。患者中年女性，平素易怒，焦虑紧张，是因肝气郁结不疏导致；肝气郁久化火，上扰清窍，致使头晕；母病及子，肝火扰心，心血失养，故见心神不定、心烦。当辨为眩晕之肝郁血瘀证，治宜疏肝解郁、活血化瘀。方用马智教授自创的解郁汤合桃红四物汤，标本兼治，疗效显著。

马智教授曾提出医家五要思想，即：要精医理，准确辨证，合理施治；要存仁心，贫富有异，施治应同；要解心锁，巧妙沟通，心病当解；要慎言语，谨言慎行，恰到好处；要教调摄，详细嘱托，重视护理。本案辨证精准，方药得当，除此之外，马智教授亦重视对该患者的心理疏导，与该患者聊天，放松患者心态，嘱患者在平时应该学会释放自己的压力，培养自己的业余爱好，调整心态，不要过分地追求完美。经过心理的调整后，该患者症状即除去大半。

慢性主观性眩晕防治"肝郁"尤为重要，本案后期眩晕之证基本已除，为防止肝郁而致慢性主观性眩晕再发，故用通气散善后。通气散仅由三味药组成：柴胡、香附、川芎，具有行气活血，疏通经络之功，有效缓解"肝郁"之证，可防眩晕再发。冷辉. 治眩心悟——名老中医马智教授治疗眩晕经验［M］. 北京：中国中医药出版社. 2017：177–178.

案 9：眩晕（马智医案）

苏某，女，49 岁。初诊日期：2015 年 6 月 1 日。现病史，患者两年前开始出现每次向左侧翻身时都会出现短暂眩晕的症状，曾往返于多家医院都未治愈，久而久之常年不敢向左侧翻身。2014 年初，至我院就诊，经变位试验确诊为良性阵发性位置性眩晕，后以复位治疗后，向左翻身后眼震完全消失。患者自诉长期不敢翻身，担心翻身后发生眩晕。近半年来，患者焦虑加重，每次躺下、翻身都会感到眩晕，走路时不敢左右看，多次行变位试验，均可排除良性阵发性位置性眩晕，理化检查、头 CT、脑彩超未见异常，可排除器质性病变。患者饮食、睡眠欠佳，二便正常。P300：P 波潜伏期延长，振幅偏低。舌脉：舌有瘀斑，脉弦。中医诊断：眩晕。属肝郁血瘀证。西医诊断：慢性主观性头晕。治疗原则：疏肝解郁，活血化瘀。处方：柴胡 15g，川楝子 25g，郁金 20g，香附 25g，桃仁 20g，红花 20g，当归 20g，川芎 20g，白芍 15g，熟地黄 20g。用法：7 剂，水煎服。每日 1 剂，分 3 次服用，早、中、晚各 1 次。嘱患者调畅情志。适量运动，每日做"保健操"3 次，每次 5 ~ 10 分钟。

二诊日期：2015 年 6 月 8 日。患者走路时能够尝试着左右转头，但睡觉时仍不敢翻身，担心会眩晕。初步起效，维持原方，继服 7 剂。

三诊日期：2015 年 6 月 15 日。经过开导与家人的鼓励，患者可尝试翻身，但是仍有眩晕感。维持原方，继服 10 剂。

四诊日期：2015 年 6 月 22 日。患者敢于翻身，眩晕感消失，更服下方。处方：柴胡 30g，香附 30g，川芎 15g。用法：7 剂，水煎服。每日 1 剂，分 3 次服用，早、中、晚各 1 次。

原案 患者经一系列理化检查、头 CT、脑彩超均无异常，结合患者临床表现及舌脉，经分析，该患者眩晕是因眩晕日久，产生恐惧心理导致的慢性主观性头晕。初诊时用解郁汤合桃红四物汤，旨在疏肝解郁、活血化瘀。与此同为重要的是对患者的心理疏导及"保健操"。马智教授常常强调解患者心锁，巧妙沟通，心病当解。马智教授对该患者进行心理疏导，嘱其家人鼓励患者，帮助其建立自信。经过心理调整后，该患者症状已经除大半。"保健操"是马智教授经常教眩晕患者做的一套动作。从中医角度讲，"保健操"可以调畅气血，疏通经络，进而缓解眩晕。现代研究表明，"保健操"实为"前庭康复操"，"前庭康复操"可促进前庭代偿机制的建立，加快眩晕恢复的过程。四诊时，患者症状已十去八九，更用通气散巩固疗效。冷辉.治眩心悟——名老中医马智教授治疗眩晕经验 [M].北京：中国中医药出版社.2017：178-179.

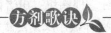

《医林改错》通气散，柴胡香附川芎并。

疏肝理气兼活血，耳聋耳鸣此方行。

推气散 32

【来源】

推气散，源于南宋·严用和《严氏济生方·眩晕门·胁痛评治》。

【组成】

枳壳　桂心　片姜黄各半两　炙甘草三钱

【用法】

上为细末，每服二钱，姜枣煎汤调服，热酒调服亦可，不拘时候。

【功效】

疏肝和胃，温经通络。

【主治】

右胁疼痛，胀满不食。

【方解】

本方应用于肝胃不和、气滞络阻之右胁作痛、胀满不食。方中姜黄专入肝脾二经，能行气散郁，佐以枳壳行气消滞，桂心温经散寒止痛，配伍炙甘草和中缓急，姜、枣顾护脾胃，则肝气得舒、胃气得和，胀满以去而胁痛自消。

【名医经验】

知名的中医学术思想家、中医临床家、中医教育家程门雪先生认为推气散可治疗以右侧痛为主的胁痛，症见脉弦而缓，辨证属肝气犯于肺络者。程老认为，此为久痛入络，须用辛温通络之法，"血得热则温而去之"，气血流通，则疼痛可止。方中姜黄、肉桂温血止痛，甘草缓痛。程老认为，脐旁侧腹部与肝有关，由此"上引季胁"而痛，为肝气上逆之象，由于肝内寄相火，多有寒热错杂之证，故选用推气散温通导滞止痛，临证常合四逆散疏泄肝气，乌梅丸苦、辛、酸治肝，三方合用共同治疗肝寒上逆、寒热错杂之脐旁侧腹疼痛。桑希生，白玉宾，包大鹏.

内科临证医案［M］. 北京：人民军医出版社，2010：362.

【临床应用】

案 1：胁痛（程门雪医案）

张某，男，39岁。初诊：1953年2月3日。两胁痛，右为甚；经数载，除未能；夏较差，冬则剧；喜暖温，温乃适；脉缓弦，苔腻薄。拟温通，佐辛润。肉桂心三分，炒枳壳一钱，片姜黄八分，清炙甘草八分，当归须一钱半，柏子仁三钱，泽兰叶一钱半，青橘叶一钱半，旋覆花梗三钱，淡吴茱萸三分同炒，桑白皮三钱，紫苏梗一钱半，白杏仁三钱，薄橘红一钱半。

原按 胁痛右甚，脉弦而缓，证属肝气犯于肺络，久痛入络，须用辛温通络之法，"血得热则温而去之"，气血流通，则疼痛可止。治以《济生方》之推气散（姜黄、肉桂、枳壳、甘草），姜黄、肉桂温血止痛，甘草缓痛，而枳壳则是肺经的引经药（旋覆花、紫苏梗也是疏通肺络之药）。又配合了王旭高的抑肝法（吴茱萸汁炒桑白皮、紫苏梗、杏仁、橘红）治肝气上犯于肺（以胁痛右甚为主症），方中吴茱萸泄肝，桑白皮肃肺，肝肺同治，是此症的引经配合法。柏子仁性辛气香，得当归须相合，则入络而能润，是此例"辛润"的要药。桑希生，白玉宾，包大鹏. 内科临证医案［M］. 北京：人民军医出版社，2010：362.

案 2：脐腹痛（程门雪医案）

某某，女，34岁。初诊：1955年6月7日。脐腹痛，上引季胁，脉弦，苔薄白。四逆散合乌梅丸加减。醋炒软柴胡一钱，焦白芍一钱半，肉桂心三分，枳实炭一钱，炙甘草八分，炒川楝子一钱半，细青皮一钱，盐水炒小茴香八分，炒延胡一钱，片姜黄八分，橘叶一钱半，橘核四钱。乌梅安蛔丸四钱（包煎）。

二诊：四逆散合乌梅丸加减，脐腹痛引及季胁已见轻减。原方增损为治。原方去桂心、姜黄，加紫苏梗一钱半。

原按 本案用四逆散合推气散、乌梅丸加减，治疗腹痛有效。药用姜、桂、茴等温通止痛；延、楝、青皮、橘叶等疏肝理气；柴胡疏通胁腹，引入肝络；枳实导滞，引入腹部，均为引经药。芍药和肝，甘草和中，均为调和药。

此处"脐腹痛"当指脐旁侧腹部疼痛。当脐及脐上为大腹，与脾有关，而脐旁侧腹部则与肝有关，由此"上引季胁"而痛，显为肝气上逆之象。而且就临床所见，每多兼有寒邪。肝体阴而用阳，虽为肝寒上逆，但内寄相火，又每多寒热错杂之证。有鉴于此，故一诊即以四逆散为主方，疏泄肝气，并仿乌梅丸苦、辛、酸治肝之法，伍以川楝子、肉桂心、小茴香、橘核、橘叶、青皮、白芍诸品，其中毕竟以辛温散寒者为多，可见本病以肝寒为主。乌梅安蛔丸与此意同。此外，延胡索、姜黄则行血止痛而已。

方中川楝子、延胡索伍以肉桂心、白芍，乃王氏泄肝法主药；川楝子、橘叶又为平肝法主药。二法与四逆散及乌梅安蛔丸相伍，可看作王氏方与经方的联合应用，足以提高疗效。刘保和.刘保和西溪书屋夜话录讲用与发挥［M］.北京：中国中医药出版社，2013：355-356.

案3：腹痛（江尔逊医案）

罗某，女，47岁，1981年8月31日初诊。1976年12月出现右上腹剧痛，经治疗好转。以后曾做3次胆囊造影，显影均正常。几年来常服利胆片，仍觉右上腹不适，以胀痛为主，大便稀溏，纳差，消化不良，乏力。4天前晚上出现不明原因的上腹剧痛，微恶寒，便溏，日3次，苔黄薄，脉弦细。因家属不同意手术探查，而请江老会诊。用四逆散配平胃散、推气散、川楝子散四方合用：柴胡、枳壳、苍术、厚朴、陈皮、姜黄、延胡索、木香各10g，白芍、茯苓、郁金各12g，牡蛎15g，川楝炭6g，甘草3g。

9月3日二诊：疼痛明显减轻，食欲好转，大便成形，日1次。现汗出，苔薄白，脉细。上方苍术改为白术，加南沙参15g，即含有五味异功散之义，增强其健脾益气固表之功。自9月7日后，疼痛完全消失，精神、食欲更趋好转。

江长康，江文瑜.经方大师传教录——伤寒临床家江尔逊"杏林六十年"［M］.北京：中国中药出版社，2010：182.

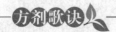

方剂歌诀

推气散用枳桂心，炙草姜黄共为方，
生姜大枣作为引，右胁疼痛效如神。

胃风汤 33

【来源】

胃风汤，源于宋·太平惠民和剂局《太平惠民和剂局方·卷六》：

【组成】

白术　芎劳　人参（去芦）　白芍药　当归（去苗）　肉桂（去粗皮）　茯苓（去皮）各等份

【用法】

上为粗末。每服二钱，以水一大盏，加粟米百余粒，同煎至七分，去滓，空心稍热服。

【功效】

益气补血，温胃祛风。

【主治】

风冷乘虚入客肠胃，水谷不化，泄泻注下，腹胁虚满，肠鸣疠痛，及肠胃湿毒，下如豆汁，或下瘀血，日夜无度。

【方解】

《成方切用》载："胃风者，胃虚而风邪乘之也。风属肝木。故用参、术、茯苓，以固脾气而益卫；当归、川芎，以养肝血而调营；芍药泻肝，而能和脾；肉桂散风，而能平木，木得桂而枯，削桂钉木根，其木即死；又辛能散风，故能住泄泻而疗风湿也。"

【名医经验】

日本江户时代医家香月则真在其著作《牛山方考》中记载："此方古今所传，为下脓血症或下瘀血之妙剂。冬月之脱肛下血加木香、炮姜（炮干姜）有奇效。冬月严寒之时，必腹绞痛，排泄 1～2 次，或结或泻者，日本风俗称霜腹气（霜降即腹痛下利），加木香、炮姜、砂仁、良姜有奇效。肠痈之类，下脓血者，加连翘、金银花、酒芩（酒浸黄芩）其效如神。"（日）矢数道明. 临床应用汉方处方解说（增补改订版）［Ｍ］. 北京：人民卫生出版社，1983：11.

日本汉方医家矢数道明将本方用于现今所谓溃疡性结肠炎常可见效，并指出为防止再发，最好连续服用一年左右。其将本方的应用范围归纳为：①慢性肠炎；②虚性久利；③半夏泻心汤类及真武汤等方治疗无效的慢性下利；④产后、老人的虚证下利；⑤下利伴畏寒者；⑥白塞综合征；⑦冬季的脱肛、下血；⑧溃疡性大肠炎。郭子光. 日本汉方医学精华［Ｍ］. 成都：四川科学技术出版社，1990：145.

【临床应用】

案 1：慢性胃肠炎（细野史郎医案）

73 岁老年妇女。5 年前经常下利，1 日 2～3 次。严重时从 7～8 次至 10 数次。营养不良，颜面苍白，皮肤完全不泽，舌白苔湿润，脉浮而弦，弱而迟，腹部软，仅在心下部触有抵抗，完全无食欲。与生姜泻心汤加茯苓、白术未好转，因食饼则精神好，但又过食，故病情恶化。主诉傍晚便意频频，下腹部有难于名状之痛苦，伴有黏液便和轻度里急后重。在左下腹部乙状结肠处有索状物，并有压痛。曾拟用白头翁加甘草阿胶汤或真武汤，最后决定用胃风汤加木香。服用 1 周，获得非常显著的疗效。异常健康，颜面充满生气。继续服药数周，数年之顽固下利完全治愈。（日）矢数道明. 临床应用汉方处方解说（增补改订版）［Ｍ］. 北京：人民卫生出版社，1983：12.

案 2：直肠溃疡（大塚敬节医案）

62 岁妇女。自 2 年前下利，经各种治疗无效。下利时，有紧束样腹痛，一次排便量很少，为黏血便。多则 1 日超过 10 次。医师诊断：由于直肠溃疡，有变成癌症之可疑。腹诊：左肠骨窝触及索状物，有压痛。用胃风汤，随着时日增加而下利减少，腹痛渐止，半年后大便恢复正常。（日）矢数道明. 临床应用汉方处方解说（增补改订版）［M］．北京：人民卫生出版社，1983：12．

案3：溃疡性结肠炎（矢数道明医案）

关某，35岁，女。初诊1979年10月。主诉大便内出现黏液及血液，在国立医院检查发现肛门上方10～30cm处有溃疡灶；因每日排出3～4次黏血便，故医院建议做手术。本人希望用汉方治疗。体格、营养一般，贫血不严重。生过一胎，月经正常，食欲亦正常。时有腹鸣，腹部平坦，腹肌紧张；乙状结肠部略敏感但疼痛不严重。投给胃风汤数日后，黏血便反而增多，故于第5日停药。事后分析，这种黏血便的增多可能是其他原因所引起。当时医院建议与其服药不如下决心做手术，患者仍在犹豫不定；继续服医院西药3周，仍未见效后，医生断言除手术外别无其他有效疗法。在即将进行手术之前，患者试将剩余的胃风汤服用后，却奇迹般地奏了效，黏血便很快就停止了。续服用胃风汤2个月后，基本上恢复了正常状态，医院医生也认为恢复到现在的程度不做手术也无妨了。

原按《牛山方考》中指出"此方古今所传，为脓血或瘀血下症之妙方也"，用于现今所谓溃疡性结肠炎常可见效；为防止再发，最好连续服用1年左右。胃风汤系《太平惠民和剂局方》中处方，其构成为：当归、芍药、川芎、人参、白术各3g，茯苓4g，桂枝、粟米各2g。（日）矢数道明．汉方临床治验精粹［M］．北京：中国中医药出版社，2010：57．

案4：溃疡性结肠炎（矢数道明医案）

渡某，30岁，男。初诊1983年10月7日。前年3月患溃疡性结肠炎住院，前后15次排出混有黏液的大量血便；其后仍时有腹痛并反复便血。医院用激素治疗，虽可减少出血，但只要停药，病情就回到原状，故对此深感苦恼。体重60kg，不算很虚，腹部亦有力，初诊时血压亦达140/90mmHg，这些可能与用激素有关。颜面呈红褐色，有严重的多发性面疱。

据此，投给了胃风汤。通常本方多用于虚证且较衰弱者，但用于外观上呈偏实证者，也多见效。本例自服药后，黏血便等明显减少。

6个月后，因治疗良好，在继续服用胃风汤的同时，停用激素；内窥镜检查也表明病灶好转。11月时开始考虑婚姻问题，医院签发了痊愈诊断书，仍继续服用胃风汤并定期复查。

1985年7月，停用激素已1年，面疱已痊愈，内窥镜及一般检查均正常，已定于10月份举行婚礼。（日）矢数道明．汉方临床治验精粹［M］．北京：中国中医药出版社，2010：58．

案5：慢性肠炎（矢数道明医案）

20 岁妇女。3 年前食物中毒后，常下利，接受各种治疗均无效。瘦而无力，面色尚佳。有胃下垂，进食则轻度腹痛下利。腰拘急且痛。足冷，脉细而软弱，无舌苔，腹虽虚软，但脐左旁与乙状结肠部有抵抗压痛。与胃风汤，身体渐温，食欲恢复，进食后亦不下利，体重增加。先后服药 6 个月，体重增加 4kg，完全恢复健康并已结婚。（日）矢数道明．临床应用汉方处方解说（增补改订版）［M］．北京：人民卫生出版社，1983：12．

方剂歌诀

胃风汤本八珍方，除却地甘加桂尝。

柔肝和胃兼养血，泄肠飧风用之良。

温清饮 34

【来源】

温清饮，源于明·龚廷贤《万病回春·卷六》，又名温清散、解毒四物汤。

【组成】

当归　白芍　地黄　川芎　黄连　黄芩　黄柏　栀子各一钱半

【用法】

上锉一剂，水煎，空心服。

【功效】

养血固经，清热解毒。

【主治】

治妇人经脉不住，或如豆汁，五色相杂，面色萎黄，脐腹刺痛，寒热往来，崩漏不止。

【方解】

本方实乃四物汤与黄连解毒汤之合方。方中以黄连、黄芩、黄柏苦寒泻火、清热解毒为主；栀子配"三黄"清泻三焦之火，兼以凉血止血；生地黄入血分，清解血分之毒而凉血止血；热盛易伤阴血，故配当归、白芍养血和营、调经止痛，此两药亦可使该方泻火而不伤阴血，养血而不碍祛邪；川芎为血中气药，活血行气，调经止痛。本方清补同用，则补而不滞，清而不峻。诸药合用，共达清热解毒、养血固经之效。

【名医经验】

国医大师陈宝田教授临床喜用温清饮，其认为本方适应证有肠伤寒、急性肝炎、慢性肝炎、肺结核、咯血、肺脓肿、高血压病、尿血、肾结核、贫血、紫癜、神经官能症、过敏性体质、丹毒、功能性子宫出血、月经不调、鼻出血、眼底出血、慢性复发性口疮、扁平苔藓、白塞综合征、瘙痒症、湿疹、荨麻疹、痤疮、黄褐斑、黑变病、雀斑、脱发。陈教授指出临床运用本方时，辨证要点有三：①皮肤呈黄褐色或黑褐色，皮肤干燥，具有慢性皮肤、黏膜疾病，肝功能异常，过敏性体质；②具有慢性皮肤、黏膜疾病，并剧烈瘙痒，有热感，皮肤有充血、炎症、溃疡，可见出血的倾向；③有颜面红、口角生疮等上火症状，精神不安，伴有出血的诸疾病。陈教授认为，凡符合上述辨证要点之一者，即可投入，不必悉具。但每种病又有其特殊性，具体临床辨病如下：

温清饮用于肠伤寒时，以热证、肠出血作为投药指征。用于急性肝炎时，以黄疸、肝功能异常、舌质红苔黄或肝脏肿大作为投药指征。用于慢性肝炎时，以肝功能异常、肝脏肿大、舌质红苔黄或有大便秘结或有贫血的倾向作为投药指征。陈教授用此方治疗慢性活动性肝炎多例，证实此方有明显改善肝功能的作用，特别是降转氨酶的作用优于其他方剂。用于肺结核时，以结核的中毒症状、或有咯血作为投药指征，特别是对第一线抗痨药产生耐药性或出现第八对脑神经中毒时，应用此方就更有意义。用于咯血时，以肺结核咯血、支气管扩张咯血、具有贫血的倾向作为投药指征。用于肺脓肿时，以发热、咳脓臭痰、舌质红苔黄、脉数有力作为投药指征。陈教授曾用此方配合抗生素治愈 4 例急性肺脓肿。用于高血压病时，以有上火倾向、精神不安作为投药指征，川芎用 20 ~ 30g 效果好。用于尿血时，主要用于急性肾炎、泌尿道感染、肾结核的肉眼血尿，以有上火倾向、精神不安、舌质红苔黄作为投药指征。用于肾结核时，以脓尿或血尿作为投药指征，常与抗痨药并用，两者相得益彰。用于贫血时，以贫血伴有热感或贫血伴有出血（皮肤黏膜或阴道、或肠道出血）作为投药指征。用于紫癜时，主要用于过敏性紫癜和血小板减少性紫癜，以皮肤黏膜出血伴有热象作为投药指征。用于神经官能症时，以有上火倾向、贫血、全身有热感、精神不安、少寐作为投药指征。过敏性体质的人，长期服此药，可改善体质，防止过敏。用于丹毒时，以局部红肿热痛作为投药指征。用于功能性子宫出血时，以有热感、出血多、舌质红苔黄作为投药指征。用于月经不调时，主要用于月经量过多、月经先期或月经期延长，舌质红苔黄的患者。用于鼻出血时，主要用于血小板减少性紫癜的鼻出血或感染性及外伤性鼻出血。用于眼底出血时，主要是动脉硬化性眼底出血或结核引起的眼底出血，以有上火倾向、精神不安、少寐作为投药指征。用于慢性复发性口疮时，以发于月经前、舌质红苔黄作为投药指征。陈教授用此方治疗 4 例慢性复发性口疮，均为女性，于每次月经前则口疮复发，月经后第二三天则愈，病程 2～3 年之久，均于每次月经前服温清饮 4～5 天，连续治疗 3 个周期而愈。用于扁平苔藓时，以糜烂型作为投药指征。用于白塞综合征时，其完全型和不完全型均可投入，以面色呈黄褐色、皮肤干燥、舌质红苔黄作为投药指征，用于瘙痒症时，以皮肤干燥、具有大便干结的倾向、舌质红作为投药指征。用于湿疹时，以慢性顽固性湿疹、局部色红、有分泌物、舌质红或暗红作为投药指征。用于荨麻疹时，以红色荨麻疹作为投药指征。用于痤疮时，以皮肤干燥、面色呈黑褐色、舌质红或暗作为投药指征。用于黄褐斑时，以皮肤干燥、舌质红作为投药指征。用于黑变病时，以女性的黑变病作为投药指征。用于雀斑时，以女性、身有热感作为投药指征。用于脱发时，以女性颜面呈黄褐色、皮肤干燥作为投药指征。

陈教授指出，本方与荆芥连翘汤的组成与辨证要点、适应病均相似，但后者偏于治疗上（头部）、外（皮肤）的疾病，而温清饮偏于治疗下、内的疾病。陈宝田．时方的临床应用［M］．广州：广东科技出版社，1989：158-160．

日本汉方医家矢数道明亦不拘于本方用于妇科崩漏的原有记载，而常用本方治疗慢性顽固性的皮肤黏膜疾患。皮肤黑褐色、枯燥如涩纸是其重要的用方眼目，另外还有瘙痒、有出血倾向、腹诊呈有力抵抗等选方要点。据其经验，本方还是过敏性体质的体质改善药。（日）矢数道明．汉方临床治验精粹［M］．北京：中国中医药出版社，2010：100-101．杨大华．汉方治验选读［M］．北京：中国中医药出版社，2019：383-390．

【临床应用】

案 1：糖尿病（祝谌予医案）

周某，男，50 岁。1972 年 12 月 25 日初诊。患者患糖尿病已 2 年。口干思饮，汗多，尿多，头晕痛，心前区闷痛（原有冠心病），舌红唇暗，舌苔白腻，脉弦滑。血压 156/95mmHg，空腹血糖 15.1mmol/L，尿糖（++++）。中医诊断：消渴病。辨证：燥热伤阴，血脉不和。治法：滋阴清热活血。处方："温清饮"加味。黄芩、黄柏各 10g，黄连 6g，山栀子 4.5g，川芎 6g，当归 10g，生地黄、白芍、生黄芪、苍术、玄参各 15g，山药 12g。水煎服，每日 1 剂。

二诊：服上方 10 剂，血压降至 130/90mmHg，心前区已不痛，但仍胸闷，腰痛，夜尿多。口干思饮，但饮水量已减少，睡眠欠佳，心悸烦躁，大便溏，日二三次。舌红苔腻，脉弦。处方：生黄芪、苍术、玄参、太子参各15g，山药12g，天冬、麦冬各10g，五味子10g，生地黄30g，葛根15g，制何首乌、芡实、川续断、补骨脂、黄柏各10g。

三诊：上方服10剂，疲劳感大为好转。口干但饮水量少。腰痛减，睡眠差，尿糖（++++）。继服上方。

四诊：服上方10剂，诸症均减，空腹血糖18.4mmol/L，尿糖（++），舌暗，苔腻，脉沉细。前方加绿豆12g，继服。

五诊：患者出差1个月，坚持服药，回京后检查，空腹血糖6.99mmol/L，尿糖（+），血压135/88mmHg。心前区无疼痛，时有胸闷，睡眠好，头晕痛已消失，体力日增，精神健旺。舌偏暗，脉弦。处方：太子参、党参、生黄芪、黄精、茯苓、芡实、女贞子、墨旱莲、五味子、补骨脂各30g，玄参60g。天冬、麦冬各30g，苍术、白术各30g。上药共研细末。山药500g打糊为丸，如梧桐子大，早、晚各服10g。服丸药40日后，空腹血糖6.2mmol/L，尿糖（-），精神健旺。再配丸药一料，巩固疗效。

原按 糖尿病伴高血压属于消渴病合并眩晕的范畴。本例为糖尿病合并高血压、冠心病的患者，证属阴虚燥热、心脉瘀阻。心脉瘀阻则胸闷胸痛。治当滋阴清热、活血通脉。方中针对燥热炽盛，选用黄芩、黄连、黄柏、栀子苦寒直折，清泻三焦之火，以除燥热；生地黄、玄参、白芍滋阴清热、凉血平肝，以防苦寒伤阴；当归、川芎活血通脉。药后燥热得除，而见心悸、胸闷、口干、乏力等气阴两伤证候，故改用生脉散合黄芪、黄精、二冬益气养阴；何首乌、芡实、川续断、补骨脂、女贞子、墨旱莲滋补肝肾之阴，佐黄柏以清热。诸药合用，益气阴，滋肝肾，清燥热，使气阴得复、燥热得除，故口干、乏力、头晕、头痛等诸症悉平，血糖、血压趋于稳定。许彦来，谢文英. 糖尿病名医验案解析［M］. 北京：中国科学技术出版社，2018：225-227.

案2：急性黄疸型肝炎（陈宝田医案）

孙某，8岁，男。1975年8月15日初诊。患儿母亲陈述，患儿于3天前患感冒，服中药1剂后，感冒症状消失，但患儿自觉乏力、纳少、小便黄，巩膜和皮肤黄染，于某医院诊断为急性黄疸型肝炎，特前来就医。检查：巩膜与全身皮肤黄染，舌质红苔黄，脉弦有力，肝于肋下2cm，脾未触及。化验室检查：谷丙转氨酶580单位、麝香草酚浊度试验18单位、麝香草酚絮状试验（+++）、脑磷脂胆固醇絮状试验（++）。投温清饮加茵陈：川芎、当归、白芍、赤芍、生地黄、黄柏、黄芩、栀子各10g，黄连6g，茵陈20g，水煎服。复诊：服上方18剂后，在黄疸消退的同时，肝功能各项先后恢复正常，投小柴胡汤3剂以善其后。陈宝田．时方的临床应用［M］．广州：广东科技出版社，1989：161．

案3：慢性复发性口疮（陈宝田医案）

牛某，女，24岁，工人。1974年11月18日初诊。患者陈述患口疮8年。8年来每次月经来潮前，于舌的两侧出现白色的溃疡、疼痛，影响进食，月经来潮后1～2天消失，现为月经前4天，前来就医。检查：面色红润，舌质红，苔薄黄，脉弦有力。投温清饮：川芎、当归、白芍、赤芍、生地黄、黄柏、黄芩、栀子各10g，黄连6g，水煎服。复诊：服上方4剂后月经来潮，但此次口疮未复发，随访半年均未复发。陈宝田．时方的临床应用［M］．广州：广东科技出版社，1989：161–162．

案4：湿疹（矢数道明医案）

若某，49岁，女。初诊1979年11月16日。主诉上半身湿疹。9年前发病，每年夏季恶化，入浴加温时瘙痒加剧；今年入秋后仍不好转，反而加重。上半身胸部前后及颈周围有大小无数红疹，如同撒上一把红豆一般；两肘内侧及两膝窝部也有痒感。此外尚有便秘、足部冰凉感及头晕眼花等。体格肥胖、面色发红，月经已3个月未来，肩凝、腰痛、上半身灼热感，有时继灼热感后出汗，似合并有血道症。腹诊时，脐旁脐下有抵抗压痛之瘀血证候。脉平常，初诊血压140/90mmHg。

根据夏季暑热时或入浴加温时瘙痒加重，以及上冲明显、发疹呈紫红色等，属瘀血、血热之证，故投给温清饮加桃仁、牡丹皮各3g，大黄0.5g。服药后皮疹逐渐消退，痒感减轻最后消失。2个月后皮疹亦完全消失，血压120/70mmHg，一般症状均好转。

原按 患者以皮疹为主要表现，同时，"面色发红，月经已3个月未来""上半身灼热感，有时继灼热感后出汗"，再结合年龄段来看，的确要考虑围绝经期综合征。"似合并有血道症"，其实就是合并血道症！也就是说，该患者身上并存两个病，即皮疹与血道症。医者根据皮疹颜色以及遇热加重诊断为血热证，这是使用温清饮的依据；上冲及腹证表现则考虑并存瘀血证，这是加桃仁、牡丹皮、大黄的理由。既然有上冲，为什么不加桂枝以平冲？有可能担心桂枝性温对血热不利，因此回避。在血热与瘀血并存的情况下，哪一个占主导地位呢？应该是血热为主要矛盾。

如果按照腹证优先的原则，本案应该先使用桂枝茯苓丸或桃核承气汤，若无效，再从血热治之。医者没有采用这个思路，而是将瘀血与血热合在一起治疗，也就是说，内心还是没有认同瘀血的主导地位，但也绝不忽视这么明显的腹证。最终决定二者兼顾，属于"鱼和熊掌兼得"的心态。杨大华. 汉方治验选读［M］.北京：中国中医药出版社，2019：384–386.

案 5：掌跖粗糙症（矢数道明医案）

清某，75 岁，男。初诊 1981 年 7 月 8 日。主诉 7 年前起手掌及足底发干、粗糙、脱皮、嫩肉呈红色、疼痛。医院诊断为接触性皮炎。曾自购十味败毒汤服用约 1 个月，但因服药后腹部出疹，未敢再服。食欲、大便、营养、睡眠均一般。患部无分泌物故不属于脓疱疹。面色偏红，脉弦，血压 170/92mmHg。两手掌有红色嫩肉露出。皮肤粗糙、皲裂、脱皮；两足底自脚跟到中心一半处亦有粗糙、皲裂。下腹部、两腕关节内侧亦发红、粗糙、脱皮。腹部有力、膨满，右侧有胸胁苦满。根据腹证及皮肤所见，属血热所致燥证，乃投给温清饮加薏苡仁并外用紫云膏。服用后，病情逐渐好转，4 个月后，好转 70%。年末时达 80%。患者十分满意，7 年来虽几经各皮肤专科诊治毫未见效的痼疾，仅用不到半年就获如此显效，自然高兴；但今后仍需继续服用一定时期以期痊愈。（日）矢数道明. 汉方临床治验精粹［M］. 北京：中国中医药出版社，2010：100–101.

案 6：特应性皮炎（矢数道明医案）

吉某，17 岁，男。初诊 1983 年 3 月 11 日。体格、营养一般。生后 2 个月起患全身性湿疹，多为散发性红色疹，有痒感。接受皮科治疗至今，未能根治。现在以头部及颜面最重，红疹无法消除。全身皮肤粗糙，关节内侧特别红。曾用倍他米松软膏，亦不能根治。进入青年期后，感到难于见人而苦恼。腹部平坦有力，未发现明显的胸胁苦满或瘀血证候，搔痒后易出血，皮肤呈红褐色。初诊时投给温清饮加连翘 3g、薏苡仁 6g。服药后不久，红色反而加深、痒感更强，患者颇为悲观，但抱一线希望坚持服药。1 个月后，病情恢复到开始服药时程度。估计前一段的恶化表现，可能是由于过去被激素抑制的病邪，因抑制解除而反跳所致；这种服药后，一时反而呈现恶化的情况并不少见，而神经质的患者对这种一时的反跳、产生畏惧心理而停止服药的例子也不少。本症例能坚持服药 1 个月，终于从反跳中恢复，表明上述推断符合实际。但因患者皮炎多在头部、颜面，故改服治头疮一方（按：此为日本经验方，据书后方剂检索记载，此方组成为连翘3g，白术3g，川芎3g，防风2g，忍冬藤2g，荆芥1g，甘草1g，红花1g，大黄0.5g）后，果然迅速好转。2个月后，原已全部脱落的眉毛，现又开始新生；出疹及瘙痒均明显减轻。8月10日来院复诊时，已与初诊时判若两人，眉毛已完全复原，患者十分欢欣，但仍有必要继续服用至少半年。（日）矢数道明．汉方临床治验精粹［M］．北京：中国中医药出版社，2010：101．

案7：灼热症（矢数道明医案）

赤某，45岁妇女。8年前开始出现易疲乏，咽喉肿，眼球充血，感到最痛苦者，为全身性灼热感，其感觉如同进入熔炉之中。全身充血深红，心跳欲止。此灼热感多起于疲劳之后，多则1月发生2～3次，每月之中约有2/3时间为这些症状而苦恼。洗澡则全身深红如煮烫，附近之人皆吃惊。因害羞每日清早即去钱汤。此患者5年前行子宫肌瘤手术，其时卵巢亦切除。脐左至下腹部，有抵抗压痛，为瘀血之故，投与桂枝茯苓丸无效。按常规此灼热感以清热泻火之黄连解毒汤主之，但又因已切除子宫和卵巢等，经脉虚损需要温补养血，故与温清饮当有卓效。服药3个月，数年之灼热感基本痊愈。

原按 本案以"全身性灼热感"为主诉，根据腹证使用桂枝茯苓丸，无效后重新以常规的思路考虑黄连解毒汤，在此基础上，考虑经脉虚损用四物汤，最终选用二者合方之温清饮。有腹证则腹证优先，无效后从常规经验选方，这是常见的思维模式。那么，除此之外，是否还有其他的思维模式呢？笔者是这样看的。灼热感，结合年龄段来看，可以考虑加味逍遥散证，但仅有灼热感，没有汗出及神经症状，因此，不支持该方证。其次，灼热感考虑地黄证，可以从含有地黄的处方中寻找。比如，三物黄芩汤，但患者"全身充血深红"，三物黄芩汤恐有所不及。"心跳欲止"，考虑桂枝类方，但黄连也主悸，因此，从含有地黄与桂枝，或含有地黄与黄连的方剂中寻找。但黄连对于充血明显者更有优势，因此，选用含有黄连与地黄的方剂，由此进一步考虑温清饮。这是从药证出发，逐步明确处方的思维模式。当然，这只是事后的复盘推演，无非是拓宽一下选方思路。杨大华．汉方治验选读［M］．北京：中国中医药出版社，2019：383-384．

案8：慢性荨麻疹（矢数道明医案）

八某，18岁女孩。此人10年来每日皆出荨麻疹，痒甚，全身各处皆发疹。

患者虽为花柳界之小姐，却生来色黑，颜面体肤皆黄褐如涩纸，毫无姑娘之艳丽姿态，因此多年接受医院和专科治疗，据说全然无效。于汉方药局相商，调服葛根汤、十味败毒汤、小柴胡汤、加味逍遥散等，均未好转。余认为此患者为一贯堂所称之解毒症体质的典型，与温清饮加柴胡、荆芥、薏苡仁、甘草。此方服用10日，显著好转；2个月以后，10年来几乎每月皆发之荨麻疹已不再出，极为高兴。其后颜面及全身肌肤皆变白，已令人认不得。据说已成为亲戚和朋友大加评论之事。

原按 本案的用方思路为体质选方。解毒症体质的肤色为浅黑色，面色晦暗，呈肌肉型体格。温清饮是解毒症体质3张处方（柴胡清肝汤、荆芥连翘汤、龙胆泻肝汤）的基础方，因此选用此方进行加减。从治疗结果来看，温清饮的确有较好的改善体质作用。由此看来，一贯堂的体质理论确有独特用处！"调服葛根汤、十味败毒汤、小柴胡汤、加味逍遥散等，均未好转"，最后从体质治疗取得满意疗效。由此，我们可以得出这样的启示：从症状辨主症用方、从腹证用方、从病名选高效方、重复条文用方乃至合方等，用尽所有招数都不见效的病证，不妨从改善体质着手选用相应处方。此刻，不要问"他到底是什么病"，也不要想"他到底是什么证"，而要去看"他到底是什么人"，识别体质不失为突破诊疗困境的有效途径。杨大华.汉方治验选读［M］.北京：中国中医药出版社，2019：386-387.

案9：变态反应体质（矢数道明医案）

小某，58岁妇女。此妇女即所谓变态反应性体质者，用阿司匹林引起可怕的反应，每当使用新化妆品等即突然起疹。10年前曾使用染发剂，发生严重斑疹（皮炎），为流水般之分泌物而苦恼。本症约10个月前开始，颜面、颈部发为赤色丘疹，瘙痒颇甚，如受强光刺激一样疼痛。皮肤黑褐色枯燥如涩纸。因而与温清饮加荆芥、薏苡仁。据说此妇女嗜好本方煎液之香味，亦喜欢服药。其疗效显著，服药数日后开始好转，70日痊愈。皮肤颜色亦已变漂亮。本方味苦，异常难饮，但合证嗜味，比香味还令其满意。

原按 这也是从体质着手选用温清饮的案例。"皮肤黑褐色枯燥如涩纸"是重要的用方眼目。"瘙痒颇甚"，很显然，加荆芥是为了止痒；皮肤枯燥如涩纸，类似于肌肤甲错，用薏苡仁应该是营养皮肤。因此，本案采取加味方法把改善体质与对症治疗结合在一起。从《万病回春》治崩漏不止到用来改善变态反应体质，温清饮的应用在汉方医家手里达到了质的飞跃。从妇科病到皮肤病，表面上看只是病种范围的拓展，本质则是治疗理念的更替。"皮肤颜色亦已变漂亮"，背后是体质在发生悄然改变。"合证嗜味"是一个有趣的说法！患者嗜好本方煎液之香味，亦喜欢服药，可否据此认为方证相合呢？没有证据支持这一说法！大部分人都是厌苦嗜甜的，该患者喜欢苦味只是个案，与方药是否符合病情没有必然关系。事实上，对药味的感受与是否合证有四种排列关系：合证嗜味、合证厌味、嗜味不合证、厌味不合证，合证嗜味只是其中的一种。杨大华. 汉方治验选读［M］. 北京：中国中医药出版社，2019：387-388.

案10：痤疮（连建伟医案）

患者，女，25岁。初诊：2011年8月21日，面部发青春痘，左关小弦，右关大，舌苔薄腻、边有红点，拟温清饮法。药用：当归10g，赤芍12g，川芎5g，生地黄12g，黄芩6g，川连3g，川柏5g，黑山栀6g，炒银花20g，连翘12g，生甘草6g。14剂。二诊：2011年9月4日，面部青春痘好转，大便偏溏，左关小弦，右脉缓，舌苔薄黄腻、尖红，守前方主之，当归、生地改为炒当归、炒生地，加丹参20g。14剂。三诊：2011年9月18日，适值经期，面部青春痘又发，左关弦，右脉缓，舌苔薄腻、尖红，拟调和之。药用：柴胡5g，炒当归6g，赤芍12g，炒白芍12g，炒白术10g，茯苓15g，生甘草5g，薄荷6g，陈皮6g，制香附6g，广郁金10g，丹参20g。14剂。四诊：2011年10月23日，面部青春痘已大见好转，左关小弦，右关实大，舌苔薄腻、尖红，再守温清饮法。守初诊方，当归、生地改为炒当归、炒生地黄。14剂。高新彦，廖成荣. 痤疮中医诊疗经验集［M］. 西安：西安交通大学出版社，2018：124.

案11：干燥性湿疹（段逸群医案）

詹某，男，70岁。因"全身反复瘙痒4年，起疹渐及全身3个月"就诊。患者4年前无明显诱因全身开始瘙痒，并未起疹，自诉夜间瘙痒明显，白天稍有缓解，多年来曾自行到多家医院就诊，均诊断为"皮肤瘙痒症"，间断给予樟脑霜、复方醋酸地塞米松乳膏、曲安奈德益康唑乳膏等外擦，口服氯苯那敏片、氯雷他定片等，之后自诉瘙痒偶有缓解，3个月前无明显诱因全身开始起疹，伴痒，曾到外院予以富马酸酮替芬、咪唑斯汀缓释片口服，外用维生素E软膏、糠酸莫米松乳膏等外擦，瘙痒无明显缓解，为求进一步诊治，遂来我院门诊。起病以来，患者精神、饮食尚可，睡眠欠佳，大便干，小便夜间3～5次，体力、体重无明显变化。检查：躯干、四肢皮肤干燥明显，可见数处暗红色斑片，上伴干燥脱屑，部分斑片表面可见散在分布的淡褐色黄豆大小的丘疹、结节，部分皮疹顶端伴见表皮剥失，舌暗红、苔黄腻，脉弦。西医诊断：干燥性湿疹。中医辨证：血虚风燥。治则：养血润燥，解毒除湿。方药：温清饮加减。当归 10g，生地黄 15g，川芎 10g，赤芍 10g，黄连 6g，大黄 6g，藿香 15g，砂仁 10g，茯苓 10g，蚕沙 10g，丝瓜络 15g，木瓜 10g，甘草 6g，益母草 10g，钩藤 15g，黄芩 6g。

二诊：服用 7 天后，患者自诉瘙痒明显好转，但夜间仍偶伴瘙痒，皮疹较前明显变平消退。继续服用上方 10 剂。

三诊：10 天后复诊，皮疹进一步变平消退，瘙痒基本消失。

原按 方中当归、川芎补血而不滞血，温而不燥；黄连、黄芩泻火解毒，加大黄以泄湿热，缓解大便干结之症；藿香芳香化湿；砂仁行气化湿；茯苓健脾化湿；蚕沙祛风除湿；生地黄、赤芍清热凉血、养阴生津；益母草清热解毒；钩藤重镇安神；久病入络，丝瓜络祛风通络合木瓜舒筋活络以祛顽湿并使诸药畅达病所；甘草调和诸药。

段教授认为，此例患者年纪较大，病程较长，由于湿热蕴久，耗伤阴血，血虚动风，故瘙痒剧烈，阴血亏虚，皮肤失于濡养，故干燥脱屑。从皮损局部辨证来看，患者皮疹多为慢性肥厚性皮损，皮疹色泽较暗，表现以小斑块、小结节为主，且皮肤干燥脱屑明显，皆为血虚风燥之象，从整体辨证来看，患者大便干结，数日一次，舌苔黄腻，兼有湿热之象，因此结合局部与整体辨证综合分析，辨证为血虚风燥，内有湿热，方药可调整为温清饮加减，以奏养血祛风润燥、解毒化浊之效。

在临床上，我们经常会遇到很多老年患者，他们大多具有一个共同特点，那就是皮肤干燥且瘙痒剧烈，因为瘙痒剧烈，患者往往痛苦不堪。其实瘙痒是许多皮肤病共有的一种症状。西医对皮肤瘙痒症的发病机制尚未明确。但对瘙痒症状病理生理学方面有人认为：瘙痒是一种可引起搔抓欲望的皮肤感觉。在一般情况下，痒觉的发生跟痛觉有相似之处，是由表皮及表皮、真皮交界处非特异性游离神经末梢来担任。末梢网络受到刺激后，无髓神经纤维末端产生冲动，由脊髓丘脑侧束传达到丘脑和大脑感觉皮层，导致瘙痒的产生，低度的瘙痒可能是因为长期作用的有害刺激侵袭皮肤最外层，而更强烈的刺激则引起痛觉。

温清饮出自明代龚廷贤所著《万病回春》，具有养血清火、调营解毒之功，清代以前主要用于妇科崩漏出血，现代可应用于皮肤病、口腔疾病、糖尿病、结缔组织疾病等。现代药理研究显示温清饮具有抗溃疡、调节免疫、抗炎、解热镇痛、镇静等多种作用。温清饮又名解毒四物汤，是四物汤与黄连解毒汤的合方，其中黄连、黄芩、黄柏、栀子清热泻火、解毒燥湿，清血中之热；生地黄、白芍清热凉血；当归、川芎补血活血而润燥。全方温补清热共用，滋阴润燥并调，养血凉血相合，使清而不燥，补而不腻，补泻寒热一体，扶正祛邪兼施。段教授认为，若辨证准确，温清饮加减对干燥性湿疹、皮肤瘙痒症的治疗有着较好的疗效。李凯，周小勇．当代中医皮肤科临床家丛书（第3辑）·段逸群［M］．北京：中国医药科技出版社，2017：138-140．

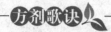
方剂歌诀

温清饮中生地黄，当归芍药川芎攘，

芩连黄柏栀子配，清养两功各不伤。

乌肝汤 35

【来源】

乌肝汤，源于清·黄元御《四圣心源·卷四·阴脱》。

【组成】

甘草二钱　　人参三钱　茯苓三钱　干姜三钱　附子三钱　炮首乌三钱　蒸芍药三钱
桂枝三钱

【用法】

煎大半杯，温服。

【功效】

温阳扶正，补肝明目。

【主治】

肾阳虚衰，肝血不足。

【方解】

乌肝汤具有温补肝肾、升达肝木之功效。其中甘草补中，合茯苓培土祛湿，
人参大补中气，合干姜补益中阳；附子大温，专温肾中真阳；白芍酸寒入肝经血
分，何首乌入肝经，滋益肝血，两药合用大补肝血，养肝体，助肝用；桂枝入肝
经而行血分，走经络而达营郁，可疏肝达木，使肝血补而不滞，同时合附子、干
姜温升坎阳。

【名医经验】

名老中医周连三先生认为乌肝汤可温阳扶正、补肝明目，临床应用此方治疗虚寒眼疾，疗效确为满意。同为火神派的张存悌教授常选用乌肝汤治疗"阳陷而光损"之虚寒目疾，除目胀痛干涩外，其临床表现皆为阴象阴色，如畏冷、足凉、舌淡胖润、脉沉滑等。在应用此方时，张教授的经验是将方中附子用至30g，临床效果佳。张存悌. 关东火神张存悌医案医话选［M］. 沈阳：辽宁科学技术出版社，2015：127-128.

国医大师唐祖宣认为，乌肝汤擅治木郁血病而不能视者，虽古今治疗目不明者多以滋养肝肾之法，但阴不足者，实则坎阳不足，要阳中求阴。水中阳精不能上达，肾藏元阴元阳，不得偏颇，中气衰，脾土不升则木郁血病，以致目不能视。本方可温升坎阳、培补中气、疏肝养血；温肾中之坎阳，使水中阳精上达，补中以升发肝脾，使目受血而能视。究其临床适应症状，有双目疼痛、视物模糊、干涩流泪、头晕目眩、飞蚊症等。吕沛宛，王赛男，唐祖宣. 唐祖宣运用乌肝汤化裁治疗玻璃体混浊经验［J］. 中医杂志，2021，62（19）：1674-1676.

【临床应用】

案1：目痛流泪（周连三医案）

马某，男，55岁。患眼疾已十余年，疼痛流泪，视物不清，目昏红肿，入冬加重，每用抗生素治疗好转，今年入冬来眼疾又发。剧烈疼痛，目赤昏花，服抗生素并外治无效，以清热明目之剂治之，效亦不佳，病延月余。症见两目微肿，内有白翳，其泪满眼，睁则下流，疼痛难忍，两目昏花，视物不清，面色青黑，头晕目眩，四肢欠温。舌白多津，脉沉弦。此属阳虚寒盛，经脉失养，治宜温肾健脾、疏肝养血。茯苓30g，何首乌30g，附子15g，党参15g，白芍15g，干姜12g，甘草9g。服药3剂，疼痛止，继服上方加桂枝、白术各15g，6剂翳退病愈。

原按 周氏回顾说："我30年前治疗眼疾多用清热泻火滋阴之剂，以为眼疾全为阳热之证，而无虚寒之理，后治眼疾，一遇虚寒，多治不愈。"周氏阅《黄氏医书八种》见其创用乌肝汤治疗眼疾，即合书不观，以为眼疾全为阳热之证，而无虚寒之理也。后治眼疾，一遇虚寒征，多治不愈。又细阅黄氏方书："窍开而光露，是以无微而不烛，一有微阴不降则雾露暗空，神气障蔽，阳陷而光损矣""后人不解经义，眼科书数千百部，悉以滋阴凉血，泻火伐阳，败其神明，以致眼病之家逢医则盲"。黄元御自己年轻时就因眼疾而被庸医治瞎一目，乃至恨叹，"无知造孽，以祸生灵，可恨极矣！"细审其理，才知前非。自此以后，治疗眼疾，若辨证为虚寒者，每用茯苓四逆汤（按：即乌肝汤）加减治之，疗效确为满意，本案即为例证。张存悌，辛喜艳. 火神派示范案例点评（下）[M]. 北京：中国中医药出版社，2020：321-322.

案 2：目红白翳（周连三医案）

姬某，女，45 岁。乳子年余，月经淋漓不断，经量过多。继发眼疾，目昏，视物不清，剧烈疼痛，特来求治。眼目红肿，内有白翳，其泪满眼，睁目则下流，剧烈疼痛，头晕目眩，面色青黑，舌白多津，精神萎靡，肢节困疼，腰疼如折，腹疼如绞，四肢欠温，六脉沉弦。分析本案，经血过多，淋漓不断，经血下注，血不充目而致病。脾统血而肝藏血，木气不达，土虚失统，则经血陷流；阳虚不能温运四肢则厥逆；腰为肾之府，肾寒失温则腰疼；眼目红肿，内有白翳，睁眼即流水，此为阳虚不能温阳化气，证属虚寒，宜温肾阳、补脾胃、疏肝木、止血补荣。处方：茯苓 30g，炮附子 15g，干姜 15g，桂枝 15g，白芍 15g，首乌 15g，甘草 15g，党参 15g。服药 2 剂，痛止，月经恢复正常，改服苓桂术甘汤加白芍、何首乌、牡丹皮，4 剂翳消病愈。

原按 此例虚寒眼疾，完全遵黄元御乌肝汤法用药，收效迅捷。张存悌，辛喜艳. 火神派示范案例点评（下）[M]. 北京：中国中医药出版社，2020：322.

案 3：飞蚊症（唐祖宣医案）

某某，女，61 岁，2019 年 4 月 22 日初诊。主诉：视物模糊，眼前似有飞蚊飞动半月余。患者诉近半个月来视物模糊，眼前自觉有蚊虫飞动，挥之不去。腿沉乏力，易感冒，易汗出，冬季怕冷、夏季怕热，眠差、多梦易醒，纳可，二便调，舌质红，苔白，舌下络脉迂曲，关脉弦滑。眼球 B 超示：玻璃体中心探及大小不等星点状或条状中高回声，后运动活跃。西医诊断：玻璃体混浊；中医诊断：云雾移睛。辨证：坎阳不足，中气亏虚，肝郁不达。治法：温升坎阳，培补中气，疏肝养血通络。治以乌肝汤加减。处方：甘草 10g，茯苓 15g，人参 10g，干姜 15g，炮附子 15g（先煎），制何首乌 15g，桂枝 15g，白芍 15g，炒酸枣仁 30g，酒萸肉 15g，炒桃仁 15g，丹参 15g。7 剂，每日 1 剂，水煎分早晚两次温服。禁食辛辣刺激之品。

2019 年 4 月 29 日二诊：患者诉视物昏花显著好转，眼前飞蚊消失，腿沉乏力，怕冷减轻，汗出减少，睡眠改善，仍多梦，欲巩固治疗，舌质红、苔薄白，舌下络脉迂曲，关脉弦滑。处方以初诊方加牡丹皮15g，继服10剂，煎服法同前。2019年9月患者因眠差就诊，诉二诊治疗后视物正常，眼球B超复查玻璃体内可见少量星点状回声，后运动活跃。

原按 患者诉近半个月来视物模糊，眼前自觉有蚊虫飞动，挥之不去，怕冷，易感冒，易汗出，提示卫阳不足，而卫阳根于肾阳，冬季阳气不足不能温煦肢体故怕冷，夏季阳气升发，阴血相对不足故怕热，舌苔白，关脉弦滑，为脾气虚弱，不能运湿及肝郁之象。四诊合参，辨证为坎阳不足，中气虚弱，木郁不达。木得水之温则生，肝得血之温则用，今坎阳不足，木郁不升则化热，故舌红，怕冷；中气虚弱，化血无源，肝血亏虚，清阳上衰，肝开窍于目，目失所养，故见云雾移睛；阳气虚弱，阳虚则寒，不能温煦内脏和肌肤，故腿沉乏力、怕冷、易汗出、易感冒；舌苔白、关脉滑，提示中焦湿阻；患者年老体衰，气血亏虚，不能濡养心神，亦因中焦湿阻不能斡运，心阳上亢，阳不入阴，则眠差多梦。患者有脑梗死病史，舌下络脉迂曲，提示络脉瘀阻。故治当温升坎阳、培补中气、疏肝养血通络。处方以黄芽汤（甘草、人参、茯苓、干姜）崇阳培土泻湿，以炮附子补坎中真阳，以白芍、桂枝疏肝达木，以何首乌补益精血，以酸枣仁、山萸肉酸补肝肾，以桃仁、丹参活血化瘀。二诊在初诊方基础上加牡丹皮，与前方桂枝、白芍、茯苓、桃仁组成桂枝茯苓丸方，加大活血化瘀力度。纵观治疗全程，病脉证治合乎病机，故药到病减。

古人治疗"云雾移睛"多从滋养肝肾入手，现代有研究者认为此病成因与脉络瘀结有着直接关系，并且混浊物乃湿浊之物。血得热则行，得寒则凝，故治脉络瘀结当从温化。唐老师指出，目不明古今治疗多以滋养肝肾为主，然阴不足者，实是坎阳不足，要阳中求阴。水中阳精不能上达，肾藏元阴元阳，不得偏颇，中气衰，脾土不升则木郁血病，目受血则能视，木郁血病则不能视。乌肝汤实为此而设，可为临床治疗玻璃体混浊提供借鉴。吕沛宛，王赛男，唐祖宣.唐祖宣运用乌肝汤化裁治疗玻璃体混浊经验［J］.中医杂志，2021，62（19）：1674-1676.

案4：眼睛干涩（张存悌医案）

韩某，女，62岁。左眼胀痛半年，干涩，夜间尤甚。眼裂明显小于右眼，连及左侧头亦胀痛，食凉则泻，畏冷，足凉，牙痛约每月1次。舌淡胖润，脉沉滑，右寸稍浮。判为阴盛迫阳上浮，治以温阳潜纳，潜阳丹加味，5剂未效。改乌肝汤加味：附子30g，茯苓30g，干姜15g，炙甘草15g，红参10g，吴茱萸15g，桂枝20g，何首乌20g，白芍15g，生姜15片，大枣10枚。5剂后，目胀痛明显减轻，身冷已感热乎，药已中的，前方调整，加入车前子15g、白芷15g，再服5剂。药后目胀痛消失，仍感干涩，余症均减，不愿再服药。

原按 乌肝汤乃黄元御研制，由茯苓四逆汤加白芍、桂枝、何首乌而成。功能温阳扶正、补肝明目，用治虚寒目疾。一般都以为眼疾为"上火"，俗医也认为眼疾全为阳热之证，动辄清热泻火滋阴，此大瘥也。黄元御说："窍开而光露，是以无微而不烛。一有微阴不降则雾露暧空，神气障蔽，阳陷而光损矣。"揭示目疾乃由"阳陷而光损"所致，"后人不解经义，眼科书数千百部，悉以滋阴凉血，泻火伐阳，败其神明，以致眼病之家逢医则盲。"黄元御自己年轻时就因眼疾而被庸医治瞎一目，乃至恨叹，"无知造孽，以祸生灵，可恨极矣！"

本案患者虽见目胀痛干涩之症，然而全身所现皆为阴象阴色，如畏冷、足凉、舌淡胖润、脉沉滑等，阴证有据。曾用此方治眼睛干涩患者十几例，均获满意效果。如治北京某著名医院王某，女，56岁，病理科专家，长期用眼看病理片，患干燥综合征，目干涩流泪，红赤，自称"凡有黏膜处皆干燥"，迄用激素、明目地黄丸等乏效，口疮反复发作，畏冷，下肢水肿，舌尖红，脉沉滑寸浮。用黄元御乌肝汤，附子用至30g，效果很好。张存悌.关东火神张存悌医案医话选［M］.沈阳：辽宁科学技术出版社，2015：127-128.

案5：目胀干涩（张存悌医案）

2012年9月11日，患者为天德门诊部老板娘，韩某，54岁。双眼干涩伴流泪发痒1个月，目视酸累，看电视都受不了。嗜困，纳差，晨起口苦，舌胖润，脉滑数软寸弱。此亦阳虚寒盛，肝之经脉失养，投以乌肝汤：附子30g，茯苓30g，红参10g，桂枝25g，何首乌20g，白芍25g，车前子25g，炙甘草15g，生姜10片，大枣10枚。7剂后目病消失。张存悌.关东火神张存悌医案医话选［M］.沈阳：辽宁科学技术出版社，2015：127-128.

案6：目胀头痛（张存悌医案）

贾某，男，24岁。2011年12月29日首诊：外伤后致双目已盲。今目胀连及头痛，目干涩，眉棱骨处疼痛，口臭，易汗，眠差，纳差，便溏，夜汗。脉滑软寸弱，舌胖润。考正气已亏，营卫失和，虽然目干、口臭，尽属阴气上僭，无火可言，治宜调和营卫、潜纳浮阳。处方乌肝汤加味：桂枝25g，白芍25g，炙甘草15g，茯苓30g，附子30g，砂仁10g，白术20g，龙骨30g，牡蛎30g，大枣10枚，生姜10片。5剂。

复诊：目胀干涩、眉棱骨疼痛显减，调方附子加至 45g，另加红参 10g、磁石 30g，再予 7 剂，各症均减。上方再加黄芪 30g，巩固调理。张存悌. 关东火神张存悌医案医话选［M］. 沈阳：辽宁科学技术出版社，2015：127-128.

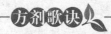 方剂歌诀

乌肝汤用阴脱时，桂枝芍药首乌施，

参苓姜附兼甘草，虚寒目疾取效奇。

乌药顺气散 36

【来源】

乌药顺气散，源于北宋·《太平惠民和剂局方·卷一》。

【组成】

麻黄（去根、节）　陈皮（去瓤）　乌药（去木）各二两　白僵蚕（去丝、嘴，炒）
川芎　枳壳（去瓤，麸炒）　甘草（炒）　白芷　桔梗各一两　干姜（炮）半两

【用法】

上为细末。每服三钱，水一盏，姜三片，枣一枚，煎至七分，温服。如四时
伤寒，憎寒壮热，头痛肢体倦怠，加葱白三寸，同煎并服，出汗见效。如闪挫身
体疼痛，温酒调服。遍身瘙痒，抓之成疮，用薄荷三叶煎服。孕妇不可服。

【功效】

疏风顺气。

【主治】

治男子、妇人一切风气，攻注四肢，骨节疼痛，遍身顽麻，头目眩晕。及疗
瘫痪，语言謇涩，筋脉拘挛。又治脚气，步履艰难，脚膝软弱。妇人血风，老人
冷气，上攻胸臆，两胁刺痛，心腹膨胀，吐泻肠鸣。

【方解】

乌药顺气散正为风胜气壅所设。方中用乌药以通调逆气，乌药辛温香窜，为
疏郁散气之妙品，四磨汤、正气天香散皆用其温通逆气以止痛；麻黄、桔梗宣通
肺气，肺为气之主，肺气通则周身之气皆通；川芎、白芷和血气而散风，川芎为

血中气药，善能和血而散气郁，白芷芳香利窍为祛风之圣药；气逆则生痰，故用陈皮、枳壳理气化痰；白僵蚕散结消风化痰；干姜温中通阳；甘草和中；再加姜枣调和营卫。相互配伍有调顺逆气、消风化痰之功。盖气壅则风邪不解，气顺则风邪自除，故本方以顺气命名，名为顺气，实乃祛风。

【名医经验】

国医大师张琪教授运用乌药顺气散化裁，治疗因气壅而导致的各种病证，如中风、麻木、石淋、中气证等。中气证，症见突然昏厥，不省人事，牙关紧闭，四肢逆冷，脉沉伏，属于类中风的一种。张琪教授曾用乌药顺气散化裁治疗6例病案，病虽不同，而属于气壅则一，故皆用本方以顺气，气顺则邪自除。张琪.国医大师临床经验实录·张琪［M］. 北京：中国医药科技出版社. 2010：315，319.

【临床应用】

案1：脑血管畸形（张琪医案）

患者，女，19岁。因汗出受风，头痛，继而右臂不能直举，活动受限，右腿坐位时，瘛疭不已，难以控制，步履艰难，舌强语謇，舌胖大，苔薄白，脉浮滑。脑血管造影不清，西医诊断为脑血管畸形。张老辨证为气壅风胜，经络壅遏，治以顺气祛风通络。处方：乌药15g，川芎10g，白芷15g，僵蚕15g，薄荷10g，钩藤20g，菊花15g，麻黄7.5g，橘红15g，枳壳15g，桔梗15g，黄芩15g，甘草10g，水煎服。

二诊：服药2剂上肢抬举略好转，步履稍有蹒跚，瘛疭未止，舌硬稍软，言语稍清，自汗、舌胖苔白，脉浮滑。继以前法。处方：乌药15g，白芷15g，川芎15g，麻黄15g，橘红15g，防风15g，防己15g，赤芍15g，黄芩15g，甘草10g，水煎服。

三诊：服药6剂，右腿已无沉重感，瘛疭止，步履自如，右臂可上举，舌强好转，仅觉右腕无力，肢端发凉，握力较弱，不能持重物，左侧头稍痛，舌胖苔白稍干，脉浮已减。此风邪渐除，经脉疏通，继以上方增减：乌药15g，白芷15g，川芎15g，防风15g，防己20g，赤芍20g，麻黄7.5g，桂枝15g，白附子10g，生石膏40g，甘草10g，水煎服。

四诊：服药3剂，观察数日，患肢活动自如，语言正常，唯觉上肢沉重无力，以益气疏风通络法治之。处方：黄芪 30g，地龙 15g，川芎 15g，防己 20g，防风 15g，麻黄 7.5g，白附子 10g，黄芩 15g，白芷 15g，甘草 10g，水煎服。10 剂后，诸症悉除。

原按 "气壅则风邪不解，气顺则风邪自除。"气机逆乱，或风邪外中，或引动内风，络脉痹阻，或半身不遂，或中风不语，治此宜调畅气机。张老常选乌药顺气散加减而用，以乌药疏郁散气为主，配以橘红、川芎、白芷、僵蚕等行气祛风，黄芩、知母清热。此类经络痹阻乃气滞而致，与血瘀者有所不同，故治疗重用调理气机之品，少佐活血药。调气以通络，气顺络通则风邪可除。迟继铭. 治疗中风勿忘祛风——张琪研究员治疗中风经验 [J]. 实用中医内科杂志，1991（4）：1-2.

案 2：风疾（张琪医案）

许某，女，47 岁，营业员。1984 年 8 月 12 日初诊。患者体质肥胖，面色白，晨起眼睑有轻度浮肿，自述 1 年来患一奇疾，偏身顽麻沉重难支，犹如绳缚，口、眼、鼻孔、前后阴七窍如冒气之状，整日不解，百治不效，来门诊求治。脉象沉而有力，舌胖嫩，有齿痕，因思此乃风胜气壅，经络痹阻，痰湿不化，气不通调，则孔窍犹如冒气之状，气郁生痰，壅于肢节则遍身顽麻沉重难支，宜顺气祛风化痰法治之。予乌药顺气散加半夏、南星化痰：乌药 20g，麻黄 10g，川芎 15g，白芷 15g，僵虫 15g，橘红 15g，天南星 15g，半夏 15g，枳壳 15g，桔梗 15g，甘草 10g，生姜 10g，水煎服。服药 10 余剂后窍孔冒气及顽麻俱明显减轻，依方化裁，连服 60 剂而愈。张琪. 国医大师临床经验实录·张琪 [M]. 北京：中国医药科技出版社，2010：317-318.

案 3：麻木（张琪医案）

张某，男，42 岁，工人。1983 年 12 月 27 日初诊。自述患病之由，时值隆冬，温度零下 20℃，穿拖鞋送客人至室外，初觉两足冷，继而顽麻至膝，步履困难，经用针灸中西药俱无效，来门诊就医，诊其脉沉紧有力，舌润，两腿麻至膝，感觉迟钝，经某医院神经科未能确诊，随证求因结合脉证分析，当属风寒客于经络，卫气不得畅通，风胜气壅之证，予乌药顺气散加减：乌药 20g，麻黄 10g，川芎 15g，白芷 15g，橘红 15g，半夏 15g，干姜 10g，僵蚕 10g，枳壳 15g，桔梗 15g，炙川乌 10g，甘草 10g。连服上方 6 剂，两腿顽麻大减，面积亦缩小，继服上方不变，连服 12 剂而愈。张琪. 国医大师临床经验实录·张琪 [M]. 北京：中国医药科技出版社，2010：318.

案 4：石淋（张琪医案）

程某，女，28 岁，工人。1983 年 3 月 3 日初诊。妊娠 5 个月，少腹及腰右侧剧痛难忍，小便黄，尿检红细胞 30 ~ 40 个，大便秘，脉滑而有力，舌质红苔白躁，少腹触之柔软，肾盂造影未显影，因思如此剧痛，结合尿中红细胞当系结石，桃仁、大黄皆治疗此证颇效，但为妊娠所忌，可用行气利尿排石法，予乌药顺气散加减：乌药 20g，川芎 15g，白芷 15g，枳壳 15g，桔梗 15g，金钱草 50g，石韦 20g，车前子 15g，甘草 10g，水煎服。连服 3 剂，排出砂石 10 余块，腹痛腰痛随之顿解，从而痊愈。张琪. 国医大师临床经验实录·张琪［M］. 北京：中国医药科技出版社，2010：318–319.

案 5：中风失语（张琪医案）

那某，46 岁，女，街道干部。患者在一周前，因与邻居发生口角，出汗受风，突然不能说话，就诊时，患者以手指其胸部，表示胸闷之意，同时又以手指其后头部，分析可能为后头痛，舌苔白，舌体已破，脉沉。此证为暴怒后，汗出受风，风邪客于心脾二经，《诸病源候论》谓："脾脉络胃、夹咽、连舌体、散舌下。心之别脉系舌本。""今心脾二脏受风邪，故舌强而不得语。"但初诊时，未认识到此为外中风邪，从舌苔白，胸满辩证为痰迷舌强，宜用化痰开窍之法，用药如下：半夏 9g，橘红 9g，茯苓 9g，郁金 9g，石菖蒲 9g，竹茹 9g，青皮 9g，麦冬 9g，黄芩 9g，钩藤 9g（后下）。

二诊：其人仍不能言语，但以手示意胸闷减轻，有太息，后头痛。改以清热、开窍、祛风之法。处方：白芷 9g，乌药 9g，川芎 3g，葛根 12g，橘红 9g，桔梗 9g，麻黄 3g，郁金 9g，青皮 9g，黄芩 9g，知母 3g，石菖蒲 9g。

三诊：用上方 3 剂后，其人已能说一两句话，仍有太息，口唇起疱，舌质红，无苔，脉象沉弦。此风邪已有外达之机，气渐舒，热邪内蕴之兆已露，宜用祛风、顺气、清热、开窍法。处方：葛根 12g，白芷 9g，乌药 9g，川芎 9g，橘红 9g，白僵蚕 9g，石菖蒲 9g，黄芩 12g，生地黄 12g，郁金 9g，青皮 9g，甘草 4.5g。

四诊：用上方 3 剂后，已能说话，但仍舌硬，自述后头部痛，牙痛，口唇起疱，舌质红，脉象沉弦。证为风邪已透，气机亦宣，唯热未除，宜以清热为主，辅以祛风开窍之剂。处方：葛根 12g，白芷 9g，川芎 9g，生地黄 18g，黄芩 12g，生石膏 30g（碎），菊花 9g（后下轻煎），白僵蚕 9g，菖蒲 9g，甘草 6g。

五诊：舌体硬已渐柔软，说话继续好转，唯仍头痛、牙痛、后背及关节痛。舌质红，脉弦，宜前方增减主治。处方：葛根 12g，白芷 9g，生石膏 45g（碎），生地黄 18g，玄参 12g，甘菊花 9g（后下），赤芍 12g，黄芩 9g，羌活 6g，川芎 9g，甘草 6g。

六诊：患者说话已恢复正常，自觉下午眩晕、牙痛、夜间多梦、舌破、脉弦滑。证为风邪大部已去，但阴虚阳盛、阳明胃热仍未清除。治宜滋阴潜阳、清热息风之法。处方：生地黄 30g，玄参 15g，天冬 12g，甘菊花 9g（后下），葛根 12g，生石膏 45g（碎），川芎 9g，钩藤 12g（后下），柏仁 12g。

七诊：服上方 3 剂，头痛减半，眩晕及夜寐多梦皆有好转，仍胸闷堵塞，舌苔黄，质红，脉象弦滑。内蕴之热已外达，肝郁气机不宣，日久已入营血，血脉痹阻，用王清任血府逐瘀汤增减治之。处方：桃仁 9g，当归 12g，赤芍 12g，柴胡 9g，生地黄 12g，川芎 9g，桔梗 9g，怀牛膝 12g，香附 9g，黄芩 9g，玄参 9g。

八诊：用上方 2 剂后，胸满堵闷现象已明显减轻，头部仍不适，牙痛，舌苔转薄，色黄，质红，脉弦滑。继服前方 3 剂。

九诊：患者失语之症已完全恢复，仅有头痛不适，睡眠有时多梦，处以安神养心之剂，以善其后。

原按 本案为中风所致的失语症。中风分内风、外风两类，内风相当于西医学的脑血管意外等。外风则属于风邪外中之证。本例即为患者暴怒后，气机壅塞，又复汗出为风邪所中，其邪中于心脾二经，"脾脉络胃央咽，连舌本，散舌下""心之别脉系舌本"所以心脾受邪，故舌强不得语。患者能说话后，详细询问其致病经过，果因该人怒不可遏后，汗出受风所致。

本案从二诊以后，治法改以祛风、顺气、开窍之剂，仿乌药顺气汤加减，用药 9 剂后，患者即能言语，四诊患者头痛，牙痛，口唇起疱，改以清热之法为主，祛风开窍为辅。七诊头痛牙痛等症已明显减轻，唯胸满堵闷，舌苔黄，此乃蕴热已外达，气机不宣，尚未全部恢复，且舌质红，已由气郁到血瘀，故改用血府逐瘀汤以活血逐瘀，并加黄芩、玄参等品以清热滋阴，最后收效。张琪. 医案五则 [J] . 黑龙江医药，1975（3）：36-40.

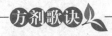 **方剂歌诀**

乌药顺气芎芷姜，橘红枳桔及麻黄。

僵蚕炙草姜煎服，中气厥逆此方详。

五仁橘皮汤 37

【来源】

五仁橘皮汤，源于清·俞根初《重订通俗伤寒论·第二章》。

【组成】

甜杏仁（研细）三钱　松子仁三钱　郁李净仁（杵）四钱　原桃仁（杵）二钱
柏子仁（杵）二钱　广橘皮（蜜炙）钱半

【用法】

水煎服。若欲急下，加元明粉二钱，提净白蜜一两，煎汤代水可也。夹滞，加枳实导滞丸三钱。夹痰，加礞石滚痰丸三钱。夹饮，加控涎丹一钱。夹瘀，加代抵当丸三钱。夹火，加当归龙荟丸三钱。夹虫，加椒梅丸钱半。或吞服，或包煎，均可随证酌加。

【功效】

润肺滑肠，利气通便。

【主治】

治上燥隔食；治凉燥犯肺之痰多便闭腹痛；治夹血伤寒；治夹痛伤寒。

【方解】

杏仁配橘皮，以通大肠气闭；桃仁合橘皮，以通小肠血秘；气血通润，肠自滑流矣，故以为君。郁李仁得橘皮，善解气与水互结，洗涤肠中之垢腻，以滑大便，故以为臣。佐以松、柏通幽，幽通则大便自通。此为润燥滑肠，体虚便闭之良方。（清）俞根初. 重订通俗伤寒论［M］. 北京：中国中医药出版社，2011：70-71.

【名医经验】

国家级名老中医印会河教授认为，五仁橘皮汤为理气生津、润肠通便之剂，常用本方治疗气虚便秘。津者气阴所化，把气虚理解为气阴或津液可矣，助阳气来通便。印老认为本方为润下而和平，不似诸承气汤之攻伐颇猛，尤其适用于老年人或长期习惯性便秘者。印会河教授应用本方时常喜稍作加减，方用郁李仁12g，柏子仁或桃仁12g，火麻仁12g，瓜蒌仁12g，青皮10g，当归15g，炒决明子30g，黑芝麻12g，天冬15g，生何首乌30g，川大黄3～6g。徐远. 印会河理法方药带教录［M］. 北京：中国科学技术出版社，2019：180–181.

全国名中医贾六金教授使用五仁橘皮汤时，常用剂量如下：橘皮8～10g，桃仁4～8g，杏仁6～10g，柏子仁6～10g，松子仁6～10g，郁李仁6～10g，甘草6g。贾教授应用此方时亦常加入火麻仁，取其体润能去燥，专利大肠气结便秘，以增强五仁橘皮汤之效。王逸华，师会娟，贾六金. 贾六金教授治疗小儿肠燥津亏型便秘经验［J］. 广西中医药，2017，40（6）：37–38.

广东省名中医刘仕昌教授认为，五仁橘皮汤意取肃肺润肠，肠润便通则肺气易降，肺气降则大便易于通下，肺肠同治，气津双调。在临证中使用本方，尤其需要注意与阳明腑实证进行区别。五仁橘皮汤证是肺燥肠闭，故见腹部胀满，便秘，胸满，咳嗽不爽，舌红，苔黄燥等表现；阳明腑实证是热结阳明，腑实不通，故除大便秘结外，尚有日晡潮热，腹部胀满，甚则出现神昏谵语，苔黑而干，脉沉实等。故根据病机、症状，两者是不难区分的。彭胜权. 刘仕昌学术经验集［M］. 广州：广东高等教育出版社，1996：290.

河南中医药大学温病学学术带头人郭选贤教授认为，五仁橘皮汤为肃肺化痰、润肠通便之剂，常用此方治疗肺燥及肠中乏津导致肺燥肠闭之燥咳。郭教授使用本方时，非常注重肺与大肠相表里的关系，故每加鲜梨1个以清热润肺，使肺脏行其肃降之权则大肠自降，从而达到开肺通肠、脏腑合治的效果。郭选贤，单志群. 咳嗽误治案二则简析［J］. 新中医，1991（12）：22.

云南中医药大学高碧玉教授认为，本方有滋养津液、润肠通便的作用，主治津液亏损、肠燥不润、传导艰难之便秘，故可用于小儿、老人、产后及病后因气血虚弱、津液亏损、阴亏肠燥而致的便秘。临证使用本方治疗虚性便秘之时，应当针对阴、阳、气、血诸虚分别增加相应药物，常能取得满意疗效。高碧玉. 五仁橘皮汤的临床应用［J］. 云南中医杂志，1990（5）：26–28.

【临床应用】

案1：便秘（贾六金医案）

患儿，女，2岁。2015年3月16日初诊。主诉：便干5个月。现病史：患者近5个月来大便3～4日1行，便质干，便时常因疼痛哭泣，有肛裂，纳食可，眠佳，小便调。舌质红苔白厚，指纹淡紫，腹部叩诊为鼓音。诊断：便秘（肠燥津亏证）。方药：玄参8g，生地黄8g，麦冬8g，桃仁6g，杏仁8g，柏子仁8g，火麻仁10g，郁李仁8g，橘皮10g，甘草6g，莱菔子10g，鸡内金10g。6剂，每日1剂，水煎至150ml，分早晚温服，另嘱家长培养其良好的排便习惯，多食粗纤维食物等。

2015年3月23日二诊：患者服药后大便日1行，质不干，成形。舌质红苔薄，指纹淡紫，腹软。方药：前方加当归8g。6剂，每日1剂，水煎至150ml，分早晚温服。嘱家长药尽不必复诊，平素注意培养患儿良好的生活规律，合理饮食，及时排便，加强运动等。

原按 此患儿"便秘"诊断明确，据其证候特点准确辨证的基础上，方药效如桴鼓。患儿正处于脏腑功能较弱且生长发育较快的"供求不等"阶段，起居饮食稍有不当即会出现各种症状。此患儿便质干，排便周期长，伴有肛裂，舌脉之象亦说明内有热结，日久化燥伤阴，属"肠燥津亏"。考虑其便秘日久，就诊前症状未有改善，说明其喂养情况可能存在误区，所以贾老在处方用药的基础上着重向其家长强调了日常喂养方面的注意事项。一诊药后症状改善明显，二诊效不更方，酌情加入当归，增养血润燥之意，以巩固疗效。除药物治疗外，贾老认为本病的护理调摄非常重要。患儿在日常生活中应培养良好的饮食习惯，多食粗纤维食物、蔬菜，食药结合可缩短疗程及避免复发，同时增强腹肌锻炼，既可增加腹壁肌肉的力量，又能刺激肠蠕动，促进排便。此外还须保持心情舒畅，戒忧思恼怒，养成良好的排便习惯。王逸华，师会娟，贾六金. 贾六金教授治疗小儿肠燥津亏型便秘经验［J］. 广西中医药，2017，40（6）：37-38.

案2：咳嗽（刘仕昌医案）

夏某，女，48岁。1988年9月25日初诊。患者1周前发热、咳嗽，经中西医结合治疗后，现症见干咳不爽，胸闷，腹胀，纳差，大便秘结、4天未解，小便短赤，舌边尖红、苔黄干，脉沉细。诊为秋燥，用五仁橘皮汤加减治疗。处方：橘皮10g，柏子仁10g，桃仁10g，北杏仁12g，郁李仁12g，枳壳10g，神曲 12g，川贝母 6g，麦芽 15g。

二诊：连服 3 剂，咳嗽减轻，大便通畅，胸闷、腹胀消失。照上方去桃仁、郁李仁，加紫菀 10g、枇杷叶 10g，再服 3 剂，以巩固疗效。

原按 本证病机为肺燥肠闭，肺受燥热所伤，气机失于宣畅，致肺不布津，肠失濡润，故既有肺燥见症，又有肠闭之征，治宜肃肺化痰、润肠通便。在临证中，本证与阳明腑实证不同，必须注意区别。阳明腑实证是热结阳明，腑实不通，故除大便秘结外，尚有日晡潮热、腹部胀满，甚则出现神昏谵语、苔黑而干、脉沉实等，故根据病机、症状，两者是不难区分的。彭胜权. 刘仕昌学术经验集［M］. 广州：广东高等教育出版社，1996：290.

案 3：燥咳（郭选贤医案）

李某，男，67 岁。1987 年 10 月 2 日初诊。半月前喉痒干咳，头痛不适，未予重视。近日咳嗽加重，胸胁牵痛，痰黏难咯，声音嘶哑，咽干鼻燥，舌干红、苔薄而干，脉细数。处方：桑叶、山栀子各 6g，杏仁、沙参、贝母各 9g，甘草 3g。3 剂后诸症未减，何也？揣揆量小药轻，未能中病，故将原方杏仁、贝母加至 12g，续进 3 剂。谁料叠进辛凉甘润之品，反见呛咳连声，不能平卧，燥象更甚。再度细查详问，方知患者已 6 日不便，腹胀不适未曾告医。吾骤然醒悟，此肺燥肠闭之证也。五仁橘皮汤化裁：甜杏仁、松子仁各 9g，郁李仁 12g，桃仁、柏子仁、蜜橘皮各 6g，藕节 30g，鲜梨 1 个。又服 3 剂，诸症皆轻，大便通畅。后续调 3 剂痊愈。

原按 本患由肺燥及肠，肠中乏津，形成肺燥肠闭之候，故用肃肺化痰、润肠通便之五仁橘皮汤收功。初、二诊仅注意到其为秋季发病，肺中燥热，而疏忽于肠燥乏津，腑气不通，故咳嗽益甚。三诊开肺通肠，相互为用，脏腑合治，以竟全功。郭选贤，单志群. 咳嗽误治案二则简析［J］. 新中医，1991（12）：22.

案 4：便秘（高碧玉医案）

龚某，女，75 岁。1972 年 2 月就诊。上月因胆结石手术后，饮食减少，腹胀便秘，自服牛黄解毒丸通便，致泄泻不止，3 日后大便复秘。现觉心悸难眠，食少神倦，面色苍白，舌淡无华，脉芤。治宜养血润燥通便，拟五仁橘皮汤合四物汤加味。火麻仁 30g，郁李仁 10g，杏仁 10g，桃仁 9g，柏子仁 15g，陈皮 10g，当归 30g，熟地黄 30g，杭芍 15g，川芎 10g，白豆蔻 9g，炙黄芪 30g。服 2 剂，大便即通，连服 6 剂，大便恢复正常。

原按 本例为手术后血虚津伤便秘，又因年老之人，正气渐衰，误服泄热通下之牛黄解毒丸，伤其正气，重耗肠津，大便更秘，故用上方养血润燥而效。高碧玉.五仁橘皮汤的临床应用［J］.云南中医杂志，1990（5）：26-28.

案5：便秘（高碧玉医案）

彭某，女，37岁。1978年10月17日初诊。病史：12年前，产后（第三胎）不久，即涉水劳动，后又患痢疾，迁延日久不愈。以后大便时干时稀。多年来按慢性结肠炎治疗，曾经钡餐、直肠镜及钡剂灌肠检查，消化道、结肠、直肠未发现病变。妇科检查：子宫后位，右侧附件增厚粘连，宫颈Ⅱ度糜烂。现症：大便艰难、干硬，常便秘六七日，临厕努挣一二小时后，方能解出，但解而不净，挣后全身汗出，头晕目眩。平时肛门急胀重坠难忍，频频临厕而解不出。为此坐卧不安，食欲不振，心悸失眠，时腹胀痛，形体消瘦，面色萎黄，憔悴，犹如50余岁之老妇。时头晕气短、耳鸣、恶寒、尿频、夜尿多。苔薄白，舌体瘦而尖略红，脉沉细。证属久病体虚，气血虚弱，肠津干枯。拟方：柏子仁15g，杏仁9g，桃仁9g，火麻仁15g，陈皮10g，炙黄芪30g，白术15g，潞党参20g，当归30g，熟地黄30g，炙何首乌15g，肉苁蓉15g，砂仁10g，炙甘草6g。1剂后，大便已解且润，日1行。再进2剂，大便已不艰难，每日1次，坠胀感大减，全身症状及精神面貌明显好转。连服10余剂而愈。

原按 本案因产后气血不足，又复感外邪而泻痢不止，令其更虚，久之气血虚弱过度，而致便秘久治不愈。故以五仁橘皮汤润燥通便，八珍加减补益气血润燥，肉苁蓉在于补肾益精、润肠通便，加砂仁以防过润而伤其胃气。本案患者有痛苦万状之肛门急胀重坠感，有人认为系因子宫后倒，压迫乙状结肠所致。经妇科检查，子宫后位而不致于成后倒压迫乙状结肠造成急胀感，而且大便不应干涩艰难，故属猜测之谓。所以，本案显然是由于气血虚弱、津枯肠燥引起的。高碧玉.五仁橘皮汤的临床应用［J］.云南中医杂志，1990（5）：26-28.

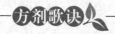
方剂歌诀

> 五仁橘皮用五仁，松杏郁李桃柏陈。
>
> 肺燥肠闭津液乏，便秘腹满干咳频。

五神汤 38

【来源】

五神汤，源于清·陈士铎《辨证录·卷之十三》。

【组成】

茯苓一两　车前子一两　金银花三两　牛膝五钱　紫花地丁一两

【用法】

水煎服。

【功效】

解毒化湿，清热和营。

【主治】

治人大腿旁边，长强穴间，忽然疼痛高肿，变成痈疽之毒，久则肉中生骨，湿热毒所化之多骨痈。

【方解】

紫花地丁性味苦寒，归心、肝经，故能治痈疽疮疡之病，正如《素问·至真要大论》所言"诸痛痒疮，皆属于心"。同时，《本草纲目》记载"紫花地丁，治一切痈疽发背，疔疮，瘰疬，无名肿毒，恶疮"，可见紫花地丁实为治疗疮疡之佳药。金银花性甘寒，归肺、心、胃经，《滇南本草》云"金银花，清热，解诸疮、痈疽发背、无名肿毒、丹瘤、瘰疬"。金银花与紫花地丁合为君药，共奏清热解毒疗疮之功。茯苓性味淡渗甘补，利水健脾渗湿而不伤正气，是为臣药。车前子性味甘寒，甘则滑利，寒则清热，性专降泄，功擅"利水道小便，除湿痹"，既善通利水道，清膀胱热结，又善渗湿止泻，利小便以实大便。牛膝善"引诸药下行"，引瘀血下行，以降"上亢之阳、上炎之火、上逆之血"，使火气降而营血自和。综上，紫花地丁、金银花偏于清热解毒，牛膝、车前子偏于利水祛湿，茯苓淡渗而安神，五药相合，清热解毒与利水消肿并举，共奏解毒化湿、清热和营之功。

【名医经验】

著名中医学家顾兆农先生认为，五神汤为解毒清热、兼以利湿之剂，常用本方加味治疗慢性小腿溃疡合并急性感染，症见两小腿皮肤弥漫性赤红肿胀，溃烂，舌质红，苔黄腻，脉弦数有力。顾兆农先生应用五神汤的常规加减法及剂量：金银花 30g，怀牛膝 12g，车前子 15g（包煎），赤茯苓 15g，紫花地丁 30g，黄连 10g，黄柏 10g，连翘 30g，蒲公英 30g，野菊花 15g，赤芍 15g，牡丹皮 12g。卢祥之. 国医圣手顾兆农经验良方赏析 [M]. 北京：人民军医出版社，2015：173-175.

著名中医外科学家许履和先生认为，五神汤为化湿清热之剂，尤其适用于腰部以下疮疡因湿热而起者，可以治疗诸如缩脚痈、子痈、囊痈、肛门痈、海底悬痈、腿痈、膝痈、委中毒、黄鳅痈（小腿红肿热痛为主）等腰部以下的疮疡。若病情日久，营气壅滞而经络闭塞者，则需在本方中加当归尾、赤芍等药以和其营血，山甲片、皂角刺等药以通其经络，如此则气血通畅，湿热亦易宣化，其病迅速解除。许履和先生应用五神汤时，尤喜合用《医宗金鉴》的仙方活命饮，往往投药而效。马继松，吴华强，江厚万. 名家教你读医案——从医案中领会名医理法方药思路的 18 课堂（第 5 辑）[M]. 北京：人民军医出版社，2012：51-52.

湖南省名中医贺菊乔教授认为，五神汤为清热解毒、和营利湿之剂，常用本方治疗足发背等病。使用本方时，应当抓住病位在下及湿热下注、气血凝滞的病机。周青，杨晶. 贺菊乔老中医临床经验荟萃 [M]. 太原：山西科学技术出版社，2015：67-69.

江苏省名中医马朝群教授认为，五神汤为解毒清热化湿之剂，常用本方化裁治疗下肢丹毒。如加泽兰 15g、泽泻 15g、萆薢 10g 以祛湿解毒，治疗湿重于热型的丹毒；加黄芩 10g、黄柏 10g、牡丹皮 10g、赤芍 10g、虎杖 10g 以清热凉血，治疗热重于湿型的丹毒；若丹毒兼有表证者，加牛蒡子 10g、荆芥 10g 以解表散邪；丹毒肿胀甚者，加泽泻 15g、猪苓 10g、防己 10g 以利水消肿。使用本方的同时，还可外用四黄苦地汤湿敷患处，合外治先缓其标再治其本。潘超，陆瑶瑶，马朝群. 马朝群教授五神汤化裁治疗下肢丹毒临床经验举隅 [J]. 中国中医药现代远程教育，

2020，18（18）：66-68.

【临床应用】

案1：臁疮（顾兆农医案）

朱某，女，45岁，农民。5年前仲夏，阴雨连绵，患者抢救夏粮，苦于田间劳作，湿衣贴体，食无定时。某晚歇息中，渐感小腿皮肤灼热痒痛。次日晨，两胫侧部多处红肿隆起，因农事繁忙，未予理会。半个月后，病处甚痒，不时搔抓，难以耐受，搔破后渗流脂液，时杂血水。又1个月，痒处相继破溃腐烂，久不敛口。同时，两下肢困沉乏力，走行不利。5年来，患者因其患辗转求医无数，药治从无效应。10天前，两小腿肿痛突然加重，溃烂处赤红灼热。患者急千里赴诊，渴求彻底查治。经外科会诊，确诊其患为"慢性小腿溃疡并急性感染"，给予多种抗生素治疗。现用药1周，病情不减，故转请中医会诊。

初诊：1989年6月27日。精神尚可，步履艰难。两小腿皮肤弥漫性赤红肿胀，其中部各有4个溃烂面，大如枣核，小如黄豆。溃烂面底部暗褐，边缘鲜红，脓水少量，色黄质黏。自感下肢灼热疼痛，尤以晚间为甚。口苦而黏，心烦少寐，小溲短黄，粪便燥结。舌质红，苔黄腻，脉弦数有力。此乃湿邪下注，郁热化毒。急解毒清热，兼以利湿。

处方：金银花30g，连翘30g，紫花地丁30g，黄连10g，黄柏10g，赤茯苓15g，蒲公英30g，野菊花15g，车前子15g（包煎），赤芍15g，牡丹皮12g，怀牛膝12g。2剂。

四诊：1989年7月4日。上药颇效，接连两诊，原方继用。现小腿漫红渐退，疼痛消去大半，肿胀程度亦有所减轻。溃烂面边缘肤色渐趋暗褐，其脓汁代之以多量脂水，下肢灼热沉重感似有减轻，余症无大变化。舌红，苔黄腻，脉滑数。毒势已退，湿热仍盛。清热祛湿治之。处方：苍术12g，黄柏12g，薏苡仁30g，怀牛膝15g，泽泻15g，苦参15g，赤茯苓20g，滑石18g，车前子15g，忍冬藤20g，半边莲12g，赤芍12g。2剂。

五诊：1989年7月20日。上方连进12剂，下肢肿胀逐日落退，沉重灼热感渐消，溃烂面底部红色不鲜，脂水淡黄稀薄，周边皮肤暗褐粗糙，时感发痒刺痛，纳谷欠馨，晚多噩梦，二便正常。舌边少许瘀斑，苔薄白，脉弦略涩。此乃脉络瘀阻，血行不畅。施方活血祛瘀，佐以利湿。处方：当归尾15g，川芎10g，赤芍10g，丹参30g，桃仁10g，红花12g，薏苡仁20g，鸡血藤25g，怀牛膝10g，赤茯苓 12g，甘草 6g，蒲公英 15g。3 剂。治疗过程中，上方稍事增减，先后进服 20 余剂，两小腿溃疡面逐渐愈合，不适诸症随之尽消。半年后信访，回告疗效巩固，已从事田间劳动、体健如初。

原按 此案追及病史，其因责之外中雨湿。因湿性重浊趋下，故病发于下肢；因湿邪郁久化热，湿热交蒸成毒，毒热蕴结浸淫，故又渐致小腿灼热赤红，肿胀溃烂，渗流脂水。患者来诊时，适逢病之盛期。临床见症：毒热充斥，邪气嚣张。是时，如不急折其势，大有毒气入血犯心之虑，故首诊施药主以解毒，辅以利湿清热。五神汤用治下肢湿热疮疡，颇具效应，故备受古今医家推崇。本案于方内增入黄连、黄柏、蒲公英、野菊花等味，意在强其解毒清热之力，而共奏截折病势之功。治至四诊，其患毒势大衰，双下肢赤红漫肿见消，但溃烂面脂水渗流，此湿热病邪缠绵也。此际，如不继清湿热，任其郁积，必致邪毒复起，故即改弦利湿清热为治。就本患病理而论，毒发在于湿热之蕴蒸，热起在于水湿之郁结，湿本有形，为热所附，唯清热除湿并施，方与病机合拍，案中投方所以以《医学心悟》三妙丸为基础，并聚诸清热利湿药于一方，其理即在于此。药与证合，其效必彰。上述清热利湿剂连进十二帖，病情日见减轻，以至腿部红肿灼热全消。是时症见：溃烂面底部色红不鲜，周边皮肤暗褐粗糙，脂水稀薄色淡，自感发痒刺痛，舌见瘀斑，脉现涩象，此乃一派脉络瘀阻之象。论瘀之成，乃因湿热久郁作祟，现湿邪渐避，热已廓清，而已成之瘀却塞滞脉络，碍阻气血。故遂更方行血祛瘀，兼以利湿。因除瘀非一时之功，而慢病亦宜守方为治，故特定方连进 20 余剂，以至根除沉疴，终收全功。就本病整个治程而言，大致可分三个阶段：首治重于解毒，次治偏于清热，终以祛瘀收功，而利湿之治贯穿始终。何以如是注重利湿？此正如顾老所说：凡湿邪下注，或兼夹以热，或郁而化热，或湿热交蒸成毒，或气血阻滞成瘀，其证皆杂湿邪作祟。而湿浊留滞不去，热、毒、瘀诸邪终难廓清，故坚持利湿之治，实寓"治病求本"之深意。再就具体用药而言，有一点应该特别提及：一是金银花、连翘、紫花地丁、蒲公英、野菊花五药相配组方，投以重量，对于疮疡肿毒、热势肆虐之患用之恒有卓效，此在临床上曾屡试不爽。薛秦，薛村水. 顾兆农治验详析［M］. 北京：人民军医出版社，2011：91-94.

案 2：臀痈（许履和医案）

邓某，女，11 岁。半月前右臀部疼痛，即赴某医院治疗，未能见效，故来我科门诊。诊得左臀部漫肿疼痛，范围甚大，延及大腿根部，色微红，按之灼热，活动不利，身热朝轻暮重，体温 38.8℃，脉来细数，苔白质红。血象：白细胞

16.1×10^9/L，中性粒细胞 0.82，淋巴细胞 0.18，谅由湿热内蕴、阻于肌肉，而成臀痈，为日已久，有化脓趋势。姑拟化湿清热、和营通络之法，用五神汤加味。①忍冬藤、紫花地丁各 30g，金银花 15g，当归尾、连翘、赤苓苓、牛膝、车前子、丝瓜络、泽兰泻各 9g，皂角刺 6g，炒山甲片、炙乳没各 4.5g。②青敷药，敷右臀部，一日换一次。2 日后患处肿痛大减，灼热转轻，身热亦退（体温 37℃），血象：白细胞 13.3×10^9/L，中性粒细胞 0.66，淋巴细胞 0.30，嗜酸性细胞 0.08，大单核细胞 0.01。仍以原法处理 3 日，局部和全身症状基本消失。

原按 下部疮疡，由湿热而起者，用五神汤最为合拍，唯病经日久，其营气之壅滞、经络之闭塞，亦已甚矣。此时单用清化，尚不能通其壅滞，因此于五神汤中加当归尾、赤芍、乳香、没药、泽兰以和其营血，山甲片、皂角刺、丝瓜络以通其经络，如此则气血通畅，湿热亦易宣化，其病迅速解除。马继松，吴华强，江厚万．名家教你读医案——从医案中领会名医理法方药思路的 18 课堂（第 5 辑）[M]．北京：人民军医出版社，2012：51-52．

案 3：足发背（贺菊乔医案）

赵某，男 54 岁，建筑工人。初诊：2006 年 5 月 17 日。主诉：左侧足背肿痛伴发热 7 天。现病史：7 天前在工地上左侧足背部被钢管砸伤，当时足背微肿，中间有一小皮肤缺损，自行投药（不详）后，未予进一步处理，从第二日足背开始红肿加重，其后范围逐渐扩大，伴有发热畏寒，在当地诊所口服药物（不详）无效。现症见：左足背灼热疼痛，发热畏寒，口干，不思饮食，寐欠安，小便黄赤，大便秘结。查体：左侧足背部红肿，范围约 5cm×4cm，压痛明显，中央结一薄痂，触之痂下稍软，按之无波动感，稍有黄色渍水溢出，左足活动受限。体温 39℃。舌质红，苔黄腻，脉滑数。血常规：WBC 18×10^9/L。西医诊断：左足背部急性蜂窝织炎。中医诊断：足发背（湿热下注）。治法：清热解毒，和营利湿。方药：五神汤加减。金银花 30g，茯苓 20g，蒲公英 15g，牛膝 15g，车前子 15g，紫花地丁 20g，赤芍 10g，炒皂角刺 10g，白芷 10g，陈皮 10g，炒穿山甲 10g，甘草 6g。外敷金黄膏，创口无菌纱布隔开。休息，抬高患肢，并使患足侧位放置，以利脓液引流。

二诊：经上治疗 3 天后，红肿渐退，疼痛仍剧，夜间尤甚。局部波动感明显，遂掀开痂皮并扩切排脓，内置无菌纱条引流。内服解毒内托之剂。方药：金银花 30g，茯苓 20g，蒲公英 15g，牛膝 15g，车前子 15g，紫花地丁 20g，赤芍 10g，黄芪 20g，党参 10g，白术 10g，炒皂角刺 10g，白芷 10g，陈皮 10g，甘草 6g。

局部每日换药 1 次，更换引流纱条。休息，抬高患肢，并使患足侧位放置，以利脓液引流。

三诊： 经上治疗 3 天后，患部周围红肿已消，疼痛已止，体温正常，每日仍能引流出少量脓液，疮面鲜红，肉芽组织生长良好，血常规：WBC 11×10^9/L。治以理气活血、清热解毒除湿。方药：金银花 15g，茯苓 20g，蒲公英 15g，牛膝 15g，车前子 15g，紫花地丁 20g，赤芍 10g，丹皮 10g，甘草 6g。局部换药同前。

四诊： 经上治疗 10 天后，基本症状全部消失，疮口愈合，临床治愈。

原按 本病多由于外伤，瘀血阻滞，感染毒邪，与下注之湿热相合，气血凝滞，湿热聚结，热盛肉腐而成。《疡医大全》云："脚发背生于脚背筋骨之间，乃足三阴三阳之所司也，皆缘湿热相搏，血滞于至阴之交或赤足行走沾染毒邪，抑或撞破误触污秽而成。"故予以五神汤加减，以清热解毒、和营利湿。热盛肉腐，久酿成脓，及时地切开排脓，亦使热毒之邪随脓而出，再配合内服托毒外达及补益气血之品，促其早日脓出毒泄，以免脓毒旁窜深陷，同时又使邪去而正不伤。

周青，杨晶. 贺菊乔老中医临床经验荟萃［M］. 太原：山西科学技术出版社，2015：67–69.

案 4：丹毒（马朝群医案）

患者王某，女，82 岁。2019 年 8 月 23 日就诊。主诉为右下肢突发肿胀半月余。患者半月前不慎从轮椅中跌落，致右小腿皮肤微微破损，伤处可见长约 4cm 印痕，继则局部皮肤见小片红斑，稍有红肿，边界清楚，皮温升高，肿痛明显，予当地诊所行抗生素治疗 10 天，无明显效果，特前来就诊。症见口干口苦，神疲乏力，平素胃纳一般，大便 2～3 天一行，夜寐尚安。舌暗红、苔薄黄，脉细弦，体温尚可。诊为右下肢丹毒，热重于湿型，治法宜清热解毒、凉血消肿。内服方：金银花 20g，紫花地丁 20g，车前子 20g，茯苓 10g，牛膝 10g，黄芩 10g，虎杖 10g，当归 10g，牡丹皮 10g，丹参 10g，赤芍 10g，白芍 10g，郁金 10g，生薏苡仁 20g，防己 10g。上方煎汤，每日 1 剂，早晚分服，共 7 剂。外用四黄苦地汤湿敷患处，每日 1 剂，每日 3 次，每次 30 分钟。同时嘱患者多卧床休息，多饮水，以免感染毒邪而发病。1 周后复诊，局部皮肤红肿不显，皮温恢复正常，其余诸症明显减轻。随访 1 个月，症状控制良好，已无复发。

原按 对于下肢丹毒，西医常规治疗方法是使用抗菌药物抗感染治疗，但疗程长，易出现耐药现象，且复发率高。本案患者年逾八旬，已近"四脏经脉空虚"之际，又长年囿于轮椅之中，素来体弱，正如《素问·评热病论》云"邪之所凑，其气必虚"，年老之体，每多气血俱虚，加之下肢皮肤破损，则湿热火毒之邪乘隙而入，郁阻肌肤。治法重在清热解毒，予五神汤加黄芩清热泻火，牡丹皮、赤芍活血祛瘀，虎杖清热解毒祛瘀。现代学者认为，对于湿热下注型下肢丹毒，可将五神汤用于中药气疗仪进行中药熏蒸，红肿热痛等症状可见显著好转，相关实验室指标基本正常。内外合治，湿利瘀化，肿消痛减。潘超，陆瑶瑶，马朝群.马朝群教授五神汤化裁治疗下肢丹毒临床经验举隅［J］.中国中医药现代远程教育，2020，18（18）：66-68.

案5：丹毒（马朝群医案）

患者秦某，女，66岁，2019年9月20日就诊。主诉为左大腿深处肿胀约1周。患者于1周前因进食海鲜后，突见大腿皮肤出现小片红斑，未予重视，小片红斑迅速蔓延成大片鲜红斑，体温39.2℃，前来就诊。刻下：局部鲜红斑边界稍清，灼热疼痛，压之皮肤红色减退，放手后即可恢复，皮肤肿胀，摸之灼手。伴恶寒发热，纳谷不香，烦躁不安，大便黏结，便出不爽，舌红、苔黄腻，脉滑数。诊为左下肢丹毒，湿重于热型，治法宜利湿清热、凉血解毒。内服方药用金银花20g，紫花地丁20g，车前子20g，茯苓10g，牛膝10g，泽兰10g，泽泻10g，当归10g，牡丹皮10g，丹参10g，赤芍10g，白芍10g，郁金10g，生薏苡仁20g，防己10g。上方煎汤，每日1剂，早晚分服，共7剂。外用四黄苦地汤湿敷患处，每日1剂，每日3次，每次30分钟。

原按 丹毒多由火邪侵犯，血分有热所致，本案患者因饮食不节，以致气血亏损，湿热内生。因脾胃运化功能失常，内外邪气相搏，湿邪浸淫蕴久化热，熏蒸肌肤引发丹毒。结合舌红、苔黄腻，脉滑数，四诊合参，诊为湿热瘀阻证。治以五神汤化裁，佐以泽兰、泽泻、郁金之品和营利湿消肿。外用四黄苦地汤湿敷患处，合外治先缓其标再治其本；内服着重"治外必本于内"的原则，溯本求源，以期减少复发之可能。诸药相合，标本兼顾，使湿热得除，脉络得通。潘超，陆瑶瑶，马朝群.马朝群教授五神汤化裁治疗下肢丹毒临床经验举隅［J］.中国中医药现代远程教育，2020，18（18）：66-68.

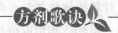

方剂歌诀

五神汤治疖疮疔，车前牛膝云茯苓。

银花地丁相为配，红肿疼痛湿热病。

五痿汤 39

【来源】

五痿汤，源于清·程钟龄《医学心悟·第三卷·痿》

【组成】

人参　白术　茯苓各一钱　炙甘草四分　当归一钱五分　薏苡仁三钱　麦冬二钱
炒黄柏　知母各五分

【用法】

水煎服。

【功效】

补中祛湿，养阴清热。

【主治】

五脏痿。

【方解】

本方用于治疗五脏痿证，选用人参、白术、炙甘草以健脾益气；当归、麦冬
以养阴补血；茯苓、薏苡仁以健脾祛湿、通利小便；黄柏、知母以清热解毒、祛
湿利水。诸药合用，共奏补中祛湿、养阴清热之功。

【名医经验】

国医大师熊继柏教授临床应用此方治疗痿证之脾虚气弱证，并指出辨证要点
应落脚于阳明。熊教授认为，顾护气血生化之源可使阳明胃得养、宗筋得润、肺

得以主气而输布津液于五脏，选用《医学心悟》五痿汤，以期消除脉纵不收、肢痿而不用之症状。针对气阴两虚夹瘀者，熊老则合黄芪虫藤饮以益气化瘀通络，二方共奏益气养阴、活血通络之功，通补兼施，方证合拍，故获佳效。此外，对于证型为脾胃虚弱，肝肾阴虚的肌痿、骨痿者，也可选用本方加减以调理脾胃、补益肝肾、育阴清热，疗效甚佳。李点. 熊继柏医案精华［M］. 北京：人民卫生出版社，2014：88-89.

河南省名中医王现图教授以五痿汤为基础方，加入山药、黄精、玉米，治疗脾肾两虚、精血亏损、虚热内生之"骨痿"或"肉痿"。王老认为，方中的参、术、苓、草、玉米可大补脾土，以生肺金；生山药、黄精大补肾阴，以生精髓；当归配黄精以补肝血，濡养筋脉；知柏，二冬以滋肺肾真阴而生津液，诸药共奏补脾、益肺、滋肾生髓、濡润筋脉之效。对于久病伤阴，先阴虚、后又转变为阳虚者，则减去知柏、二冬、黄精等滋阴药物，而加桂枝、附子、黄芪、川续断等，以助阳化气，通调血脉，从而促进运动功能的恢复。王现图. 加减五痿汤治疗重症肌无力两则［J］. 河南中医学院学报，1978（4）：44-46.

【临床应用】

案1：痿躄（熊继柏医案）

某某，男，37岁，长沙市人。门诊病例。

初诊（2011年10月20日）：双腿痿软半年，伴全身疲乏，四肢颤抖，行走困难，纳少。实验室检查：肌酶增高。舌苔薄黄，脉细。辨证：脾虚气弱。治法：补气健脾，活血通络。主方：五痿汤合黄芪虫藤饮。党参10g，炒白术10g，茯苓15g，炙甘草10g，当归10g，薏苡仁20g，麦冬30g，黄柏8g，知母10g，黄芪30g，全蝎5g，僵蚕20g，地龙10g，蜈蚣1条，鸡血藤15g，海风藤15g，络石藤10g。10剂，水煎服。

二诊（2011年10月30日）：双下肢痿软减轻，舌体转动无力，伴颈部酸胀，少寐，近日感冒，咽红、咽痛，舌苔薄黄，脉细弱。方用五痿汤、黄芪虫藤饮合玄麦甘桔汤。15剂，水煎服。党参10g，炒白术10g，茯苓15g，炙甘草10g，当归10g，薏苡仁20g，麦冬30g，黄柏8g，知母10g，黄芪30g，全蝎5g，僵蚕20g，地龙10g，蜈蚣1条，鸡血藤15g，海风藤15g，络石藤10g，玄参20g，桔梗10g。

三诊（2011 年 11 月 17 日）：前症减轻，感冒已愈，舌苔薄黄，脉细数。继用五痿汤合黄芪虫藤饮。20 剂，水煎服。

四诊（2011 年 12 月 8 日）：双腿痿弱减轻，足冷，颈项、后头部胀痛，舌根疼痛、发麻，甚至吞咽困难，咽红，舌红，苔薄黄，脉细数。五痿汤合玄贝甘桔汤。15 剂，水煎服。党参 10g，炒白术 10g，茯苓 15g，炙甘草 10g，当归 10g，薏苡仁 20g，麦冬 30g，黄柏 8g，知母 10g，葛根 30g，玄参 10g，桔梗 10g。

五诊（2011 年 12 月 25 日）：诸症减轻，舌苔黄腻，脉细数。五痿汤合四妙散。10 剂，水煎服。党参 10g，炒白术 10g，茯苓 15g，炙甘草 10g，当归 10g，薏苡仁 20g，麦冬 30g，黄柏 8g，知母 10g，苍术 6g，川牛膝 20g，木瓜 20g。

六诊（2012 年 1 月 12 日）：腿软明显好转。舌红，苔黄腻，脉细略数。以 2011 年 12 月 25 日方，加黄芪 30g、锁阳 10g、小海龙 10g，30 剂。

七诊（2012 年 2 月 17 日）：双腿痿软有很大改善，已能步行近千米，近日颈肩疼痛，双手肌腱略拘急，舌苔薄黄，脉细。五痿汤合黄芪虫藤饮，加葛根 30g、炒鹿筋 10g、小海龙 10g。20 剂，水煎服。

八诊（2012 年 3 月 25 日）：四肢无力明显减轻，自汗，遇热则甚，近日左颈、肩、胸部疼痛，舌苔薄黄，脉细数。五痿汤、黄芪虫藤饮合颠倒散。20 剂，水煎服。党参 10g，炒白术 10g，茯苓 15g，炙甘草 10g，当归 10g，薏苡仁 20g，麦冬 30g，黄柏 8g，知母 10g，黄芪 30g，全蝎 5g，僵蚕 20g，地龙 10g，蜈蚣 1 条，鸡血藤 15g，海风藤 15g，络石藤 10g，广木香 6g，郁金 10g。

九诊（2012 年 5 月 10 日）：四肢痿软明显减轻，舌痛，咽痛，舌苔薄黄腻，脉细数。五痿汤、黄芪虫藤饮合银翘马勃散。20 剂，水煎服。党参 10g，炒白术 10g，茯苓 15g，炙甘草 10g，当归 10g，薏苡仁 20g，麦冬 30g，黄柏 8g，知母 10g，黄芪 30g，全蝎 5g，僵蚕 20g，地龙 10g，蜈蚣 1 条（去头足），鸡血藤 15g，海风藤 15g，络石藤 10g，金银花 10g，连翘 10g，射干 10g，马勃 6g，牛蒡子 10g。

十诊（2012 年 5 月 31 日）：四肢肌力增强，行走自如，咽痛明显减轻，舌苔薄黄，脉细。继 2012 年 5 月 10 日方。20 剂，水煎服。

原按 本案以肢体痿弱无力、行走困难为主症，可诊为痿，综观脉症属脾虚气弱之证。《素问·痿论》云："阳明者，五脏六腑之海，主润宗筋，宗筋主束骨而利机关也……阳明虚则宗筋纵，带脉不引，故足痿不用也。"《医学心悟》之五痿汤中党参、白术、茯苓、炙甘草益气健脾；麦冬滋阴润肺；知母、黄柏、薏苡仁清热燥湿；当归养血活血，使气血生化之源充足，阳明胃得养，能润养宗筋，肺得以主气而输布津液于五脏，从而消除脉纵不收、肢体痿而不用之症状。《景岳全书·杂证谟·痿证》："痿证之交……元气败伤则精虚不能灌溉，血虚不能营养者亦不少矣。"亦即《医林改错》"虚致痹"之谓。针对气阴两虚夹瘀，黄芪虫藤饮益气化瘀通络，两方合用，共奏益气养阴、活血通络之功，如此，通补兼施，方证合拍，故获佳效。李点. 熊继柏医案精华［M］. 北京：人民卫生出版社，2014：88-89.

案2：痿躄（熊继柏医案）

某某，男，7岁，湖南衡山县人。门诊病例。初诊（2009年5月20日）：诉患儿出生时因难产致"脑瘫"，发育滞后，患痿证6年。现症：双足萎缩，行步不正，双手颤抖，大便秘结，舌红，苔薄白，脉细。辨证：脾胃虚弱，肝肾亏虚。治法：调理脾胃，补益肝肾。主方：五痿汤加味。党参10g，白术10g，茯苓10g，麦冬15g，当归10g，炒薏苡仁15g，黄柏3g，知母6g，炒龟甲30g，肉苁蓉20g，火麻仁20g，怀牛膝15g。20剂，水煎服，每日1剂，分3~4次服。

二诊（2009年6月12日）：诉服上药后行步不正明显好转，仍便秘，舌红，苔薄白，脉细。药已见效，守方再进：西洋参片5g，茯苓10g，炒白术10g，当归10g，炒薏苡仁20g，麦冬10g，怀牛膝20g，知母5g，黄柏4g，木瓜10g，炒龟甲20g，肉苁蓉20g，甘草6g。10剂，水煎服。

原按 本例属典型的"痿躄"证，"痿"是指肢体痿弱不用，"躄"是指下肢软弱无力，不能步履之意。痿病病因病机十分复杂，《证治准绳·痿》曰："若会通八十一篇言，便见五劳五志六淫尽得成五脏之热以为痿也。"《素问·痿证》云"肾主身之骨髓"，又云"肾气热，则腰脊不举，骨枯而髓减，发为骨痿"。依本案证候分析，当属肌痿、骨痿之脾胃虚弱，肝肾阴虚型。五痿汤出自《医学心悟》，功用清热利湿、健脾益气、滋肾降火，治五脏痿证。本案依据证候，选用五痿汤加味，调理脾胃，补益肝肾，育阴清热，疗效甚佳。李点. 熊继柏医案精华［M］. 北京：人民卫生出版社，2014：88-89.

案3：重症肌无力（王现图医案）

某某，女，20岁，未婚，许昌教师。1977年5月20日初诊。患者素体健康，因初担任教师，心情激动，工作紧张，接着又受外寒，引起发热、咳嗽、烦躁、失眠、淌汗等症，经当地医院治疗，诸证好转，继而出现二目无神，眼睑下垂，四肢软瘫无力，精神萎靡不振，反应迟钝，独宿静卧不欲和别人谈话。检查：脉象沉而弦细微数，95次/分；血压95/60mmHg；舌质淡红而少苔；体温36.5℃，面色微黄，神志似呆，二目无神，眼睑下垂，不能旁视，坐而不能立，卧而不能起；余无异常。药物试验：给予新斯的明0.15ml肌内注射，内服维生素B片，以及新斯的明片适量，30分钟后患者二目有神，会逐渐起床行走几步，但一小时后药力消失，诸症如故，同时出现烦躁不安，口干舌渴等不良反应。本证属于肝郁脾虚，肺热耗津，津不四布，筋脉失濡，关节弛缓，不仁不用而成痿躄。初步印象：重症肌无力（痿躄）。治法：疏肝解郁，扶脾益肺，养阴生津，濡润筋脉为主。方药：加减五痿汤合甘麦大枣汤。柴胡9g，郁金12g，太子参16g，北沙参16g，天麦冬各16g，知母黄柏各12g，玉米30g，当归12g，生地16g，茯苓16g，白芍12g，菖蒲12g，甘草9g，大枣5枚，小麦1把，水煎服，每天1剂。

5月25日复诊：服上药4剂，自觉烦躁、口干、郁闷好转，二目能睁，但不能旁视，饮食增加，别人扶着会下来走几步，脉舌无大变化，月经如期来潮无特殊痛苦。继服：上方去柴胡、郁金，加白术15g、黄芪30g，以助脾肺之气。每天服1剂，煎2次，早晚各服1次。

5月30日三诊：服上方5剂，诸证好转，起坐自如，能到院内活动。言语表情喜悦，食欲增加，睡眠正常，但四肢仍无力，继服上方，每天1剂。

6月20日四诊：经过一个月的治疗。生活可以自理，会洗衣做饭，会扶梯上楼，但二目视野很小，不能看书报。舌质脉象同上，血压110/75mmHg。证属肺肝肾三阴俱虚。继服五痿汤为主，加补肝益肾之品，以巩固疗效。方药：太子参25g，天麦冬各16g，当归12g，生地16g，茯苓16g，玉米30g，知母、黄柏各12g，远志12g，酸枣仁、潼蒺藜、地骨皮各16g，女贞子12g，柴胡12g，甘草3g，水煎服。共服药10剂。经过一段体养治疗，基本恢复健康。

原按 "重症肌无力症"，符合中医论述的"痿躄"病。在治疗中除用西药新斯的明肌内注射做试验之外，全用中药"五痿汤"（《医学心悟》方）加减为主，均取得良好效果。

本患者虽素体健康，但由于思想紧张，烦急郁闷，同时又受郁冒，出现发热、咳嗽、出汗等肺热伤津的病变，随即出现"痿躄"证。《素问·痿论》云："肺者，脏之长也，为心之盖也。有所失亡，所求不得，则发肺鸣，鸣则肺热叶焦。"故曰：五脏因肺热叶焦，发为痿躄，此之谓也。察其病因症状，居于"肺痿"或"筋痿"之症，所以仍采用"五痿汤"合"甘麦大枣汤"加减。方中用太子参、北沙参、天麦冬，以清补肺阴；用知柏滋阴清热，以生津液；用生玉米、茯苓、大枣、甘草、小麦等药清补脾土，以生肺金；用柴胡、郁金、石菖蒲等疏肝解郁、开窍醒神；用当归、生地补肝血、濡润筋脉，共同促进运动功能的恢复，故收效较速。

王现图. 加减五痿汤治疗重症肌无力两则［J］. 河南中医学院学报，1978（4）：44-46.

案4：重症肌无力（王现图医案）

某某，男，19岁，住禹县范坡公社。患者3个月前夜宿菜园，后即觉全身无力，转侧活动困难，形成全身软瘫状态。经公社卫生院治疗十余天，逐渐加重，转某医院检查，诊断为"重症肌无力症"，于1972年10月8日转本院门诊部治疗。病史：结婚前1年有梦遗失精病、18岁结婚，体质逐渐衰弱。症状：四肢软弱无力，全身性软瘫；手足心发热，头晕心悸，动则淌汗；二目无神，多闭少睁，但肢体无麻木肿疼之虞；饮食减少，二便正常，生活不能自理，唯精神睡眠尚好。检查：脉象虚数无力，90次/分，血压100/65mmHg。肌体消瘦，舌质淡红而少苔。余未见异常。脉症合参，证属脾肾两亏，精血亏损，虚热内生，筋脉失濡，形成"痿躄"。治法：补脾益肾，益气养血，填精益髓，兼清虚热，以五痿汤加减。方药：党参15g，白术9g，茯苓15g，炙甘草3g，当归12g，生山药30g，蒸黄精30g，知母12g，黄柏9g，麦冬15g，玉米30g。水煎服，每天1剂。

11月12日复诊，服上方30余剂，自觉全身稍有力，能坐起来；烦热、心悸、出虚汗均减轻；饮食增加；但四肢发凉，下肢肌肉出现萎缩现象。舌质淡，苔薄白，脉沉弱无力，血压105/75mmHg。证属精髓亏虚，命火不足，不能温煦之故。方药：以五痿汤去知母、黄柏、麦冬，加桂枝9g，白芍9g，黄芪30g，附子3g，牛膝9g，萸肉12g，杞果12g。每天煎服1剂。

12月20日复诊：服上方30余剂，诸证均有明显好转，四肢屈伸自如，下肢发凉亦轻，饮食增加，脉象沉迟无力，舌淡苔薄白。以五痿汤合黄芪桂枝五物汤加减。方药：党参16g，白术12g，茯苓16g，甘草3g，桂枝9g，黄芪30g，附子9g，山药30g，玉米30g，当归9g，川续断16g，肉苁蓉16g。水煎服，每天1剂。

1973年2月15日三诊：全身症状明显好转，爱人扶着手持拐杖会下床活动，生活可以自理。仍服上方，巩固疗效，间日1剂，同时加强锻炼。

3月20日四诊：经过半年的服药、锻炼，现在行走可以不用拐杖，饮食、精神、二便、言语等基本正常，但左侧手腕关节、足踝关节变形没有完全恢复，行走两腿不平衡，舌淡苔薄，脉象缓弱无力，血压回升120/80mmHg。方药：党参 16g，白术 16g，黄芪 30g，桂枝 9g，玉米 30g，山药 30g，当归 9g，川续断 12g，肉苁蓉 9g，菟丝子 30g，五加皮 12g，川牛膝 9g，甘草 3g。水煎服。间日 1 剂，巩固疗效。

1976 年 5 月 10 日追访，基本恢复健康，正常参加生产劳动。

原按　《素问·痿论》说："肺主身之皮毛，心主身之血脉，肝主身之筋膜，脾主身之肌肉，肾主身之骨髓。故肺热叶焦，则皮毛虚弱急薄，著则生痿躄也。"从两例患者症状表现来看，前者是早婚男青年，因房劳伤肾，劳损伤脾，外邪伤肺而发病。《素问》说："……肝气热则胆泄口苦。筋膜干则筋急而挛，发为筋痿。脾气热，则胃干而渴，肌肉不仁，发为肉痿。肾气热，则腰脊不举，骨枯而髓减，发为骨痿。"又说："思想无穷，所愿不得，意淫于外，入房太甚，宗筋弛缓发为筋痿。"

根据中医学理论分析辨证，患者属于"肉痿"或"骨痿"范畴。我们选用五痿汤加减，方中的参、术、苓、草、玉米大补脾土，以生肺金；生山药、黄精大补肾阴，以生精髓；当归配黄精以补肝血、濡养筋脉；知柏、二冬以滋肺肾真阴而生津液。共有补脾、益肺、滋肾生髓、濡润筋脉之效。由于久病伤阴，先阴虚，后又转变为阳虚。所以方中减去知柏、二冬、黄精等滋阴药物，而加桂枝、附子、黄芪、川续断等，助阳化气，通调血脉，以促进运动功能的恢复。王现图. 加减五痿汤治疗重症肌无力两则［J］. 河南中医学院学报，1978（4）：44–46.

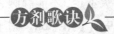

医学心悟五痿汤，参苓术草归母襄，
麦冬黄柏薏苡仁，补益心脾天地长。

戊己丸 40

【来源】

戊己丸，源于宋·《太平惠民和剂局方·卷六》。

【组成】

黄连（去须）　吴茱萸（去梗，炒）　白芍药各五两

【用法】

上为细末，面糊为丸，如梧桐子大。每服二十丸，浓煎米饮下，空心日三服。

【功效】

泻肝和胃，理脾燥湿。

【主治】

治脾受湿气，泄利不止，米谷迟化，脐腹刺痛。小儿有疳气下痢，亦能治之。

【方解】

脾主升，脾升则清阳升，清阳升则无泄泻之虞。脾主运化，脾运则米谷行，米谷行则无迟化之嫌。今脾气为湿气所困，失其升运之职，故见泄利、米谷不化、下痢之疾。脐腹为脾所主，脾为湿困则虚，脾虚则肝气必乘之，故见脐腹刺痛之症。

戊己丸正为脾胃湿而肝气旺所设。方中黄连性味苦寒，最擅于中焦清热燥湿，恰合《素问·脏气法时论》之言，“脾苦湿，急食苦以燥之”。吴茱萸性味辛温，辛散而温通，能够温肝解郁、温胃止呕，正如《素问·脏气法时论》之言，“肝欲散，急食辛以散之”。二者相合，即左金丸之义。本方最妙者，当属白芍，白芍不仅能泻脾去壅，且能柔肝止痛，对于脾胃湿而肝旺之证，最为适宜，一药而具两用，俾脾胃健而肝得缓，如此则诸症悉除。

【名医经验】

国家级名老中医印会河教授认为戊己丸属于泻肝和胃之法，乃为腹痛、便泻伴胃酸过多者而设，可用于西医学的功能性腹泻、胃及十二指肠溃疡、急慢性胃炎等病。印会河教授常用本方治疗肝火犯胃、湿热蕴结、而致火迫大肠之热泻。印老运用此方时，每加煅瓦楞子30g以增强制酸止泻的效果，是为加味戊己丸。印老认为，胃酸过多肠道受损皆可出现腹泻，凡见痛泻而兼见胃酸过多者，皆可用此方，效果良好。侯振民，王世民．印会河抓主症经验方解读［M］．北京：中国中医药出版社，2012：43．李奥杰，徐远，高彩霞，等．印会河教授从肝论治腹泻型肠易激综合征经验举隅［J］．世界中医药，2014，9（4）：465-467．

上海市名中医虞坚尔教授认为戊己丸属于清肝柔肝、和胃降逆之法，常合用四君子汤治疗腹痛、腹胀、嗳气、呃逆、呕吐等多种脾胃病。武明云，蒋沈华，李利清，等．虞坚尔教授运用四君子汤合戊己丸加味治疗小儿脾胃病经验［J］．中医儿科杂志，2020，16（3）：11-14．

【临床应用】

案1：痛泻（印会河医案）

某，女，41岁。患者近几个月情志不畅，遇事急躁易怒，遂致郁气伤肝，气火内燔。偶有情绪不适，即感胃热口苦吞酸，心烦嘈杂，消谷善饥，腹中阵痛，痛后即泻，飧泄完谷。查体：患者生命体征平稳，神清，全身皮肤巩膜无黄染，浅表淋巴结未扪及肿大，心肺无异常，腹平软，脐周偏左轻压痛，无反跳痛，肝脾未触及，肠鸣音正常，双下肢无水肿。系统体检仅发现左下腹部有轻压痛。大便常规及培养均为阴性，大便潜血阴性。X线钡剂灌肠检查无阳性发现，结肠镜检查无明显黏膜异常，腹部B超示肝胆胰脾肾均未见明显异常，组织学检查基本正常。血、尿常规正常，红细胞沉降率正常。无痢疾、血吸虫等寄生虫病史。根据其舌红绛如榴火之色，脉弦劲而数等症状，知其肝经郁火，干扰脾胃，故胃酸痛泻，由此而生，投用戊己丸合痛泻要方，泻肝而和脾胃。方用：黄连6g，吴茱萸3g，赤芍15g，白芍15g，防风9g，白术9g，陈皮9g，煅瓦楞子30g（先煎）。服4剂，诸症悉罢。续服用10余剂后，改用中成药加味左金丸收功，服3个月以后停药，随诊半年未见复发。

原按 患者久泻未止，迁延不愈，他医曾用温中健脾、涩肠止泻之法治疗未见好转。此飧泄完谷是因肝火犯胃、郁久化热，导致湿热蕴结大肠、升降失司、清浊不分而出现的暴注下迫，此完谷与脾肾虚寒之完谷不化有较大差异，前者常伴有胃脘痞塞、烧心吞酸、舌质红苔黄腻等症，而后者多伴有肠鸣腹痛、不思饮食、身体倦怠、畏寒肢冷等症，临床上宜注意辨识。患者来诊时据其舌脉、情志抑郁不舒及久病虚实交杂、缠绵难愈的特点，予戊己丸与痛泻要方配合使用，以治肝为主，一以健脾，一以和胃，治疗上遂见妙手回春之效。故临床上肝盛病伤脾胃，则以二方合用为宜。戊己丸加味经过印老数十载之临床反复，已作为其临床常用的"抓主症"方药之一。印老认为胃酸过多肠道受损皆可出现腹泻，凡见痛泻而兼见胃酸过多者，皆可用此方，效果良好。由于功能性腹泻主要由于情绪失常、肝胆克脾加上饮食不节、寒温不适等因素造成肠功能紊乱所致，故治疗时强调泻肝健脾。李奥杰，徐远，高彩霞，等. 印会河教授从肝论治腹泻型肠易激综合征经验举隅［J］. 世界中医药，2014，9（4）：465-467.

案2：胃痛（印会河医案）

万某，女，30岁。初诊：1993年6月28日。主诉：胃脘疼痛20余天。病史：近来因情志不遂，经常胃脘疼痛，伴有烧心吐酸，嗳气，手足发凉，腰背酸痛，大便溏薄，1日1～2次。检查：胃镜示浅表性胃炎，上腹部压痛明显，舌质红，舌苔根微黄，脉弦细。辨证：肝胃失和。西医诊断：浅表性胃炎。治法：泻肝和胃。处方：黄连6g，吴茱萸3g，陈皮10g，白芍15g，防风10g，白术10g，煅瓦楞子30g（先下），煅牡蛎10g（先下）。7剂，每日1剂，水煎分2次服。随诊：1993年7月1日。患者服上方3付，胃痛即止，烧心、吐酸、嗳气也减轻，来门诊询问是否继续服药，嘱其仍须治疗，以期巩固，于是遵嘱服完7剂，其病告愈。

原按 本方为戊己丸与痛泻要方合方，均以治肝为主，适用于肝脾不和所致腹痛便泻，痛泻交作，或脘痛吞酸嘈杂等症。戊己丸清肝泻火、和胃降逆，痛泻要方健脾泻肝，二方同中有异。该患者胃痛吞酸，肢冷便溏，乃由肝盛制脾所致，故以合方泻肝、健脾、和胃。方中黄连泻火降胃，使火热不致迫便下行，吴茱萸暖肝解郁，合黄连可健胃制酸，白芍以平肝止泻。煅瓦楞子和煅牡蛎制酸并能止泻，故收效甚捷。陈庆平. 名医印会河教授抓主症经验集粹（五）［J］. 中国乡村医药，2001（1）：28.

案3：腹痛（虞坚尔医案）

钱某，女，11岁。2018年9月5日初诊。主诉：反复上腹部及脐周隐痛、腹胀伴嗳气半年余。刻诊：患儿形体消瘦，纳欠馨，寐欠安，大便稀薄，每日1

次，舌淡、苔薄根腻，脉滑。查体：一般尚可，面色少华，心音有力，双肺呼吸音清，全腹平软，余无特殊。胃镜示：浅表性胃炎。西医诊断：小儿浅表性胃炎。中医诊断：胃脘痛，证属脾失健运，胃失和降。治法：补气健脾和胃。予戊己丸合四君子汤加味。处方：黄连3g，制吴茱萸3g，炒白芍15g，党参15g，焦白术9g，茯苓9g，炙甘草9g，煅瓦楞子9g，海螵蛸9g，脱力草30g，枇杷叶9g。14剂，每日1剂，饭后半小时温服，每日2次。

2018年9月19日二诊：上腹部及脐周痛明显缓解，口气重，流涎，偶打喷嚏，咽微红，舌淡、苔白腻，脉有力。一诊方加陈皮6g、姜半夏9g、辛夷6g、白芷6g、旋覆花9g，14剂，用法同上。

2018年10月10日三诊：无腹胀，嗳气，偶打喷嚏，咽红，扁桃体Ⅰ度肿大，舌淡、苔黄腻，脉濡。二诊方去脱力草、枇杷叶、加蒲公英9g，14剂，用法同上。

2018年11月21日四诊：诸症缓解，纳可，手足欠温，舌淡、苔白润，脉软。予玉屏风散，二陈汤合戊己丸加味。处方：炙黄芪9g，焦白术9g，防风9g，陈皮6g，姜半夏9g，茯苓9g，炙甘草9g，黄连3g，制吴茱萸3g，炒白芍15g，煅瓦楞子9g，海螵蛸9g，菟丝子9g，枇杷叶9g，山药9g，鸡内金9g，山楂9g，14剂，用法同上。药后诸症已平，嗳气、腹胀等不适未再发作。嘱忌食刺激生冷之品，畅情志，慎起居。

原按 小儿慢性浅表性胃炎是由物理、化学、生物性等有害因子引起的胃黏膜发生炎症性改变的疾病。虞教授认为该病常由小儿脾胃素虚，加之外邪、饮食抑或七情失和，久病虚实相兼，寒热错杂，致脾胃气机不畅所致。以戊己丸合四君子汤为主方，用以补气健脾、行气和胃、柔肝止痛，加煅瓦楞子、海螵蛸制酸止痛，枇杷叶降逆止呕，患儿病久体虚，予脱力草补气活血。二诊时患儿有流涎、苔白腻等脾虚湿盛之征，并伴打喷嚏，有新感外寒之嫌，故肺脾同调，加陈皮、姜半夏和胃祛湿，辛夷、白芷散寒通窍，旋覆花降气止逆。三诊时患儿咽红、扁桃体Ⅰ度肿大，苔黄腻，为避平补生热之嫌，故去脱力草、枇杷叶，加蒲公英清热解毒。四诊时患儿诸症缓解，因临入冬之季，故进行调理，予玉屏风散合二陈汤补气固表、健脾和中，加山药健脾止泻、补肾养阴，菟丝子温补肝肾，戊己丸肝脾同调，枇杷叶清肺降逆，鸡内金、山楂开胃助运。虞教授在临证时运用平补之品如脱力草、玉米须等常用30g，意为量大力专。武明云，蒋沈华，李利清，等. 虞坚尔教授运用四君子汤合戊己丸加味治疗小儿脾胃病经验[J].中医儿科杂志，2020，16（3）：11-14.

案4：嗳气（虞坚尔医案）

郭某，女，5岁。2018年10月31日初诊。主诉：嗳气、呃逆频作1个月余。刻诊：患儿胃脘时痛，性情急躁，嗳气、呃逆频作，腹软，无恶心呕吐，纳眠可，大便干，舌红、苔薄黄，脉弦有力。西医诊断：小儿功能性消化不良。中医诊断：胃脘痛，证属肝火犯胃。治法：疏肝理气，健脾和胃。予戊己丸合异功散加味。处方：黄连3g，制吴茱萸3g，炒白芍15g，党参15g，焦白术9g，茯苓9g，炙甘草9g，陈皮6g，佛手5g，莱菔子9g，山药9g，焦山楂9g，鸡内金9g，14剂，每日1剂，饭后半小时温服，每日2次。

2018年11月14日二诊：胃脘痛减轻，口气重，舌红、少苔，脉弦数。一诊方加煅瓦楞子9g、姜竹茹9g，14剂，用法同上。痊愈告终。

原按 虞教授认为本病病因虽以饮食不节为主，但亦有情志因素。根据小儿肝常有余、脾常不足的生理特点，本案患儿因溺爱而性情乖张，稍不合意则易恹恹不乐，肝气郁滞，积郁化火，从而横逆犯胃，故见嗳气、呃逆频作等。异功散出自宋·钱乙的《小儿药证直诀》，为四君子汤加一味陈皮，增强了行气化滞的功效。方中取黄连清泻肝胃之火，制吴茱萸疏肝解郁、降逆止呕，炒白芍柔肝止痛，合异功散健脾和中、行气助运，佛手、莱菔子降气除胀，山药、鸡内金、焦山楂平补脾胃、消食化滞。二诊时胃脘痛减轻，但口气偏重，故加煅瓦楞子消积除痞，姜竹茹清热除烦。武明云，蒋沈华，李利清，白莉，虞坚尔.虞坚尔教授运用四君子汤合戊己丸加味治疗小儿脾胃病经验［J］.中医儿科杂志，2020，16（3）：11-14.

案5：呕吐（虞坚尔医案）

孙某，女，12岁。2019年4月17日初诊。主诉：呕吐7周。刻诊：患儿饮入即吐，每日次数不等，少则3～4次，多则10余次，呕吐物为胃内容物，无腹痛、腹泻，纳差，二便量少，夜寐安，舌红、苔白腻，脉细数。某西医院诊断为"神经性呕吐、慢性胃炎"，予奥美拉唑、亿活、麦滋林等药物口服，效果欠佳。查体：面色尚可，形体适中，腹软，脐周轻压痛。胃镜示慢性浅表性胃炎。西医诊断：神经性呕吐。中医诊断：小儿呕吐，证属肝胃不和。治法：疏肝理气，降逆止呕。予戊己丸合四君子汤加减。处方：制吴茱萸3g，炒白芍12g，党参15g，焦白术9g，茯苓9g，炙甘草9g，山药9g，煅瓦楞子9g，姜竹茹9g，蒲公英9g，枇杷叶9g，玫瑰花9g，7剂，每日1剂，饭后半小时温服，每日2次。并嘱患儿以九制陈皮泡水，频频温服。

2019年4月30日二诊：呕吐明显减轻，每日1~2次，偶有嗳气、反酸，舌淡、边有齿痕、苔薄白，脉弦细。一诊方加陈皮 6g、姜半夏 9g、佛手 5g、焦山楂 9g，14 剂，用法同上。痊愈告终。

原按 小儿呕吐是由胃失和降，气逆于上所致。本案患儿于西医医院治疗，诊断为"神经性呕吐，慢性胃炎"，经益生菌、制酸剂及胃黏膜保护剂等药治疗，疗效欠佳，呕吐反复。虞教授考虑为寒食所伤，脾胃运化功能受损，肝气不和，横逆犯脾，致气逆而上所致。一诊方运用四君子汤合戊己丸加减，因脾胃久虚不耐寒凉，故去黄连；倍用炒白芍以柔肝缓急止痛，佐以山药补气健运，姜竹茹、枇杷叶、煅瓦楞子除烦降逆、止呕制酸，蒲公英清热解毒，玫瑰花疏肝解郁、醒脾和胃。嘱其用九制陈皮泡水频服，一是陈皮有理气健脾之功，二是通过零食可以缓解患儿的紧张情绪。二诊时患儿呕吐次数明显减少，加陈皮、姜半夏理气健脾、和胃止呕，佛手疏肝解郁，焦山楂行气消食。武明云，蒋沈华，李利清，等．虞坚尔教授运用四君子汤合戊己丸加味治疗小儿脾胃病经验［J］．中医儿科杂志，2020，16（3）：11-14．

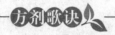

戊己白芍连吴萸，肝火犯胃脾湿宜。

胃痛吐酸腹急疼，完谷不化及泻痢。

宣清导浊汤 41

【来源】

宣清导浊汤，源于清·吴鞠通《温病条辨·卷三》。

【组成】

猪苓五钱　茯苓六钱　寒水石六钱　晚蚕沙四钱　皂荚子（去皮）三钱

【用法】

水五杯，煮成两杯，分二次服，以大便通快为度。

【功效】

宣清除热，导浊祛湿。

【主治】

湿温久羁，三焦弥漫，神昏窍阻，少腹硬满，大便不下，宣清导浊汤主之。

【方解】

此湿久郁结于下焦气分，闭塞不通之象，故用能升、能降、苦泄滞、淡渗湿之猪苓，合甘少淡多之茯苓，以渗湿利气；寒水石色白性寒，由肺直达肛门，宣湿清热，盖膀胱主气化，肺开气化之源，肺藏魄，肛门曰魄门，肺与大肠相表里之义也；晚蚕沙化浊中清气，大凡肉体未有死而不腐者，蚕则僵而不腐，得清气之纯粹者也，故其粪不臭不变色，得蚕之纯清，虽走浊道而清气独全，既能下走少腹之浊部，又能化浊湿而使之归清，以己之正，正人之不正也，用晚者，本年再生之蚕，取其生化最速也；皂荚辛咸性燥，入肺与大肠，金能退暑，燥能除湿，辛能通上下关窍，子更直达下焦，通大便之虚闭，合之前药，俾郁结之湿邪，由大便而一齐解散矣。二苓、寒石，化无形之气；蚕沙、皂子，逐有形之湿也。

【名医经验】

著名中医学家刘渡舟教授认为宣清导浊汤乃为湿热阻结下焦而设，常用本方治疗水肿、便秘等病证。张文选．温病方证与杂病辨治［M］．北京：中国医药科技出版社，2017：421-423．

国家级名老中医印会河教授认为宣清导浊汤为导浊行滞之法，常用本方治疗湿热阻滞大肠之病，常见神昏、小腹结满、大便不通、头胀脘闷等症。腹胀甚者，加花槟榔 12g、炒莱菔子 12g、广木香 6g 以下气通便。印会河．中医内科新论［M］．太原：山西人民出版社，1983：30-31．

国医大师熊继柏教授认为，宣清导浊汤所治之证当属湿热蒙蔽心神与清窍，尤其适用于湿浊为主者。在诊断时，必须辨清邪气的性质，必须要辨明其病变是以湿浊蒙蔽为主，还是以热毒蒙蔽为主，其中湿浊为主者当用宣清导浊汤或菖蒲郁金汤，热毒为主者则当用安宫牛黄丸、清宫汤之辈。熊继柏．中医创造奇迹——熊继柏诊治疑难危急病症经验集［M］．长沙：湖南科学技术出版社，2015：104-106．

四川省名中医叶腾辉主任认为，宣清导浊汤为宣泄湿浊、通利二便之剂，其针对的病机是湿阻肠道，传导失司。叶腾辉主任每以此方合用排气汤治疗湿阻便秘，疗效颇佳。马燕．叶腾辉治疗湿阻便秘经验［J］．四川中医，2013，31（12）：14-15．

【临床应用】

案 1：水肿（刘渡舟医案）

孙某某，女，45 岁。1998 年 4 月 15 日初诊。素有高血压病，体型肥胖，浮肿 20 余年，以下肢浮肿为重，大便秘结，腹胀。舌暗红，脉沉滑。从火郁水气不行论治，用大黄黄连泻心汤、黄连解毒汤合宣肺利水法处方：黄连 10g，黄芩 10g，栀子 10g，黄柏 10g，大黄 5g，车前子 16g，白术 12g，紫菀 10g，枳壳 10g，杏仁 10g。7 剂。

1998 年 4 月 22 日二诊：服药后，浮肿有所减轻，但仍然周身浮肿，大便仍干结不通，汗出较多，口渴心烦，舌胖大暗红，苔厚腻，脉沉滑。从湿热郁阻下焦，窍闭不通考虑，改用宣清导浊汤加减。处方：茯苓 30g，猪苓 20g，泽泻 20g，白术 12g, 滑石 16g, 寒水石 10g, 蚕沙 10g（包煎）, 大黄 6g, 生石膏 12g, 炒皂角子 10g。7 剂。

1998 年 4 月 29 日三诊：服药后浮肿大减，小便通利，大便通畅，每 2 日 1 次。腑气已通，改用桂苓甘露饮化裁善后。处方：猪苓 20g, 茯苓 30g, 泽泻 20g, 桂枝 10g, 白术 10g, 寒水石 10g, 滑石 16g, 生石膏 18g。14 剂。

原按　从本案可以看出，刘老不仅熟悉宣清导浊汤，而且清楚地知道宣清导浊汤是叶桂变通应用刘完素桂苓甘露饮的手法之一。因此，当发现一诊用他善用的治疗火证的方法效果不明显时，旋即改为宣清导浊汤法治疗。7 剂药小便通利，大便通畅，浮肿大减，说明下焦二窍已经疏通，不必再用蚕沙、皂角子通浊窍，遂又用桂苓甘露饮原方泄热利水，继续治疗水肿。张文选.温病方证与杂病辨治［M］.北京：中国医药科技出版社，2017：421–423.

案 2：便秘（刘渡舟医案）

张某某，女，28 岁。1997 年 9 月 3 日初诊。患者大便秘结，历时七八年之久，腹胀。舌红，苔白腻，脉沉弦。曾遍服各类通便泻下方，如大、小承气汤、滋阴通便方等，未见有效。根据舌脉，从湿热阻闭三焦，下窍不通考虑，以宣清导浊汤加减，处方：炒皂角子 10g, 蚕沙 10g（包煎）, 茯苓 20g, 泽泻 20g, 杏仁 10g, 薏苡仁 15g, 白蔻仁 10g, 滑石 16g, 寒水石 10g, 石膏 10g, 枳壳 10g, 桔梗 10g, 苍术 10g。7 剂。

1997 年 9 月 10 口二诊：服药后大便通畅，每日 1 次，白腻之苔变薄。用上方减苍术。7 剂。腹胀、大便秘结告愈。张文选.温病方证与杂病辨治［M］.北京：中国医药科技出版社，2017：421–423.

案 3：神昏（印会河医案）

高某某，男，41 岁。湿温 20 天，热减能食，但大便仍溏滞不爽，头胀如蒙。续因不善口腹，误食荤腥，致大便由不爽而不行，二三日来，神昏转甚，妄行独语，不饥不食，脘腹胀满，按之脐旁有痛处，腹濡软，舌质淡，苔黄腻，脉濡。当诊断为下焦湿热，湿滞大肠，投以宣清导浊汤。方用：晚蚕沙 30g（包煎），酥炙皂角子 12g（打碎包煎），茯苓、猪苓各 15g, 薏苡仁 30g, 泽泻 9g, 佩兰 30g, 青蒿 15g。服 3 剂，大便通畅，腹胀神昏均退，大便亦逐渐恢复正常。印会河.中医内科新论［M］.太原：山西人民出版社，1983：30–31.

案4：昏迷（熊继柏医案）

段某，40岁，邵阳人。2013年秋由家人背入诊室。患者坐下后状如木偶，背靠其妻，坐不稳，双目直视，不语，面色淡黄，黄色不深。多次询问患者均不作答，后竟说自己无任何病痛，不识家人，竟将其妻认作是父亲。家人代诉患者因肝炎在某医院住院治疗，黄疸，腹胀，便血，住院几天后进入昏迷。西医诊断为肝硬化、肝性脑病，并下病危通知。患者腹胀，面黄、目黄，黄色不深，舌淡苔黄白相兼而滑，脉细略数。肝性脑病多为热毒蒙蔽心包，而该患者热象并不明显，未发热，黄疸色不深，舌苔白黄相兼而滑，又体现了湿热内蕴。扪其腹部发现腹胀较显，中医诊断为湿热蒙蔽清窍，仍通知患者家属病危。方用吴鞠通《温病条辨》中宣清导浊汤：猪苓，茯苓，寒水石，晚蚕沙，皂荚子。7剂之后患者复诊时竟自己步行进诊室，其神志已转清，能识家人，对答自如。后经治3个月，患者病情明显好转，已如常人，腹胀、黄疸均已消退。

原按 ①中医如何诊断、治疗肝性脑病：肝性脑病是肝炎中并发的危症，西医亦如此认为。凡肝炎、黄疸，均以湿热为主，湿邪、热邪可蒙蔽清窍，所以临床诊断时必须辨清病邪的性质。中医特别注重辨证，无论何病，都需要进行辨证分型，辨表里、寒热、虚实、阴阳，辨病变部位属于哪个脏腑，辨病邪性质属于风寒暑湿燥火、饮食、瘀血、痰浊中的哪一种。这是中医必须弄清楚的，也正是中医治病的奥妙所在。中医的水平高低体现在能否辨证，能够临床辨证就是一个合格的中医。临床经验、思维反应、理论基础有所不同而决定中医水平的不同。因此，中医诊治疾病的能力应当是一个综合水平的体现。治疗肝性脑病，先要分清楚其昏迷的程度：轻度肝性脑病，神志时清时昧或沉睡；重度肝性脑病体现为躁扰、谵语、循衣摸床、四肢颤抖、昏迷不醒等。我们在诊断的时候必须辨别其病变是以湿浊为主，还是以热毒为主，必须辨清病邪的性质。病位为邪气蒙蔽清窍，从解剖学的角度讲为蒙蔽大脑，从中医藏象学说讲为蒙蔽心神。蒙蔽心神病因分为湿邪、热毒两种。前者称为湿热痰浊蒙蔽心包，后者称为热蒙心包，这是中医辨证的区别点。在辨清病邪性质后，治疗上就会有差别。湿浊为主蒙蔽心神者可用宣清导浊汤，亦可用菖蒲郁金汤；热邪蒙蔽心包者可用安宫牛黄丸、清宫汤合茵陈蒿汤等。我在前面说过，中医治病既有强烈的原则性，又有高度的灵活性。原则性就是指其辨证法则、选方原则；灵活性是指临床看病时根据患者当时的病症特点随机应变，这就是中医的奥妙所在。我们中医能创造奇迹，就是因为它具有这样的特点。

②关于宣清导浊汤：宣清导浊汤由猪苓、茯苓、寒水石、晚蚕沙、皂荚子5味药组成。清代吴鞠通《温病条辨》曰："湿温久羁，三焦弥漫，神昏窍阻，少腹硬满，大便不下，宣清导浊汤主之。""湿温久羁"即湿热久留不去，导致三焦气机滞塞，蒙蔽清窍，故见神昏；湿热蕴结肠道，故见少腹硬满、大便不下。吴鞠通的讲法是湿热在下焦，阻滞肠道，三焦气机滞塞，影响清窍，蒙蔽清窍，所以治疗需通大便。西医的讲法是血氨升高，也用洗肠、通大便的方法，降低血氨，防止氨中毒。茵陈蒿汤通大便，宣清导浊汤虽无明显通便之药，但其中皂荚也有通大便之功，并有开窍、醒神的作用。所以，对宣清导浊汤不可小视。熊继柏. 中医创造奇迹——熊继柏诊治疑难危急病症经验集［M］. 长沙：湖南科学技术出版社，2015：104-106.

案5：便秘（叶腾辉医案）

杨某，女，24岁。2012年10月10日因大便不畅1个月来诊。患者1个月前从外地旅游归来后出现大便2～3日1次，排便不畅，便后有未排尽感。自服黄连上清丸则出现腹泻，停药后症状如初，故来诊。刻下症见：大便2日1次，排便不畅，便后有未排尽感，大便略稀，于马桶中不易冲洗干净。舌质淡红有齿印，苔白稍腻，脉细滑。辨证为湿阻便秘，治以运脾除湿、行气通便、升清降浊。处方：枳壳10g，桔梗10g，寒水石10g，蚕沙10g，茯苓10g，猪苓10g，猪牙皂6g，泽泻10g，白术10g，秦皮10g，槟榔10g，厚朴12g，木香10g，瓜蒌仁10g，桃仁10g，杏仁10g，郁李仁10g。忌牛冷、油腻、辛辣。每日1剂，1日3次。

10月12日复诊：大便能每日1次，不干，有里急后重感，排便不畅，小便亦有排不尽感，前方去桃仁、杏仁、郁李仁，加桂枝6g温化水湿，合茯苓、猪苓、泽泻取五苓散之意以利小便，加金银花10g、白头翁10g清热解毒，继服2剂。

10月14日复诊：患者小便已利，大便仍有里急后重感，并感身倦、嗜睡，去瓜蒌仁、桂枝、金银花，加藿香芳香除湿，葛根、黄柏、黄连、大腹皮宽肠下气，后来继续以前方加减服用6剂而愈。

原按 湿阻便秘起于湿邪壅盛，脾胃大肠升降气机阻滞，治疗要点在于治湿浊与气滞两端。《景岳全书》中说"湿岂能秘，但湿之不化，由气之不行耳，气之不行，即秘也"，故下气通滞是治疗首要。叶老选用宣清导浊汤、排气汤两方相合，宣泄湿浊，调畅气机，通利大便，切中病机。加减用药方面，若大便里急后重，排之不畅，舌苔腻而微黄，湿郁化热者可加黄连，大苦性燥，能泄降一切有余之湿火，与方中木香相合又取香连丸之意；若肛门灼热明显，湿热较重，不必非得下痢脓血，赤多白少，可合白头翁汤，白头翁味苦性寒，清热解毒、凉血止痢，尤善于清胃肠湿热，黄连泻火解毒、燥湿厚肠，黄柏清下焦湿热，三药合用清热解毒燥湿之功颇强；若小腹胀明显，气滞较甚者可加乌药、砂仁、香附以加强行气之力。此外湿秘之病常以虚实夹杂多见，有湿邪壅滞的一面，也有脾胃虚弱的一面。大便长时间秘结而初头便质较硬者，可适当加生大黄以通下，但需中病即止，便通之后还需以祛除湿邪、宣通气机为治本之法。马燕．叶腾辉治疗湿阻便秘经验［J］．四川中医，2013，31（12）：14-15.

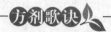 **方剂歌诀**

宣清导浊汤二苓，寒石蚕沙皂荚共。

宣通气机化湿浊，神昏窍阻便秘通。

一加减正气散 42

【来源】

一加减正气散，源于清·吴鞠通《温病条辨·中焦篇》。

【组成】

藿香梗二钱　浓朴二钱　杏仁二钱　茯苓皮二钱　广皮一钱　神曲一钱五分　麦芽一钱五分　绵茵陈二钱　大腹皮一钱

【用法】

水五杯，煮二杯，再服。

【功效】

升降中焦。

【主治】

三焦湿郁，升降失司，脘连腹胀，大便不爽，一加减正气散主之。

【方解】

吴鞠通曰：正气散本苦辛温兼甘法，今加减之，乃苦辛微寒法也。去原方之紫苏、白芷，无须发表也。去甘桔，此证以中焦为扼要，不必提上焦也。只以藿香化浊，浓朴、广皮、茯苓、大腹泻湿满，加杏仁利肺与大肠之气，神曲、麦芽升降脾胃之气，茵陈宣湿郁而动生发之气，藿香但用梗，取其走中不走外也。茯苓但用皮，以诸皮皆凉，泻湿热独胜也。

【名医经验】

吴鞠通对本方的主治"脘连腹胀，大便不爽"的总结十分精当，汤一新、冯全生、彭履祥等多位名中医以此为辨证要点用本方治疗胃胀腹胀、大便不成形、黏滞不爽等颇有疗效。

朱进忠老中医运用一加减正气散不泥于原载之胃肠病变，其用之治疗暑湿邪气侵袭上中二焦引起的咳嗽、呕吐、发热曾获良效，但需抓住脉浮弦紧数的特点，方可与同样见症的小柴胡汤证鉴别。朱进忠，朱彦欣. 朱进忠老中医医案医话［M］. 太原：山西科学技术出版社，2016：396–398.

张文选教授常用本方治疗肠易激综合征以及饮食不洁或水土不服引起的腹泻，其指出本方证的特征性症状为脘腹胀闷、大便不爽、舌苔白腻。张文选. 温病方证与杂病辨治［M］. 北京：中国医药科技出版社，2017：436–437.

【临床应用】

案 1：咳嗽呕吐（朱进忠医案）

韩某，男，3 岁。初诊日期：2002 年 8 月 7 日。代诉：咳嗽、呕吐 3 天。3 天来咳嗽、发热，体温持续不退在 38.9℃左右，恶心呕吐，纳呆。某院以西药、输液并配合中药清热解毒之剂不效。审其除上症外，并见舌苔薄白，脉浮弦紧数。辨证：暑邪外客，直犯肺胃。治法：祛暑化湿，调中止咳。方药：加减正气散加减。藿香 10g，厚朴 10g，杏仁 10g，茯苓 10g，陈皮 10g，神曲 6g，麦芽 10g，大腹皮 6g，茵陈 6g，苏叶 6g，2 剂。用法：2 剂同煎 2 次，每次 30 分钟，混合，分 4 次服，每 3 小时服 1 次。

原按 问难：一加减正气散乃清代温病大家吴鞠通在《温病条辨》所列之方，其方本为上、中、下三焦都受湿邪，以至脾气不升，胃气不降所产生的脘腹胀满，大便不爽而设，今何以用其治咳嗽、发热、呕吐也？

释难：8 月 7 日即农历 7 月初也，7 月尚有长夏之余气，暑湿相合之邪，故辨证其为暑邪外客，直犯肺胃，也可以说三焦之病以上中二焦为主之疾。细思吴鞠通所云："三焦湿郁，升降失司，脘连腹胀，大便不爽，一加减正气散主之。"又云："为三焦受邪……此为升降中焦为定法。""正气散本苦辛温兼甘法，今加减之，乃苦辛微寒法也。去原方之紫苏、白芷，无须发表也。去甘桔，此证以中焦为扼要，不必提上焦也。只以藿香化浊，厚朴、广皮、茯苓、大腹泻湿满，加杏仁利肺与大肠之气，神曲、麦芽升降脾胃之气，茵陈宣湿郁而动生发之气。"今本证暑湿之邪三焦具备，而重在中焦上焦，故用苏叶配神曲法，重在治中焦治上焦。至于前医重用清热而热不退，此为寒暑之热，非实热，所以无效。

问难：咳嗽、呕吐、发热俱见之病，均云其病在三焦，然先生或用加减小柴胡汤，或用一加减正气散，其故何也？

释难：咳嗽、呕吐、发热俱见之病，虽均在二焦，但重点有别，邪气各异，如何鉴别，从脉即可，即脉弦者宜加减小柴胡汤，脉浮弦紧数者宜加减正气散。

追访：2002 年 11 月 21 日，其父云：服完 3 剂后发热即解，咳、吐大减，服完第四剂后诸症消失，愈。朱进忠，朱彦欣. 朱进忠老中医医案医话［M］. 太原：山西科学技术出版社，2016：396-398.

案 2：胃痛（汤一新医案）

唐某某，男，60 岁，干部。2002 年 11 月 29 日初诊。患者反复胃脘痛 10 余年，加重 2 个月。经多家医院治疗，疗效不佳，2002 年 11 月 28 日乐山市人民医院胃镜诊断：①胃多发性溃疡（窦大、小弯，后壁）；②慢性浅表性胃炎（窦、底、体）。现症见胃脘隐痛，食后痛减，纳差，嗳气，便溏，疲倦乏力，口腻无味，舌淡红，苔白腻，脉沉滑。中医辨证：脾胃气虚，湿浊内阻。治法：健脾和胃，理气化湿。用溃疡 2 号散（黄芪、红参、川贝、蒲黄、佛手、山药、白及、乌贼骨、高良姜）每次 1 包，每日 3 次，健脾益气。用一加减正气散理气化湿：藿香、陈皮、苍术、大腹皮、茯苓各 15g，大枣 18g，白芷、桔梗各 12g，厚朴 10g，炙甘草 6g。7 剂，水煎服，每日 1 剂。嘱注意饮食和调节情志。7 日后患者复诊胃痛减轻，饮食增加。继服溃疡 2 号散，配以一加减正气散加减治疗 2 个月，患者症状完全消失。2003 年 3 月 13 日我院胃镜示：浅表性胃炎。随访至今病未复发。此案中纳差、便溏、疲倦乏力、脉沉是脾胃气虚的征象；口腻无味、苔白腻、脉沉是湿浊内阻的表现。辨证为脾胃气虚、湿浊内阻，以溃疡 2 号散健脾益气，一加减正气散理气化湿，标本兼顾，故疗效满意。

原按 汤一新主任中医师认为消化性溃疡主要病机为脾胃虚弱为本，邪气内犯胃肠为标。治疗宜标本兼顾，散剂扶正，汤剂祛邪，注重饮食、情志调养，疗效显著. 张志华，王月蓉，张永忠. 汤一新诊治消化性溃疡的经验［J］. 四川中医，2005（09）：9-10.

案 3：腹胀（彭履祥医案）

张某，女，50 岁，什邡县人。于 1974 年 8 月 11 日入院。主诉：右上腹胀痛，恶寒发热。患者近 20 多天来食欲不振，自觉发热恶寒，经当地医院治疗好转，但一直纳差。8 月 8 日又开始发热恶寒，腹胀，右上腹疼痛，嗳气，不欲食，溲赤，大便不爽，近 20 余天仅解两次大便、质稀、量少。9 日上午呕吐黄水 1 次，口苦。舌苔白，脉缓。辨证：湿热郁滞。治法：运脾开郁，除湿清热。方药：仿一加减正气散。藿香 12g，厚朴 12g，杏仁 12g，苍术 12g，茯苓 16g，陈皮 12g，通草 3g，茵陈 12g，法半夏 12g，谷芽 3g，建曲 12g，淡竹叶 12g，2 剂。

8 月 13 日复诊：服上方 2 剂后，寒热、呕吐已止，右上腹疼痛和腹胀嗳气减轻。前方去杏仁、茯苓，加香附 12g、山栀仁 12g、莱菔子 12g，服 2 剂。

8 月 15 日三诊：右上腹隐痛，大便已转正常，饮食增进，头晕，尿黄量少，舌质淡，苔薄黄，脉缓。又宗 8 月 13 日方去香附、莱菔子，加郁金 12g、炒川楝子 12g、大腹皮 12g，4 剂。

8 月 20 日四诊：诸症缓解。唯头晕，口中无味，饥不欲食，脉弦细，舌淡苔白。此为脾虚之象，当调中健脾。砂仁 12g，半夏 12g，党参 12g，茯苓 12g，白术 12g，陈皮 12g，甘草 3g，谷芽 3g，建曲 12g。

8 月 25 日五诊：服上方 4 剂后，自觉精神逐渐好转。饮食增加，时有肠鸣矢气，口苦无味，头晕，右胁胀痛。此为肝郁气滞，脾胃不和。治宜疏肝解郁、运脾和胃。柴胡 12g，白芍 12g，苍术 6g，茯苓 12g，白术 6g，香附 6g，佛手 6g，台乌药 12g，郁金 12g，降香 6g，炒山楂 16g，甘草 3g。

8 月 28 日六诊：右胁不痛，但仍胀满不适，头晕。宜调理肝脾。当归 12g，白芍 12g，柴胡 12g，茯苓 12g，白术 12g，薄荷 12g，生姜 12g，山楂 16g，神曲 16g，2 剂。连进 2 剂，诸症痊愈，饮食正常，精神尚可，于 8 月 31 日出院。

原按　本例系湿热为患。初感之时，治后虽有好转，但内湿尚未尽除，故一直纳差。今重感表湿，致成表里俱湿之证。肌表有湿，卫气被郁，故发热恶寒。湿遏蕴热，内困脾胃，气机不畅，故腹胀、腹痛、大便不爽；湿热下注，故尿赤。证系表里俱有湿热之邪，故治用开宣苦泄之剂。复诊时，表湿已宣，故治重在里。后复兼肝郁，故用疏肝益脾之药而收功。彭顺林，杨永忠，彭履祥 . 北京：中国中医药出版社，2018：153-154.

案 4：腹痛便溏（张文选医案）

刘某某，男，25 岁。2005 年 4 月 26 日初诊。左下腹疼痛，多为痉挛性痛，腹痛则泻，泻后痛减。大便稀，不成形，每日 2 次。胃脘、脐周胀满，肠中咕噜噜作响，大便时排气很多，气与粪便相并而出，有大便排不尽感。工作紧张则便溏，腹痛加重。西医诊断未见异常，怀疑肠激惹综合征。用痛泻要方、葛根芩连汤等方无效。舌红赤，苔厚腻、黄白相兼，脉弦滑略数。根据大便特征辨为一加减正气散证。处方：藿香梗 10g，厚朴 15g，陈皮 10g，茯苓 30g，大腹皮 10g，神曲 10g，麦芽 10g，茵陈 10g，苍术 8g，猪苓 10g，泽泻 10g，防风 6g。7 剂。2005 年 5 月 3 日复诊：服药后腹痛、腹鸣、排气大为减少，大便每日 1 次，已成形，脘腹胀满消失。舌苔仍然偏腻，舌红，脉弦滑略数。继续用上方加草果 3g。7 剂。诸症痊愈。张文选．温病方证与杂病辨治［M］．北京：中国医药科技出版社，2017：436．

案 5：便溏（张文选医案）

徐某某，男，37 岁。2005 年 4 月 5 日初诊。大便稀溏，黏滞不爽，每日 2 ~ 3 次，肛门下坠，腹隐隐作痛。胃堵纳差，心情烦闷。舌红赤，苔黄白相兼而腻，脉弦细滑略数。据舌苔、大便特点辨为一加减正气散证，处方：藿香梗 10g，厚朴 15g，陈皮 10g，茯苓 20g，神曲 10g，麦芽 10g，茵陈 10g，柴胡 12g，白芍 12g，枳实 12g，炙甘草 12g。7 剂。2005 年 4 月 12 日复诊：服药后大便成形，心情舒畅。上方加防风 6g。7 剂。便溏、腹痛痊愈。张文选．温病方证与杂病辨治［M］．北京：中国医药科技出版社，2017：436．

案 6：便溏（白光医案）

患者，男，52 岁。2018 年 4 月 5 日初诊。胃堵纳差，心情烦。大便稀溏，黏滞不爽，每日 2 ~ 3 次，肛门下坠，腹隐隐作痛。舌红赤，苔黄腻，脉弦。据舌苔、大便特点辨为一加减正气散证，处方：藿香 10g，厚朴 15g，陈皮 10g，茯苓 20g，神曲 10g，茵陈 10g，柴胡 10g，白芍 12g，枳实 10g，炙甘草 12g。7 剂。服药后大便成形，心情舒畅。便溏、腹痛痊愈。方用藿、朴、陈、苓能理气消胀，故可治疗秽湿阻滞中焦，气机升降失常；杏仁、大腹皮宣通肺与大肠之气机；加枳实、神曲导滞以助脾胃升降；加茵陈助生发之气，并清利湿中之热。

原按 一、二、三加减正气散均以藿香、厚朴、陈皮、茯苓为基本用药，或者合杏仁、滑石、猪苓、通草，或者合防己、薏苡仁等药组方，具有芳化渗湿、升清降浊、开畅中焦气机的作用，用于治疗湿热阻滞中焦所引起的痞满、便溏、下利等病证。一加减正气散出自《温病条辨·中焦篇》湿温第 58 条："三焦湿郁，升降失司，脘连腹胀，大便不爽，一加减正气散主之。"组成：藿香、厚朴、杏仁、茯苓、陈皮、神曲、麦芽、茵陈、大腹皮。二加减正气散出自《温病条辨·中焦篇》湿温第 59 条："湿郁三焦，脘闷，便溏，身痛，舌白，脉象模糊，二加减正气散主之。"组成：藿香、陈皮、厚朴、茯苓、防己、大豆黄卷、通草、薏苡仁。三加减正气散出自《温病条辨·中焦篇》湿温第60条:"秽湿着里,舌黄脘闷,气机不宣,久则酿热,三加减正气散主之。"组成:藿香、茯苓、厚朴、陈皮、杏仁、滑石。方证要点:脘腹胀满,大便不爽,舌苔白腻。三个加减正气散均以藿香、陈皮、厚朴、茯苓四味药为基础,以藿香梗芳香化湿;陈皮、厚朴苦温燥湿,茯苓淡渗利湿,从而分消三焦之湿。其中一加减正气散加杏仁、大腹皮宣通肺与大肠之气机。二加减正气散证加防己、薏苡仁、通草、豆卷以宣利经络湿热。三加减正气散加杏仁宣展肺气以化湿,加滑石清利湿中之热。李岩,白光.温病祛湿三法在慢性胃病治疗中的应用[J].中国中西医结合消化杂志,2021,29(10):741-744.

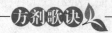

方剂歌诀

一加正气藿苓陈,曲杏麦芽腹朴茵。

升降失司便不爽,脘连腹胀服之泯。

茵陈白芷汤 43

【来源】

茵陈白芷汤，源于清·吴鞠通《温病条辨·卷三下焦篇》。

【组成】

绵茵陈　白芷　北秦皮　茯苓皮　黄柏　藿香（原著无剂量）

【用法】

水煎服。

【功效】

清热利湿。

【主治】

酒客久痢，饮食不减，茵陈白芷汤主之。

【方解】

久痢无他证，而且能饮食如故，知其病之未伤脏真胃土，而在肠中也。痢久不止者，酒客湿热下注，故以风药之辛，佐以苦味入肠，芳香凉淡也。盖辛能胜湿，而升脾阳，苦能渗湿清热，芳香悦脾而燥湿，凉能清热，淡能渗湿也，俾湿热去而脾阳升，痢自止矣。

【名医经验】

著名中医学家孔光一教授认为，临床上导致慢性泄泻的病机有二：一是脾虚升清失常，发为泄泻；二是脾性喜燥恶湿，湿邪壅滞脾土，亦能致泻。其治疗泄泻亦从这两方面入手，茵陈白芷汤中茵陈、白芷升阳，茯苓、黄柏、秦皮、藿香祛湿，与上述病机丝丝入扣，因此孔老常以本方加减治疗泄泻。孔老还从本方中提取这两组药物作为常用药，根据具体偏向灵活选用，施治于临床。容志航，严季澜．孔光一教授采用升阳除湿、益气调脾法治疗慢性泄泻经验．中医研究，2010：70-71．

名老中医陆石如临床常用茵陈白芷汤加减治疗慢性肠炎患者，取得较好疗效。陆石如教授认为，白芷排脓生肌、燥湿止泻；秦皮性味苦寒，泄热涩肠；茵陈苦寒清热利湿；茯苓健脾利湿；黄柏苦寒燥湿；藿香芳香化湿，可治慢性肠炎即肠内广泛糜烂、水肿经久不愈。陆教授临床发现，部分患者服本方后大便恢复正常，但每易出现"口腔炎"或"口唇疱疹"，此为白芷辛温所致，可酌减白芷加黄柏，以黄柏之苦寒反佐白芷之辛温。《名老中医经验全编》编委会．名老中医经验全编（上）［M］．北京：北京出版社，1994：532-533．

夏虎义认为，茵陈白芷汤不仅治疗湿热痢疾有良效，其用治湿热病机所致的湿热带下证、湿热淋证、湿热滑胎证也疗效甚佳。他认为，本方中茵陈配黄柏、秦艽为一组以清热解毒泻湿，藿香配白芷、土茯苓为一组以芳香化湿，实属祛湿良方。夏虎义．茵陈白芷汤治验举隅［J］．内蒙古中医药，2013，32（3）：75．

【临床应用】

案1：腹泻（孔光一医案）

腹泻患者，男，26岁。2009年06月23日初诊。主诉：腹泻多年，伴小腹痛两个月余。现病史：患者由于工作关系，时常出外公干，交际应酬，烟酒不断，终日大便稀溏，日行数次，近2个月腹泻加重，伴小腹隐痛、里急后重，故前来就诊。现症：小腹隐痛，便稀后重，纳食正常，尿黄短，口渴引饮，左脉弦数，舌淡，苔白腻。诊断为泄泻，证属内有停饮、困迫大肠，治宜升清阳、利湿热、止痛泻。处方：白芷10g，茵陈10g，葛根15g，藿香10g，秦皮10g，黄连5g，黄芩10g，茯苓15g，车前子10g（包），白术10g，炒山楂15g，陈皮6g，木香5g，炒白芍10g，甘草5g。7剂，水煎，每天1剂，分两次口服。嘱患者戒烟酒，忌生冷、肥甘厚味。

二诊：腹痛减，偶肠鸣腹胀，便稀日行2次，后重感减轻，尿稍畅、黄减，渴饮减，纳佳，脉弦，舌淡，苔薄。上方加厚朴10g，续服10剂。

三诊：腹胀痛除，便稀日行1次，渴饮止，但小便偶发黄，舌淡，苔薄白，脉微弦。上方白术增至15g，去炒山楂，加黄柏15g。续服10剂。

四诊：大便成形，每天 1 次，腹痛未犯，尿畅不黄，口中和，舌淡红，苔薄白。上方去黄柏，加党参 5g、麦冬 15g。再服 10 剂。容志航，严季澜. 孔光一教授采用升阳除湿、益气调脾法治疗慢性泄泻经验［J］. 中医研究，2010，23（11）：70-71.

案 2：慢性肠炎（陆石如医案）

侯某，男，35 岁。大便溏泻一年半之久，日行五六次，食减疲倦，面色苍白，肌肉消瘦。曾多方治疗不效而来诊。舌苔滑白，质略红，脉滑。是脾虚湿盛，拟以茵陈白芷汤加味治之：茵陈 10g，白芷 10g，川黄柏 6g，藿香 10g，茯苓 15g，秦皮 10g，当归 10g，炒白芍 10g。以上方加减服药 20g 剂而痊愈。

原按　此为脾虚湿盛，故祛湿健脾兼行，因有轻度热象，故川黄柏量稍加大。《名老中医经验全编》编委会. 名老中医经验全编上［M］. 北京：北京出版社，1994：533-534.

案 3：湿热带下（夏虎义医案）

刘某某，女，28 岁，已婚。主诉：白带量多、色黄、气臭伴纳呆 3 月。患者 3 月来，每逢月经过后 3 ~ 5 天，白带量多，色黄，气臭，伴外阴发痒，口苦口黏，脘闷纳呆，溲黄，大便稍溏，神疲肢倦。B 超提示子宫肥大。妇科内诊检查"宫颈 I 度糜烂"，黄色分泌物。患者面色稍黄，舌质红，苔黄腻，脉滑数。四诊合参，辨证为下焦湿热。治法：清热化湿，止带。方选茵陈白芷汤加味治疗。处方：茵陈 15g，白芷 15g，藿香 10g，黄柏 6g，土茯苓 30g，秦皮 6g，苍术 12g，薏苡仁 30g，地肤子 15g，白鲜皮 15g，败酱草 10g，焦三仙各 15g，椿根白皮 10g，甘草 6g，5 剂，每日 1 剂。冷水浸泡 30 分钟，水开后煎 20 分钟，取汁 200ml，再用热水煎取 200ml。两次药汁混合早晚温服，晚上再多加水煎取第 3 次药汁先熏后洗外阴。

1 周复诊，白带量已减去 2/3，阴痒、气臭已除，精神振作，面色好转，食欲增加，黄腻苔已退成白薄稍腻苔，效不更方，续用 5 剂而愈。

原按　带下色黄如黄茶浓汁，质黏腻，且有秽臭气者为"黄带"。此例患者，带下色黄气臭量多质黏，中医辨证为"湿热黄带"。用茵陈芷白汤使热清毒解湿去。先贤以之治痢，恩师用以治带，脏异邪同，效佳归功于辨证施治也。夏虎义. 茵陈白芷汤治验举隅［J］. 内蒙古中医药，2013，32（3）：75.

案 4：湿热淋证（夏虎义医案）

张某，女，23 岁，已婚。主诉：尿频，尿急，小便涩痛伴小腹胀痛 3 天。就诊时，坐卧不安，急迫欲尿，自述 3 天前晚饭进餐麻辣烫，其间口服冰冻果啤饮料，1 小时后，小便频数，急迫、涩痛，饮开水后稍减轻。第2天就诊时，诸症如故，望其舌尖边稍红，苔薄黄腻，脉弦数，辨证为膀胱湿热之淋证。方选茵陈白芷汤加味以清化湿热、利尿通淋。处方：茵陈12g，白芷10g，藿香10g，黄柏6g，土茯苓30g，秦艽10g，草薢10g，木通6g，白花蛇舌草15g，石韦15g，车前子（包）30g，甘草6g。4剂，每日1剂。两次水煎取汁300ml，早晚温服，并嘱其忌食凉饮，多饮温开水。

5天后复诊小便正常。再进3剂，减车前子、木通、黄柏，加杜仲10g、川续断10g、生地黄12g补肾固脬以巩固疗效。

原按 淋证是指尿急频数，淋漓涩痛者，多因正虚于内，感受外邪（寒邪），客于脬中；或饮食不节损伤脾胃。以清利湿热、利尿通淋，药证相符则见效神速。夏虎义．茵陈白芷汤治验举隅［J］．内蒙古中医药，2013．32（3）：75-76．

案5：湿热滑胎（夏虎义医案）

刘某，女，29岁，汉族，已婚。婚后4年，怀孕4次，流产3次。就诊时停经45天，阴道流血半天，色暗红无块，伴腰酸困，腹胀疼，溲黄，呕恶，厌食、纳呆，便干。望其精神差，面色不华，紧张痛苦貌，舌质红，苔厚腻稍黄，脉滑数，四诊合参辨证为胞宫湿热。西医学报道"ABO溶血症"致"滑胎"。治法：清热祛湿，止血安胎。方选茵陈白芷汤加减：茵陈15g，白芷10g，藿香10g，黄芩10g，秦艽10g，云茯苓10g，青蒿10g，山栀6g，杜仲10g，川续断10g，阿胶（烊化）18g，苎麻根15g，甘草6g。5剂，每日1剂。水煎两次取汁300ml，早晚温服。并嘱其卧床休息，禁房事，忌食辛辣之品，宜清淡饮食。

六日后复诊时，出血已止，腰疼腹胀减半，不厌食，早晚稍呕恶，精神振作，续用上方10剂，吃1剂停3天，30天后复查，B超提示胎儿发育正常。后用茵陈10g，每晚泡服连用3个月，足月顺产一男婴。

原按 滑胎是肾虚体弱不能载胎，气血双亏，不能萌胎，每月补肾健脾，止血安胎，或大补气血以摄胎养胎，此例滑胎是胞宫湿热所致，故用清热祛湿、止血安胎之法，湿热祛除，血型不合胎漏之症告愈。夏虎义．茵陈白芷汤治验举隅．内蒙古中医药，2013，32（3）：76．

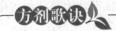

茵陈白芷藿香柏，茯苓皮与西秦皮。

酒客久痢无他症，饮食不减却须医。

玉烛散 44

【来源】

玉烛散，源于金·张子和《儒门事亲·卷十二·下剂》。

【组成】

当归　白芍　生地黄　川芎　大黄　芒硝　炙甘草_{各等份}

【用法】

水煎，去滓，食前服之。

【功效】

养血泻火，泻积通便。

【主治】

血虚里热，大便秘结，或妇人经候不通，腹胀作痛。

【方解】

玉烛散乃四物汤合调胃承气汤而成，以四物汤中川芎、当归、生地黄、白芍养血活血，调胃承气汤中芒硝、大黄、炙甘草逐痰去瘀，治疗由于血虚所致的大便秘结、经候不通、腹胀作痛等症，可使气血和调，腑气得通。

【名医经验】

国医大师熊继柏教授临证常选取此方治疗经期后便秘，证属血虚肠燥者。熊老认为，妇人月经期后多有血亏，调理不当或体质不足者易发便秘，以玉烛散加味养血润肠通便，熊老使用时常以熟地黄易生地黄，以取其养血滋阴之效，临床效佳。症见便秘，月经后则发，舌红，苔薄黄，脉细滑等。熊继柏. 一名真正的名中医［M］. 北京：中国中医药出版社，2019. 364-365.

沪上名中医蔡氏妇科第七代嫡系传人蔡小荪教授临床常选用本方治疗高催乳素血症（主要临床表现为闭经、不孕和溢乳等）。蔡教授认为本方可养血泻火，清胞络结热，清心火健脾胃，消痰瘀而生气血，使乳汁不致外出，血得以下行。蔡教授应用此方时常佐牛膝活血下行以制约川芎上窜之弊。临证加减中，对于乳房胀痛，下腹胀甚拒按，带下黏腻，头痛目糊伴有垂体腺瘤者，辨证为痰瘀阻络，加石菖蒲 4.5g 以除痰湿而宁心神、凌霄花 9g 活血调经清利脑窍；对于精神抑郁、胸闷胁痛、经前乳胀者，辨证为肝郁气滞，酌加柴胡 4.5g、白茯苓 12g 以疏肝健脾、淡渗利湿；对于月经后期，量少渐闭，溢乳量少质清，神疲乏力，头晕耳鸣者，辨证为肝肾阴虚，予黄精 12g、淫羊藿 12g、肉苁蓉 9g 补肾益精、滋水涵木；此外，对于溢乳较重者蔡教授则重用生麦芽至 60g 以抗泌乳素分泌，并行健脾下气、回乳消胀之功。金毓莉，许华云，徐可. 蔡小荪教授辨治高催乳激素血症临证经验［J］. 时珍国医国药，2016，27（3）：731-732.

【临床应用】

案1：经后便秘（熊继柏医案）

王某，女，36 岁，长沙市人。门诊病例。

初诊（2009 年 8 月 9 日）：便秘，每于月经期后则发，大便约五日方行。伴肛门坠胀，舌红，苔薄黄，脉细滑。辨证：血虚肠燥。治法：养血润肠通便。主方：玉烛散加味。熟地黄 15g，白芍 20g，当归 15g，川芎 10g，生大黄 5g，火麻仁 30g。10 剂，水煎服。

二诊（2009 年 8 月 21 日）：便秘明显减轻，阴部坠胀减轻，舌苔薄黄脉细。原方再进 10 剂。

三诊（2009 年 9 月 4 日）：现为行经后，便秘之症不显，舌苔薄黄，脉细。继以上方。15 剂，水煎服，以收全功。

原按 《医宗必读》云："妇人产后亡血……皆能秘结。"妇人月经期后，多有血亏，调理不当，或体质不足，易发便秘，以玉烛散加味，养血润肠通便，获取良效。熊继柏. 一名真正的名中医［M］. 北京：中国中医药出版社，2019：364-365.

案 2：便秘（熊继柏医案）

某某，女，54 岁，湖南省某机关职工。门诊病例。初诊（2004 年 10 月 15 日）：诉 20 年前面部开始生斑，初起仅有少量，且色淡，现越发严重，7 年前即停经。现症：面部发明显斑块，色青紫，伴精神疲乏，皮肤干燥，大便秘，舌紫，苔薄白，脉细。辨证：气血亏虚，脉络瘀阻。治法：补气益血，活血通络。主方：补阳还五汤加减。黄芪 30g，桃仁 10g，红花 3g，赤芍 10g，当归尾 10g，川芎 6g，丹参 30g，鸡血藤 30g，肉苁蓉 30g。10 剂，水煎服。

二诊（2004 年 11 月 3 日）：诉大便秘稍缓，近日脱发，舌紫，苔薄黄，脉细。拟原方加首乌片、黑芝麻，再进 10 剂。

三诊（2004 年 11 月 12 日）：面斑明显减少，青紫色已渐退，脱发亦减，仍便秘，近日复行月经，其色较暗，精神疲乏，舌紫，苔薄黄，脉细。改拟玉烛散加味治之。熟地黄 15g，白芍 15g，当归 10g，川芎 6g，生大黄 5g，西洋参片 10g，丹参 30g，鸡血藤 30g，肉苁蓉 30g。15 剂，水煎服。

四诊（2004 年 11 月 26 日）：面斑大减，面部青紫色已基本消退，大便转正常，脱发亦止，但觉手足冷，舌紫，苔薄黄，脉细。仍拟补阳还五汤加减再进 10 剂。黄芪 30g，桃仁 10g，红花 3g，赤芍 10g，当归尾 10g，川芎 6g，丹参 30g，鸡血藤 30g，制首乌片 15g，火麻仁 20g。10 剂，水煎服。

五诊（2004 年 12 月 17 日）：面斑已减 90%，大便稍秘，舌苔薄黄，脉细。见病已大愈，故以补阳还五汤丸料 1 剂，善后收功。黄芪 100g，桃仁 40g，红花 20g，赤芍 40g，当归尾 40g，川芎 30g，丹参 60g，鸡血藤 60g，制首乌片 60g，火麻仁 60g，甘草 20g。碾末蜜丸，如黄豆大，每日服 60 粒，早、晚分服。

原按 本案患者属素体气虚之人，"气为血之帅"，气虚则不能推动血液的运行，以致脉络瘀阻，筋脉肌肉失却濡养。阻于面部则出现面斑，肌肉失却濡养则皮肤干燥，肠道失却濡养则便秘。故借以王清任之补阳还五汤治之，补气活血通络，疗效甚佳。可见，中医治病贵在辨证论治，因证选方。李点 . 熊继柏医案精华［M］. 北京：人民卫生出版社，2014：182.

案 3：高泌乳素血症（蔡小荪医案）

某某，女，39 岁。2003 年 6 月 9 日初诊。15 岁初潮，30 ～ 35 日一行，6 日净，孕 2 产 1，流产 1 次，无节育环。LMP：5 月 23 日（用安宫黄体酮）。3 年前曾因精神分裂症住院治疗，服用利培酮，经阻不行，2 月中旬停服，泌乳素（PRL）高，服用溴隐停（MRI 脑垂体无异常），半月停药，上月复查 PRL 又升高至 128ng/L，自服排毒养颜胶囊，脉细，苔薄微黄，边尖嫩红，证属肝胃郁热，冲任失调，拟疏肝泻火，调理冲任。当归 10g，石菖蒲 6g，生地黄 10g，怀牛膝 10g，柴胡 5g，车前 10g，丹参 10g，白芍 10g，云茯苓 12g，川芎 6g，生大黄 4.5g，生甘草 3g，7 剂。

复诊：2003 年 6 月 16 日药后肩酸显减，自觉较舒，脉略软，苔薄中根微厚，边稍有些瘀斑。再从前法出入。炒当归 10g，石菖蒲 10g，生地黄 10g，柴胡 5g，白芍 10g，怀牛膝 10g，车前子 10g，川芎 6g，生大黄 4.5g，制香附 10g，生甘草 3g，7 剂。如此调理近 2 个月，经量少，6 日净。此时火已泻，气血不足，再用四物汤加淫羊藿、巴戟天、茯苓等，调补肝肾治疗半年，月经正常，PRL 已正常，未再反复。本例患者由于"心有不得隐曲"损伤心脾，心损心主神志功能失常，则神志涣散；脾损运化功能失职，致脾运化不足，不能为胃行其津液；气郁日久，阳明蕴热，积于胞宫，热火阴血，致经闭不行，治疗选用玉烛散养血泻火，清胞络结热，使心气得以下通，脾胃功能健全，气血得以化生，故血海按时满盈，月事以时下。

原按　玉烛散是张子和的一张方子，是以四物汤合调胃承气汤而组成，具有养血泻火、清胞络结热之功。李东垣称此方"调血脉，除胞络中火邪，而经自行"。蔡小荪临床喜用此方治疗妇女闭经，伴有溢乳或血中高泌乳素血症。蔡小荪认为中医对溢乳闭经综合征论述不多。文献资料很少，唯清代《王旭高医案》见有此类症的记载："乳房属胃，乳汁血之所化，无孩子而乳房膨胀，亦下乳汁，非血之余，乃不循其道，为月水反随肝气上入乳房变为乳汁，然则顺其气，清其火，熄其风，而使之下行。经水与乳皆冲任气血所化，上行为乳，下行为经，经乳同源。若如情志抑郁，过食辛辣，胃热壅滞，皆可使冲脉气机失于调畅而造成冲气上逆，血无下达之路。于是不化经而上逆为乳，溢乳闭经遂成。"故蔡小荪选用玉烛散加减治疗，每每获得较好的疗效。方用四物汤养血调经，调胃承气泻下焦实热，全方则养血泻火、清胞络结热而不致乳汁外出，而使血化生下行其道也。临床应用恐川芎香燥上窜之弊，加牛膝活血下行；通利下焦，加鸡血藤、麦芽、郁金、柴胡、白芍、车前子、菖蒲、枇杷叶等。付金荣. 蔡小荪论治不孕症［M］. 上海：上海科学技术出版社，2013：138-140.

案4：高泌乳素血症（蔡小荪医案）

某某，27 岁，未婚。初诊：1991 年 7 月 18 日。经来稀少，甚至数月一行，点滴即净，现经阻五月，头晕烦躁，便艰口干，形体渐胖，一周前乳房略胀，挤之有白色分泌物。苔薄质红，脉细弦。嘱请西医妇科检查测定血清 FSH（促卵泡激素）、LH（促黄体生成素）、PRL（泌乳素）。乃冲任蕴热，胞脉瘀阻，当清热通闭、活血调经。全当归 9g，生地黄 9g，白芍 9g，怀牛膝 9g，玉竹 9g，川郁金 9g，生大黄（后下）6g，玄明粉（冲服）4.5g，石菖蒲 4.5g，鸡血藤 12g，穿山甲 9g，生麦芽 30g，7 剂。

二诊：1991 年 8 月 16 日。妇科肛查及 B 超显像认为子宫偏小，PRL 增高，西医诊断为高泌乳素血症。患者因有"慢性迁延性肝炎"史，不愿接受西药。服中药后自觉烦躁、头痛等羞好转，溢乳已除，白带增多，大便亦畅，舌脉同前，仍以原方去玄明粉，改生大黄为酒炒大黄，加制香附 9g、红花 4.5g，续服 7 剂。

原按 患者自服上方半月后，月经来潮，量显增且畅，色鲜有块，溢乳、头痛已除，再服上方去玄明粉，加红花 4.5g，再次转经，经期已准，量中色暗红，五日净，溢乳等症基本消除，PRL 复查亦已正常而告愈。

基本方：全当归 9g，生地黄 9g，白芍 9g，川芎 6g，怀牛膝 9g，川郁金 9g，生大黄（后下）6g，玄明粉（冲服）4.5g，鸡血藤 12g，生麦芽 30g，石菖蒲 4.5g，穿山甲片 9g。方用四物汤养血调经，唯川芎香燥有上窜之弊，加牛膝活血下行、通利下焦；调胃承气汤泄胃肠实热，内大黄苦寒攻下，不仅祛下焦积滞，又能祛痰生新，寓攻于补。元代罗天益血极膏，一味大黄治妇人干血经闭，被称为妇人之仙药。山甲片散血中之滞，通经络之闭；鸡血藤气清而香，补血和血、宣通经络；川郁金顺气开郁、活血调经；麦芽健脾下气、回乳消胀，具有抗泌乳素分泌的作用；菖蒲辛温芳香，通脑髓而利九窍，除痰湿而宁心神。全方养血活血，通脑利窍，顺气舒络，退乳行经。或用逍遥散加减：当归 9g，白芍 9g，白术 9g，云茯苓 12g，怀牛膝 9g，车前子（包）15g，柴胡 5g，可疏肝利尿，泄肝胃郁热。

黄素英. 蔡氏妇科临证精粹［M］. 上海：上海科学技术出版社，2010：43-44.

案 5：高催乳素血症（蔡小荪医案）

女，28 岁，已婚。2013 年 3 月 7 日初诊，主诉：月经后期半年。原月经规则，近半年来经每后延，量少渐闭，此次经阻 3 个月余，服用黄体酮胶丸后于 2 月 25 日经行，现心烦急躁，头痛乳胀，经挤压后可挤出少量乳汁，便坚溲赤，2 月 27 日查 PRL 为 48ng/L，垂体 MRI 未见异常。诊断：高催乳激素血症。苔薄质偏红，脉细弦，证属肝胃郁热、结于胞络，治拟清热泻火、活血调经。方药：当归 9g，生地 9g，白芍 9g，川芎 6g，生大黄（后）6g，玄明粉（冲）4.5g，怀牛膝

9g，广郁金 9g，车前子（包）12g，鸡血藤 12g，生甘草 2.5g，生麦芽 30g，共 7 贴。

3 月 14 日复诊：药后心烦急躁明显减轻，头痛减轻，挤压后乳汁数滴，较前减少，带下略增，二便畅，苔薄质淡，脉细弦，效不更方，再予原方 7 贴。

3 月 28 日三诊：今日经行，量中色红，头痛缓解，乳涨、溢乳已除，再以此法调治，随访两次 PRL 均已降至正常，经亦调。该患者为特发性 HPRL（高催素乳血症），予以基本方加味玉烛散，全方活血养血，泻火调经，佐以利水通便之药，促使气机下行，痰湿下泻，获效甚速。金毓莉，许华云，徐可. 蔡小荪教授辨治高催乳激素血症临证经验［J］. 时珍国医国药，2016，27（3）：731-732.

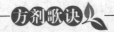

方剂歌诀

玉烛散乃重方义，四物汤合调承气。

经闭腹痛而善饥，通瘀泄热斯无弊。

正气天香散 45

【来源】

正气天香散，源于金·刘河间，载于其再传弟子罗知悌所著《心印绀珠》（已佚），明·徐彦纯《玉机微义·卷四十九》引《绀珠》，故本方别名绀珠正气天香散。

【组成】

乌药二两　香附末八两　陈皮　苏叶　干姜各一两

【用法】

上为细末，调服。

【功效】

疏郁理气，温中止痛。

【主治】

治妇人一切诸气，或上凑心胸，或攻筑胁肋，腹中结块，发渴，刺痛，月水不调，或眩晕呕吐，往来寒热，减食。

【方解】

方中香附为气中血药，理气解郁，止痛调经；乌药行气止痛；陈皮理气健脾；苏叶行气宽中，俱为行气药，再加干姜温中散寒，共奏疏郁理气、温中止痛之效。

【名医经验】

首都国医名师印会河教授认为正气天香散长于理气，因此对有情志不调，肝气郁结造成的胃痛、胁痛有效，亦可治疗脾胃气滞、痰饮内阻之胃溃疡。印教授以本方治胃逆为多。方中干姜是胃肠之用。临床运用抓住肠鸣便稀这一胃肠症状，大便干燥则不常用。印教授常用本方治疗无特殊器质性病变，而以气郁疼痛、满闷为主症，素有情绪抑郁、悒悒不乐、胁肋胀痛等气机郁滞之候，情志不遂时症状加重，太息、嗳气之后略觉舒缓者。印教授常将本方与越鞠丸、六郁汤合用，加强其开郁舒气之功。徐远. 印会河脏腑辨证带教录［M］. 北京：中国科学技术出版社，2019：129.

国家级名中医毛德西教授认为正气天香散疏肝理气作用比较突出，主治妇人气机不舒，攻筑心胸，胁肋刺痛，经水不调等。常用此方治疗慢性胃炎、肋间神经痛、亚健康状态的抑郁症等，亦用此治疗经前乳房胀痛。本方相较于其他治疗经前乳房胀痛之方，如柴胡疏肝散、加味逍遥散、四逆散等，具有疗效迅速、经济实惠的优点。毛德西. 毛德西医论医案集［M］. 郑州：河南科学技术出版社，2019：351.

全国第四批名老中医药专家学术经验继承工作指导老师谢兆丰教授抓住本方理气解郁之功，治疗气滞所致各种病证，扩大了本方治疗痛经的原有用途。谢老认为本方治疗胃寒疼痛（胃痛多由受寒饮冷诱发，且脘腹喜热怕凉、手足欠温等寒象），无论病程长短，疗效均佳。凡属寒凝气滞引起的多种病证，如呃逆、胃脘痛、寒疝、痛经、气厥、经期乳房胀痛等，多见情志抑郁、两胁发胀、胸闷嗳气、舌苔薄白、脉弦等症，谢老皆选用本方灵活加减治疗。钱永昌. 谢兆丰临证传薪录［M］. 北京：中国中医药出版社，2019：167-169.

【临床应用】

案 1：浅表性胃炎（印会河医案）

张某，女，57 岁。患者 3 年来左腰、两胁、胃脘部常有窜痛，腹胀，眠差，情志不调。舌苔薄黄，脉沉细。曾行胃镜检查示：浅表性胃炎。结肠镜检查无异常。B 超示胆囊息肉。予正气天香散加减：香附 12g，干姜 6g，紫苏叶 10g，青皮 6g，陈皮 6g，乌药 9g，苍术 12g，川芎 5g，半夏 12g，栀子 10g，砂仁 6g，夏枯草 10g，绿萼梅 6g，代代花 6g，佛手 6g。

原按 香附、乌药、紫苏叶、陈皮、干姜为正气天香散原方，长于疏郁理气止痛。因此对有情志不调，肝气郁结造成的胃痛、胁痛有效，正合本患者之病证。经过印老加药后，方中套入同为开郁舒气，解除痛闷病症的越鞠丸、六郁汤。

临床若遇无特殊器质性病变，而以气郁疼痛、满闷、情志不遂时症状加重者可以用印老前方加减调理。若胃痛因于胃酸过多、过少，查为溃疡病、萎缩性胃炎、反流性食管炎者；胁痛因于胆囊炎、胆石症、肝炎者，应视其病证，另选择适合的方药。总之临证时需鉴别诊断，抓主症。

遇肝气郁结者，印老常选用夏枯草、绿萼梅、代代花、佛手为其开郁理气，中药有疏肝解郁理气功效的数之甚多，从理论上讲虽各有特色，夏枯草味辛、苦、性寒，归肝胆经，主清热泻火、明目、散结消肿；绿萼梅性平，归肝、胃、肺经，主疏肝解郁、和中、化痰；佛手味辛、苦，性温，归肝、脾、胃、肺经，主疏肝解郁、理气和中、燥湿化痰；而用之于临床须靠经验。徐远.印会河理法方药带教录[M].北京：中国科学技术出版社.2019：175-176.

案2：胃溃疡（印会河医案）

韩某，女，41岁。1991年9月10日初诊。十二指肠球部溃疡2年，今年2月以来胃脘疼痛加重。胃痛喜暖喜按，脘腹痞满，身体消瘦，精神不振，乏力纳差。二便尚调，面色晦暗，舌苔白腻，脉沉细。证属中焦虚寒，气滞痰饮。治以温胃散寒、理气化饮。予正气天香散加减：生香附12g，干姜10g，苏叶10g，青陈皮各10g，乌药10g，半夏10g，厚朴10g，茯苓15g，川芎12g，苍术12g，砂仁6g，代代花10g，炒莱菔子15g。水煎服，5剂。

1991年9月15日复诊：上药进5剂，胃脘痛缓解，精神好转，仍感胃部发堵，但已不发胀，加焦槟榔10g。水煎服，5剂。

1991年9月21日三诊：胃已不痛，去川芎，加生薏苡仁30g。水煎服，5剂。

原按 胃痛喜温喜按，痞满胀闷，舌淡苔白滑腻，脉沉细，均为中焦虚寒、痰饮内阻所致。证属本虚标实之候，宗《金匮要略》"病痰饮者，当以温药和之"之法，以正气天香散合平胃散加味。方中生香附开郁散气；川芎为血中气药，行气活血；苍术燥湿运脾；乌药辛开温通，长于行气散寒止痛；厚朴擅破脘腹内留之滞，以消胀除满；陈皮、青皮伍用，增强芳香化浊、理气宽中、开胃止痛之力；砂仁长于化湿健脾、通达三焦；半夏燥湿化痰、消痞散结；干姜温中散寒、温化寒饮；茯苓健脾燥湿；苏叶发表散寒、行气宽中；莱菔子消食行滞、祛痰降气、和中止痛；代代花甘香微苦，理气和胃。全方理气和胃、散寒化饮、消胀止痛。韩仲成.随印会河侍诊记[M].北京：中国中医药出版社，2012：169-170.

案3：慢性胃炎（毛德西医案）

蔡某，女，28岁。2009年1月6日就诊。患者罹患慢性胃炎已有3年余，经治疗明显好转，但近月叹息，除夜间睡觉后不发作外，其余时间常常叹息，给周围环境带来不良影响，自己在心理上也感到痛苦不堪。问其原因，言与遇事着急有关。舌苔薄白，脉弦细。辨证为肝气郁结，胃气不降。治以疏肝理气、和胃降逆。予四逆散合绀珠正气天香散加减：柴胡10g，炒枳壳10g，炒白芍10g，炒香附10g，苏叶10g（后下），淡干姜6g，陈皮6g，炒乌药10g，生甘草10g。水煎服。服用7剂，叹息已除。后以香砂六君子丸和胃巩固之。

原按 此例为小恙，但分析其病机，与肝气不舒有关。四逆散可谓疏肝理气之总方。绀珠正气天香散主治妇人气机不舒，攻筑心胸，胁肋刺痛，经水不调等。可见它的疏肝理气作用比较突出，故借此以加强舒达肝气的功效。我常用此方治疗慢性胃炎、肋间神经痛、亚健康状态的抑郁症等。毛德西.毛德西医论医案集［M］.郑州：河南科学技术出版社，2019：351.

案4：经前乳房胀痛（毛德西医案）

陈某，女，35岁。2012年7月就诊。近3个月来，每次月经临期前3天，乳房胀痛，有时连及两腋，甚则两上肢抬举都有点困难，曾用过七制香附丸、逍遥丸治疗，每种中成药都服用半月左右，效果不明显。刻诊时，为经前10天。大便秘结，有时三五天排一次，干结难下。舌苔薄白，舌质略暗红，脉弦细。脉症合参，乃系肝气郁结，乳络不通所致。治以疏肝通络、理气止痛。予绀珠正气天香散加减：炒香附10g，干姜6g，苏叶10g（后下），陈皮10g，炒乌药10g，柴胡6g，丝瓜络10g，生甘草10g。水煎服。

二诊：服用8剂后月经来潮。经前1周，乳房胀痛有所缓解。如此治疗3个月经周期，即每月行经前10天开始服药，服用1周左右，月经来潮时停服。随证加入生麦芽、路路通、郁金等，治疗后第4个月，经前未发生乳房胀痛。嘱服加味逍遥丸巩固疗效。

原按 经前乳房胀痛比较常见，一般用疏肝理气药即可缓解，如柴胡疏肝散、加味逍遥散、四逆散、七制香附丸等。但若论起效快、价格低廉，还是绀珠正气天香散为好。此例所加药物，如柴胡、丝瓜络、生麦芽、路路通、郁金等，皆有疏肝理气的作用。其中生麦芽不可忽视，它既可以开胃进食，又可以疏肝解郁，我的老师张文甫运用尤为娴熟。张锡纯《医学衷中参西录》中叙述得也比较有特点，可以参阅。

绀珠正气天香散一派行气解郁药，其中香附为气中血药，李时珍称其为"气病之总司，女科之主帅"，说明香附在妇科疾病中有行气、调经、止痛的作用，这是其他药物不可替代的。乌药也是行气药，但它的温肾散寒作用比较突出，所以对于下焦的虚寒证尤为适宜。干姜辛热，温中散寒。苏叶，乃指紫苏之叶，一般人把它当解表药看，其实苏叶还是一味很好的解郁行气药，它主要是解中焦脾胃之郁，如风寒感冒后的脾胃不和，可见脘腹胀满、不思饮食、泛泛欲呕等。香苏散就是既可理气解郁，又可解除风寒的代表方；还有薛雪的苏连饮，仅苏叶、黄连两味，却是解郁止呕的良方。陈皮理气调中、燥湿化痰，前者"理气调中"，对女性月经不调有行气止痛的功用；后者"燥湿化痰"，乍看与妇科病无关，但细细分析妇科病的证候，有许多是与痰浊阻络密不可分的，如乳腺增生、带下秽浊、卵巢囊肿、子宫肌瘤等，所以陈皮也是妇科常用药之一。全方偏于辛温，但温而不燥，辛而不破，是一首比较中和的解郁之方。毛德西. 毛德西医论医案集［M］. 郑州：河南科学技术出版社，2019：445–446.

案5：呃逆（谢兆丰医案）

周某，男，29岁，农民。1978年6月19日初诊。患者一月前因生气后胃痛复发，呃逆泛恶，经治疗胃痛已减，而呃产出更甚，连续不已，除睡眠外，几无片刻休止。经针灸服药不减，呃声频频，伴有腹胀，畏寒喜暖，嗳气纳减，大便正常，苔白腻，脉弦缓。X线食道钡餐透视：未发现异常。证属情志不遂，中阳不振，膈气上逆，胃失和降。治以温中散寒、理气降逆。予正气天香散加减：香附、乌药、陈皮、干姜、高良姜、丁香、降香各10g，苏叶6g。服药2剂症减，又进5剂，呃逆痊愈。

原按 本例有胃痛病史，中阳素虚，肝气怫郁，膈气不畅，胃失和降，上逆而呃。用正气天香散加味温中利膈，和胃降逆，使胃降气顺，膈气升降自如，呃逆得止。钱永昌. 谢兆丰临证传薪录［M］. 北京：中国中医药出版社，2019：167.

案6：胃脘痛（谢兆丰医案）

苏某，女，34岁，农民。1980年9月4日初诊。患者胃痛3年，不时而发，6天前劳动受寒，又饮生冷，胃痛发作，脘腹喜热怕凉，手足欠温。曾服复方氢氧化铝、颠茄酊及注射阿托品等，痛未减轻，又服中成药胃乐宁片未效，食纳减少，嗳气吐酸，舌苔白腻，边有紫色，诊脉弦细。钡餐透视：呈瀑布型胃，黏膜正常，未见龛影及充盈缺损。证属寒邪伐中，气滞血瘀，胃失和降，而成胃痛。法当温中散寒，疏肝和胃，化瘀止痛。用正气天香散加延胡索、白术各10g，高良姜、炙甘草各6g。服药5剂，胃痛减轻，吐酸亦少，饮食稍增。宗原方再服12剂，胃病消失。

原按 胃痛原因多端，临床只要辨证为胃寒疼痛，无论病程长短，选用正气天香散均有较好的疗效。钱永昌. 谢兆丰临证传薪录［M］. 北京：中国中医药出版社，2019：167-168.

案 7：寒疝（谢兆丰医案）

林某，男，43 岁，农民。1980 年 7 月 14 日初诊。患者左侧睾丸肿痛十余天，痛引少腹，劳则加重，行走不便，阴囊发凉，自服止痛片，其痛不减，坠而且胀，恶心纳呆，舌淡苔白，诊脉沉弦。此系肾阳不足，厥阴中寒，寒凝经脉，阳气失运而成。治以温肝散寒、理气止痛。投正气天香散加橘核子、延胡索、小茴香各10g，肉桂 5g。服药 3 剂，腹中觉热，矢气频频，睾丸肿痛减轻。继服 5 剂，肿痛消失。

原按 疝的名称很多，《内经》有七疝之称。其病多为寒凝肝脉，气滞不行，以致少腹掣引睾丸而痛。谢老根据古人"治疝必先治气"的原理，使用正气天香散加肉桂、茴香、延胡索等暖肝散寒、理气止痛之品，使气行寒散，肝脉和调，疝痛乃消。钱永昌. 谢兆丰临证传薪录［M］. 北京：中国中医药出版社，2019：168.

案 8：痛经（谢兆丰医案）

李某，女，28 岁，工人。1980 年 7 月 8 日初诊。患者婚后 3 年未孕，每逢经前少腹冷痛，行经时腹痛增剧，量少色暗红，四肢发冷，伴胃痛泛恶，嗳气纳减，迭用痛经丸及调经药未效，舌苔薄白，脉沉弦。证属寒凝血瘀，胞络失畅之痛经。治以温经散寒、行气止痛。以正气天香散加柴胡 6g，当归、延胡索、艾叶各 10g。服药 9 剂后，行经时腹痛已解。嘱患者每逢经前服药 5 剂，连服 3 个月。

原按 痛经一证，属寒者居多。本例痛经系由寒积胞宫，气滞血瘀所致，血得热则行，得寒则凝，寒凝血涩，故导致痛经。选用正气天香散加味，暖宫散寒，理气活血，果获良效。钱永昌. 谢兆丰临证传薪录［M］. 北京：中国中医药出版社，2019：168.

案 9：气厥（谢兆丰医案）

李某，女，24 岁，农民，已婚。1983 年 7 月 31 日初诊。患者半月前夫妇吵架后，当即胸脘气憋如塞，旋即昏倒不知，手足发冷，口噤牙闭。经针灸苏醒。以后如此郁怒昏仆两次，来院求治，症见手足厥冷，面色发白，胸脘塞闷，两胁发胀，食欲不香，时而悲哭，舌苔薄白，脉沉弦。此乃郁怒伤肝，气机逆乱，心胸壅阻，神明蔽塞，发而为厥。治以疏肝解郁、行气宣窍。用正气天香散加柴胡6g、郁金10g、沉香4g。服药6剂，未再昏厥，后以逍遥丸调理之。

原按 本例平素情志善郁，加之精神刺激而致气机逆乱，阴阳失调，卒然昏厥，此属气厥之证，投正气天香散加味，疏肝行气，开郁宣窍，药切病机，故气厥霍然。钱永昌.谢兆丰临证传薪录［M］.北京：中国中医药出版社，2019：168.

案 10：经期乳房胀痛（谢兆丰医案）

印某，女，32岁。1987年7月3日初诊。患者月经错后，每逢行经，则乳房硬肿腹痛，手不能触，甚至不可近衣，少腹发凉，经水量少色暗，伴胸闷嗳气，情绪急躁则加重，舌苔薄白，脉弦细证属肝气郁滞，宫寒血阻。治以疏肝理气、散寒祛瘀。服正气天香散加柴胡6g，橘叶、赤芍、当归、绿萼梅各10g，嘱其从乳房胀痛起服，至行经时停服。连用3个月，经期乳胀告愈。

原按 本案乳胀肿痛，起于肝气郁结，病发后又有虚寒见症，当属肝郁乳胀无疑，故用正气天香散解郁散寒治其本，伍以柴胡、绿萼梅、橘叶疏肝理气，当归、芍药活血调经，共奏解郁散寒、温通经脉之功，使肝郁转舒，寒凝得解，经水得下，胀痛乃除。钱永昌.谢兆丰临证传薪录［M］.北京：中国中医药出版社，2019：168–169.

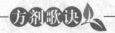

方剂歌诀

绀珠正气天香散，香附干姜苏叶陈。
乌药舒郁兼除痛，气行血活经自匀。

止痛如神汤 46

【来源】

止痛如神汤,源于明·申斗垣《外科启玄·卷十二》。

【组成】

秦艽(去苗) 桃仁(去尖皮另研) 皂角子(烧存性,研)各一钱 苍术(泔浸,炒) 防风各七分 黄柏(酒洗)五分 当归尾(酒洗) 泽泻各三分 尖槟榔(另研)一分 熟大黄一钱

【用法】

上咀除三味另研,药用水二钟,煎至一钟,二分。入此三味(桃仁、皂角子、尖槟榔),再煎至八分空心热服。切忌生冷五辛烧酒肝肠湿面等。

如肿有脓,加白葵花五朵(去蕊心)、青皮五分、木香三分,随后入煎,则脓从大便中出也如神;如大便秘甚,加大黄、麻仁、枳实;如肿甚,加黄柏、防己、泽泻、猪苓、条黄芩;如痛甚,加羌活、郁李仁;如痒甚,加黄芪、羌活、防风、甘草、麻黄、藁本;如血下多,加地榆、黄柏、槐花、荆芥穗、白芷;如小便涩数不通者,加赤茯苓、车前、灯心、萹蓄。

【功效】

清热祛风,活血止痛,化湿润肠。

【主治】

痔疮。

【方解】

方中秦艽、防风祛风湿;黄柏、泽泻清湿热;大黄泄热通肠、逐瘀通经。诸

药相配，大肠湿热得清。桃仁、当归尾活血祛瘀，止痛，润肠通便；尖槟榔下气行水。三药合用，理气化瘀，使肛部气血运行流畅。再加皂角子润肠通便；苍术燥湿健脾。全方具有清热祛风、活血止痛、化湿润肠之功。

【名医经验】

全国中医药专家学术经验继承工作指导老师谢宝慈教授应用止痛如神汤治疗湿热下注之外痔病，该病临床上可见肛门坠痛、截石位肛缘隆起水肿、苔黄腻脉弦滑等症。谢教授运用本方治疗外痔病，起到清热活血、消肿止痛之功，同时开坐浴方。且强调服用本方时应空腹热服，稍后进食以防伤胃。方宗武，张峻芳．谢宝慈肛肠学术传承录［M］．福州：福建科学技术出版社，2018：139-140.

全国第六批名老中医药专家学术经验继承工作指导老师王业皇教授运用止痛如神汤治疗实证之肛门疼痛，其辨证要点是病程短、疼痛剧烈呈持续性，临床上可见肛门疼痛、痛如针刺，伴有便血、色鲜红等症，治疗时应以祛邪为先，清热化湿、活血止痛。王教授认为本方亦可缓解括约肌痉挛，对于肛裂合并括约肌失弛缓患者尤为适用。韩平．名中医肛肠科绝技良方［M］．北京：科学技术文献出版社，2009：33-34.

【临床应用】

案1：气滞血瘀型内痔（宋光瑞医案）

刘某，女，64岁。初诊：2001年3月2日。患者以"肛内肿物脱出伴疼痛10天余"为主诉门诊求治。10天前患者因情志不畅出现肛内肿物脱出，不可自行回纳，需用手方可回纳，伴肛管紧缩，坠胀疼痛，肿物触痛明显，未予特殊治疗来诊。见纳可眠差，便质软成形，舌红，苔黄腻，脉弦数。专科检查：（膀胱截石位）视诊：截石位3～5、7～11点处肛缘肿物，色淡红；指诊：触痛明显。肛门镜下见：截石位3、5、7、11点处淡红，11点处可触及柔软黏膜隆起，表面光滑。中医诊断：内痔病（气滞血瘀证）。西医诊断：内痔（Ⅲ期）。治法：清热利湿，祛风活血。处方：止痛如神汤加减：秦艽15g，桃仁15g，皂角子15g，苍术10g，防风10g，黄柏10g，当归尾10g，泽泻10g，槟榔10g，熟大黄10g，水煎服，15剂。白矾10g，石榴皮10g，苦参10g，蛇床子10g，15剂，水煎肛门部熏洗。甲硝唑栓（院内制剂）2枚，日2次，纳肛。

二诊：2001 年 3 月 17 日。服上方 15 剂，患者神志清，精神可，纳眠均可，肛门部肿物回纳，诉便后肛内肿物偶有脱出，便后自行回纳，大便日行 1 次，质软成形，小便调。舌红，苔黄，脉弦。查肛门镜：截石位 3、7、11 点处齿线上黏膜隆起，色淡红，表面光滑。效不更方，外用药同前。后追访 1 年未再发作，生活如常人。

原按 气为血之帅，气行则血行，气滞则血瘀。本例痔病，因平素情志不畅，肝气郁滞，气滞血瘀，热结肠燥，气机阻滞而运行不畅，气滞则血瘀阻于肛门，故肛门内块物脱出，坠胀疼痛。气机不畅，统摄无力，则血不循经，导致血栓形成。止痛如神汤出自《外科启玄》，其中黄柏、熟大黄清热泻火，泽泻泄热，合用则火得泄，热结除；桃仁、皂角刺、当归尾活血止痛、润肠通便，则津乏得除；秦艽、防风祛风湿，止痛；槟榔行气又能缓泻而通便。诸药合用，则具清热、活血、润肠通便、缓急止痛之功。宋太平，巩跃生.宋光瑞肛肠病临证经验实录［M］.北京：中国中医药出版社，2018：124-125.

案 2：外痔（谢宝慈医案）

兰某，男，25 岁。职业：学生。籍贯：山东。以"肛门肿物隆起伴坠痛 2 天"为主诉于 2015 年 3 月 2 日就诊于福州市中医院门诊。中医诊断：外痔病（湿热下注证）；西医诊断：炎性外痔。2 天前患者因饮食辛辣醇酒之品，突觉肛门坠痛不适，无恶寒、发热，无便血，无便后肿物脱出，自予痔疮膏外敷，疼痛无明显缓解，且逐日疼痛加剧。故今就诊于福州市中医院门诊。一诊：症见肛门坠痛不适，坐立不安，无恶寒、发热，无便血，小便利，大便 3 日未排，胃纳及睡眠尚可。肛检：截石位肛缘 3 ~ 5 点隆起水肿，触之质偏硬，触痛明显，察其表情痛苦，诊其舌红，苔黄微腻，脉弦滑。此为湿热下注之证，法当清热利湿、消肿止痛。

处方一：大黄 20g，芒硝 20g，蛇床子 20g，马齿苋 30g，黄柏 20g，五倍子 20g，苦参 20g。7 剂，坐浴。嘱此方加水浓煎至约 50ml，兑水外熏，先熏后坐浴 10 分钟，坐浴后即予消炎止痛膏外敷。

处方二：秦艽 15g，桃仁 15g，皂角刺 15g，苍术 10g，防风 10g，黄柏 10g，当归尾 10g，泽泻 10g，槟榔 10g，熟大黄 10g，火麻仁 10g。3 剂，水煎服，每日 1 剂。上药除桃仁、槟榔、皂角刺外，用水 400ml，将群药煎至 200ml，再入桃仁、皂角刺、槟榔，再煎至 160ml，空腹时热服，待少时以美膳压之，不犯胃也。注意：服药期间，忌生冷、五辛之品，烧酒、湿面等食物。

二诊：症见肛门疼痛已减轻，无便血，大便软，日 1 次，小便利，胃纳及睡眠尚可。肛检：肛门环形隆起水肿已皱缩，范围缩小。察其面色如常，诊其舌红，苔黄厚腻，脉弦滑。此仍为湿热壅盛，续当清热利湿、消肿止痛。以处方一继续熏洗坐浴，消炎止痛膏外敷。取处方二，去熟大黄、火麻仁，再续服 3 剂。

原按 本病多因过食肥甘、辛辣、醇酒等物，损伤脾胃，湿热内生，下注大肠，筋脉横解，肠澼为痔，湿热蕴结，气血运行不畅，不通则痛，故见肛旁肿痛。治以清热利湿、消肿止痛。以处方一清热利湿、凉血解毒、活血通络。方中重用马齿苋为君，能清热解毒、凉血消肿；大黄清热解毒、活血祛瘀；芒硝，外用可软坚清热消肿，共为臣药；佐以苦参、黄柏、五倍子、蛇床子，能清热解毒、燥湿止痒；通过热力和药力的相互协调作用，使肛门局部血管扩张，达到消肿止痛的目的。处方二以止痛如神汤加减，止痛如神汤出自《外科启玄》，方中黄柏、熟大黄清热泻火，泽泻泄热，合用则火得泄，热结除；桃仁、皂角刺、当归尾活血止痛、润肠通便，则津乏得除；秦艽、防风解痉、缓急、止痛；苍术健脾助运；槟榔行气又能缓泻而通便。诸药合用，则具清热、泻火、活血、止痛、消肿之功。一诊后，症状改善，大便已软，故去熟大黄，续服 3 剂，以固疗效。方宗武，张峻芳．谢宝慈肛肠学术传承录［M］．福州：福建科学技术出版社，2018：139-140.

案 3：肛裂（王业皇医案）

王某，男，27 岁。2005 年 12 月 29 日初诊，以"肛门疼痛 1 周"为主诉。初诊：患者一周前始出现肛门疼痛，以便时尤甚。大便尚调，日行 1 次，质不干，时有便血，色鲜红，点滴而下，无便时肛门肿物脱出。肛门局部望诊：肛门外观平整，肛管后侧有裂口。肛门指诊：食指难以通过，括约肌痉挛。舌干，苔薄黄，脉弦。诊为肛裂。证属湿热下注，气血瘀滞，治拟燥湿活血止痛。方拟止痛如神汤加减。处方：当归 10g，黄柏 10g，桃仁 10g，槟榔 12g，皂角刺 10g，槐角 12g，苍术 10g，秦艽 5g，防风 10g，泽泻 12g，制大黄 10g，赤芍 10g，甘草 5g。水煎服，每日 1 剂。

复诊：用药 7 剂后，肛门疼痛好转，出血减少，大便偏干。舌淡不干，苔薄黄，脉弦。药证相合，原法守治。原方原量加火麻仁 15g，水煎服，日 1 剂。

三诊：药后肛门疼痛症状消失，大便通畅无便血。舌淡，苔薄白，脉弦。药证相合，原方再进 7 剂后痊愈。

原按 本案系肛裂之肛门疼痛案例。肛裂患者多为热盛肠燥，气血不和，故而便时肛门疼痛难忍。古方止痛如神汤止痛效如神，清热燥湿同时活血止痛，从西医角度看亦有缓解括约肌痉挛功效，对于肛裂合并括约肌失弛缓患者尤为适用。

韩平．名中医肛肠科绝技良方［M］．北京：科学技术文献出版社，2009：33-34.

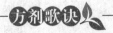

止痛如神秦艽桃，苍防柏归槟皂角，

泽泻大黄熟加入，痔疮肿胀痛痒疗。

资寿解语汤 47

【来源】

资寿解语汤，源于清·《医门法律·卷三·中风门》。

【组成】

防风　附子（炮）　天麻　酸枣仁各一钱　羚羊角（镑）　官桂各八分　羌活　甘草各五分

【用法】

上水二盏，煎八分，入竹沥二匙，姜汁二滴，食远服。

【功效】

祛风降痰，通窍活络。

【主治】

中风脾缓，舌强不能语，半身不遂等。

【方解】

本方中羌活与防风相配伍可散外风，《药性本草》谓羌活"治贼风失音而不语"，《本草经集注》谓羌活"治诸贼风，百节痛风无久新者"；羚羊角、天麻息内风；桂、附引火归元且温脾土；竹沥化痰定惊；酸枣仁宁心；甘草和中。诸药配伍共奏祛风镇惊、化痰解语之功。

【名医经验】

近代著名医学家祝味菊先生认为资寿解语汤为温凉并用之妙方，在临床应用中祝老选此方治疗气血上并所致之厥症。祝老常用资寿解语汤中附子与羚羊角这一药对，并曰"羚羊清脑，附子强心，阳气虚而有脑症状者最宜"。张存悌.中医火神派医案全解［M］.北京：人民军医出版社，2007：107.

名老中医谢海洲先生用本方治疗肝风夹痰上蒙心窍之中风，主要应用于中风后半身不遂，不能言语者，舌质暗淡，苔白厚腻。谢老在使用此方时配合牛黄清心丸共同使用。阎洪臣.名医奇方秘术（第1集）.［M］.北京：中国医药科技出版社，1991：501-503.

【临床应用】

案1：厥证（祝味菊医案）

某某，女。本病腹水，骤见昏厥，肢温，面赤，目反，四肢强直，脉息弦芤而数。判为气血上并所致厥证。当予资寿解语汤法：羚羊角4.5g（锉、先煎1小时），附子15g，酸枣仁24g，磁石60g，朱茯神15g，肉桂3g（后下），川羌活4.5g，水炙胆南星12g，火麻仁15g，半夏18g，竹沥一汤匙（冲服），生姜汁一茶匙（冲服）。次日，厥已稍定，已能发言，但错乱无度，神志仍未清明。脉仍芤数，再予前法损益。

原按 祝氏用附子，亦善与寒凉药配伍，即温清配伍，典型的如附子与石膏或羚羊角合用，他说："羚羊角治脑，附子强心，阳气虚而有脑症状者最宜""附子、石膏同用，一以扶阳，一以制炎。附子之温，因可减低石膏之凉，然不能消除其制止分泌之功。体虚而炎势过盛，重附而轻膏，仍是温壮之剂……石膏之寒，已足抵消附子之温，然附子虽失其热，而不减其强心之用。气盛而心盛者，用寒多于用热，亦不失为清凉之方……此复方之妙也"（《伤寒质难第十四篇》）。张存悌.中医火神派医案全解［M］.北京：人民军医出版社，2007：107.

案2：中风（谢海洲医案）

某某，男，72岁，工人。初诊（1982年11月10日）：10月19日登高取物，突觉头晕头痛，旋即全身无力，走路不稳，当即卧床，虽神志尚清，但已不能言，急送某医院，测BP180/110mmHg，右侧肢体不遂，口眼歪斜，并经腰椎穿刺，当时诊为"脑血栓形成"。经抢救治疗20余天，病情不见好转，家属要求中医治疗，乃约余往诊。患者右半身不遂，不能言语，口眼歪斜，大便秘结，脉弦滑，舌质暗淡，苔白厚腻。此系肝风夹痰上蒙心窍，法拟息风降痰、引火归元。

方拟资寿解语汤加减。处方：天麻 12g，羌活 9g，防风 9g，附子 6g，肉桂 6g，酸枣仁 12g，羚羊角粉 1g（冲服），甘草 3g，麻黄 6g，红花 10g，茜草 12g，大黄 9g，淡鲜竹沥水 30ml（分冲），另牛黄清心丸 10 丸，每服 1 丸，日 2 次。

二诊：上方服 28 剂后，右侧肢体较前有力，已可扶物行走，能语但謇涩不清，大便渐爽，脉弦滑，舌质红，苔薄白腻。仍守前方，去大黄、茜草，加黄芪 15g、地龙 10g、桃仁 10g、当归 12 g，继服 1 个月。

三诊：进药 1 个月后，讲话吐词已较清晰，执杖能自由行走，穿衣、吃饭等均不需他人照料。

1983 年 2 月随访，日常生活可完全自理，步履转稳，行走自由，言谈吐词基本清晰，嘱继服丸药以调善后。

原按　中风一病居内科四大证——风、劳、鼓、膈之首，其以突然昏仆，不省人事，或口眼㖞斜，语言不利，半身不遂为主症。何其名之曰中风？以其发病突然，如矢石之中，类似暴风摧残树木而枝断干摇，故名之"中风"。中风病因病机，唐宋以前，认为由外风引起，是以"内虚邪中"立论，也可曰外风论。金元以后则有很大发展，逐渐产生"主火""主气""主痰""主虚""主肝风""主瘀"等理论。明·王履更提出"类中风"病名。这样从外风论到内风论无疑是中医学在中风理论上一个日臻完善的具体表现。中风一般发于中年以上者。病因常以情志不调、膏粱厚味、贪酒饱食、房事不节为主。张景岳云："凡病此者，多以素不能慎，或七情内伤，或酒色过度，先伤五脏之真阴，此治病之本也……盖以阴亏于前而阳损于后，阴陷于下，而阳乏于上，以致阴阳相失，精气不交，所以忽尔昏愦，卒然仆倒，此非阳气暴脱之候乎。"又云："人于中年之后，多有此证，其衰可知。经云人年四十而阴气自半，正以阴虚为言也。非风一证，即时人所谓中风证也……本皆因内伤积损颓败而然，原非外感风寒所致。"《类中秘旨》："总由河间谓将息失宜而心火暴炽，肾水虚衰不能制火之说为验耳。"叶天士之论，在《临证指南·中风门》龚氏案云："肾虚液少，肝风内动，为病偏枯，非外来之邪。"肝风门丁氏案中："因蒙思扰动五志之阳，阳化内风。"以上均阐述了中风为"肝风内动"。余认为河间、景岳、天士诸名家对中风病因病机的阐述是十分精辟和恰当的。故综古证今，以及个人临证体会，可知中风乃多发于中老年。其不外由风（肝风）、痰、火、瘀诸因素致人体气血逆乱，阴阳失衡，更由七情恼怒，或劳逸失度、酒食不节等因所诱发。中风一证临床之治，当有中络、中经、中腑、中脏之分；虚实闭脱之辨；标本缓急之序。据其本虚标实之基本病机，其常用治疗大法不外开窍、化痰（豁痰、涤痰）、清热（清心、泻火）、通腑、息风、化瘀、通络等法，以上诸法为治其标实而立。尚有补气养血（益气回阳）、滋养肝肾等法为固其本而设。遣方用药上，三宝（安宫牛黄丸、至宝丹、紫雪丹）、牛黄清心丸为辛凉开窍之良剂。苏合香丸、导痰汤则为辛温开窍之常方。至于资寿解语汤、菖蒲郁金汤、承气汤、羚羊钩藤汤、生脉散、地黄饮子、补阳还五汤等方，余常据本证标本缓急辨证择用。特别是河间地黄饮子，余认为其不仅为治疗中风瘖痱之效方，其确有协调阴阳之妙用。故余常于中风后期变通应用之，且屡屡获效。余治疗中风，一般于急性期侧重治疗标实，前述诸法常交叉辨证应用。于恢复期则侧重治疗本虚。阎洪臣.名医奇方秘术（第1集）[M].北京：中国医药科技出版社，1991：501-503.

案3：脑血栓伴失语（宋孝志医案）

某某，男，65岁。初诊：1992年9月5日。4年前因患脑血栓右侧偏瘫。1个月前突发完全失语，流涎，进食水发呛，同时右侧偏瘫亦较前加重，被诊为"再次脑血栓，伴运动性失语"。就诊前曾服中西药及针灸治疗，效果不佳。刻下症见完全失语，流涎不止，进食呛咳，痰黏不易出，哈欠频频，心烦易怒，哭笑无常，口臭口苦，食纳尚可，二便调，舌质红，苔黄褐，脉弦滑。辨证分析：此为中风之证，属中经络。因风痰闭阻，蒙蔽清窍，流于经络，滞于脾胃，痰热互结，气郁血滞，故见失语，流涎，右侧偏瘫；肝经蕴热，郁而化火，故心烦易怒。治拟化痰开窍、祛风通络。方药：资寿解语汤加减：羚羊粉（冲）1.5g，竹沥水（分冲）15ml，羌活9g，防风9g，桂枝6g，附子6g，炒枣仁12g，火麻仁9g，何首乌9g，生姜汁（分冲）6g，杭菊花12g，石菖蒲9g，玄参9g。二诊：以上方调服2个月余，病情好转，已能言5字之内短句，但含糊不清，且言语缓慢，右侧肢体活动仍差，常作哭笑，流涎不止，哈欠频频，周身乏力，四末不温，下肢水肿，大便干结，二三日一行，舌质淡红，苔薄黄。宋教授认为目前风痰渐去，正气乃虚，肺气不开，故哭笑无常，改以小续命汤加减：桂枝6g，附子9g，川芎9g，麻黄（打碎）6g，黄芩9g，防风9g，防己9g，党参9g，赤芍12g，生地黄12g。服上方20剂后，病情明显好转，患者精神好，下肢有力，行走较稳，语言明显好转，晨起已能和家人简单对话，舌动灵活，可以上卷。唯有下肢水肿，大便时难，并易感冒。舌质淡红，苔薄白。予上方减远志，加黄芪12g，羌、独活各9g，后间断服此方2个月余，随访言语清楚，右侧肢体活动明显好转。卢祥之.医林散叶[M].北京：中国科学技术出版社，2019：272-273.

案 4：中风（窦伯清医案）

某某，男，汉族。56 岁，农民，1973 年 7 月 15 日下午 4 时许初诊。患者外出进城购物，在归家途中，感到头胀，眩晕，恶心，乏力，舌强，语言不利，一进家门即昏仆在地，不省人事。家人立即邀我出诊。见患者颜面潮红，两眼闭合，牙关紧闭，双手紧握，左侧口眼歪斜，右侧肢体微瘛，气粗鼻鼾，喉中痰鸣辘辘，身热无汗，呈昏迷状态；脉弦滑而数。血压 200/120mmHg。诊断为中风闭证，系肝阳上亢、痰热上蒙清窍所致。当即针刺人中，并十二井穴放血，以开窍泄热；又用泻法针刺太冲、丰隆、劳宫、大陵，以平肝息风、降逆化痰。针后病情仍未变化，故再针刺人中、涌泉，以助开窍。针刺中，患者肢体始稍动，并发出轻微呻吟声，继而辗转不宁，呻吟不已，烦躁不安，牙关渐渐放松；开口视之，舌红少津，苔黄厚。遂用安宫牛黄丸一粒，水化后徐徐喂下，继续观察。晚 10 时许，患者逐渐安静，神志朦胧，呼之能应，虽能睁眼视物，但仍不识人，血压仍未下降。嘱其安静休息。

7 月 16 日上午 10 时往诊，患者已清醒，能识人，亦能进饮食。但语言难出，喉中痰鸣辘辘，右侧肢体瘫痪；舌红，苔黄厚，脉弦滑而大。血压 200/120mmHg。再行针刺，配穴同前，并予资寿解语汤（羌活，防风，附子，羚羊角，酸枣仁，天麻，桂枝，甘草，竹沥，生姜汁）2 剂内服，针药合用，以扶正祛邪、化痰息风。

7 月 20 日，服药 2 剂和针刺治疗后，喉中痰涎减少，右侧肢体已能自动用力拉动，虽能讲话，但语音不清，仍感疲乏无力，舌淡有津，苔薄微黄，左脉沉弦，右脉沉细。血压 150/90mmHg。除针刺治疗外，原方内加生黄芪、党参、当归等以扶正，水煎服。进 3 剂后，喉中已无痰鸣，精神有所恢复，肢体已能抬起离开床铺。7 月 21 日起，改用手、足阳明经穴为主，配以少阳、太阳经穴，取肩髃、曲池、合谷；地仓、颊车、足三里、解溪；外关、环跳、阳陵泉、绝骨、昆仑等穴。每次选 6 穴，交替针刺，隔日 1 次，共 25 次。中药改服补阳还五汤加减，水煎服，每日 1 剂。共服 40 余剂，基本痊愈。窦友义，武纪玲，李妍怡. 窦伯清医话医案集［M］. 兰州：甘肃科学技术出版社，2011：184–186.

案 5：偏枯（李执中医案）

彭某某，女，40 岁。患者右侧上、下肢瘫痪。一时两目直视，鼻息微浅，四肢冰冷，汗出，成为脱证。诊其脉微，全不应手，症已甚危，乃勉拟一方：红参 6g（切片蒸兑），熟地黄 18g，巴戟天 12g，山茱萸 9g，茯神 10g，麦冬 9g，五味子 5g，建菖 6g，附子 12g，制肉苁蓉 12g，菟丝子 9g，远志肉 6g，肉桂 3g，石斛 9g，薄荷 5g，嘱暂服 1 剂。如转危为安，则服 4~5 剂。

复诊：1 剂服完，鼻息稍大，眼睛稍转，肢冷稍热，3 剂服完后，则能进粥，右上、下肢仍不能动，口不能发声。嘱原服足 5 剂，再服下方：玉竹 24g，附子 12g，肉桂 2.4g，天麻 9g，枣仁 9g，羌活 9g，防风 12g，远志肉 6g，巴戟 12g，羚羊角 1.5（磨兑），甘草 5g，竹沥两杯（分兑），3 剂。

三诊：左手足能动，能发声讲一二句，口角有时流涎沫，脉已微显，每日能吃粥 3 碗。处方：黄芪 60g，川芎 5g，当归 12g，赤芍 10g，地龙 5g，桃仁 5g，红花 5g，附子 12g，10 剂。

四诊：稍能移动下床，但右半身不能活动。处方：枸杞 18g，当归 12g，鳖甲 9g，白术 9g，杜仲 9g，防风 12g，羌活 9g，蚕沙 12g（布包），松节 10g，苍耳 8g，川牛膝 9g，淫羊藿 9g，秦艽 9g，萆薢 12g，羊胫骨 10g（割片），猪蹄筋 12g，30 剂。

五诊：服此渐能活动行走，右手足仍不如常，原方加服 20 剂。

原按 患者由黑晦的面色转为红活，由奄奄一息转为能轻微劳动。第一方，是用刘守真的地黄饮子加红参；第二方，因其不能讲话，处资寿解语汤。前后方共服 8 剂，就能发声；第三方：用补阳还五汤 10 剂，乃能下床活动，但右半身仍不遂；第四方：是史国公药酒方加味，服到 50 剂，始能行走劳动，发胖；再处黄芪桂枝五物汤加当归、淫羊藿，服 20 剂。过两年便怀一胎，生一子。湖南省中医药研究所. 湖南省老中医医案选（第 1 辑）[M]. 长沙：湖南科学技术出版社，1980：145-146.

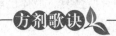

方剂歌诀

资寿解语汤用羌，专需竹沥佐生姜，
防风桂附羚羊角，酸枣麻甘十味详。

滋阴至宝汤 48

【来源】

滋阴至宝汤，源于明·龚廷贤《万病回春·卷之六·虚劳》。

【组成】

当归（酒洗）　白术（去芦）　白芍（酒炒）　白茯苓（去皮）　陈皮　知母（生用最能泻虚中之火）　贝母（去心）　香附（童便炒）　地骨皮（去骨）麦门冬（去心）各八分　薄荷　柴胡（酒炒）　甘草各三分

【用法】

上锉一剂，用煨生姜三片，水煎温服。

【功效】

滋阴清热，养血调经，健脾化痰。

【主治】

治妇人诸虚百损，五劳七伤，经脉不调，肢体羸瘦。此药专调经水、滋血脉、补虚劳、扶元气、健脾胃、养心肺、润咽喉、清头目、定心悸、安神魄、退潮热、除骨蒸、止喘嗽、化痰涎、收盗汗、住泄泻、开郁气、疗腹痛、利胸膈、解烦渴、散寒热、祛体疼，甚有奇效。

【方解】

方中柴胡退热解表；地骨皮凉血除蒸、清肺降火；知母清热泻火、生津润燥；贝母清热润肺、化痰止咳；薄荷宣散风热；诸药可清热除骨蒸。当归补血活血、调经止痛；白芍平肝止痛、养血调经；香附行气解郁、调经止痛。三药合用，可调经水、滋血脉。白术健脾益气、利水止汗；茯苓利水渗湿、健脾宁心；陈皮理气健脾、燥湿化痰；甘草补脾益气、清热解毒、祛痰止咳、调和诸药。诸药行健脾胃、化痰涎、收盗汗之功。再加麦门冬养阴润肺、清心除烦、益胃生津。诸药合用，共奏滋阴清热、养血调经、健脾化痰之功。

【名医经验】

汉方医家矢数道明认为滋阴至宝汤可治"妇人虚劳百损，五劳七伤"。矢数道明先生常应用本方治疗结核或肺炎、流感、支气管炎等发热之后，又发高热或低热迁延并有衰弱倾向者，尤其是虚弱而有低热妇女，并抓住发热、疲惫、咳痰、潮热盗汗、食欲减退、脉弱等症。临床上虚证若服诸小柴胡汤、加味逍遥散后不见效时，可用本方治疗。（日）矢数道明. 汉方临床治验精粹 [M]. 北京：中国中医药出版社，2010：179-181.

【临床应用】

案 1：原因不明的反复发热（矢数道明医案）

大某，28 岁，女，未婚。初诊 1979 年 8 月，来自北陆偏僻地区。患者体型肥胖、面色偏红、外观上不像很衰弱，但这是服用激素剂时形成的满月脸病态。自 3 岁起，反复 39 ~ 40℃高热，长期不能治愈，曾被诊断为小儿风湿热，然而始终没有关节肿痛。1 年后，大致恢复正常并顺利地成长直到参加工作。今年 10 月发病，但未确诊，曾被怀疑为脊髓膜炎或肺炎；在用抗生素治疗中曾发生休克。其后变得易感冒，几乎每月都发 1 次高热，内科投给了激素剂。有全身倦怠感、便秘（3 日 1 次）；不发热时食欲一般。易感冒、经常有低热。脉弱，初诊时血压 110/70mmHg。听诊、叩诊未发现异常，腹诊无明显的胸胁苦满或瘀血证，乃按妇人虚劳，投给《万病回春》中的滋阴至宝汤。服药后，大便恢复到每日 1 次，情绪好转，身体逐渐结实起来。服药 2 个月后，过去每月必发的高热不再出现，也不再易患感冒，平时的低热已完全消退，6 个月后，疲劳感消失、体力充实，血压 120/70mmHg，已可正常上班工作。服药 3 个月时停止了激素剂，但对其后的身体复原未见任何不良影响。

原按 滋阴至宝汤是《万病回春》中虚劳门的处方，可治"妇人虚劳百损、五劳七伤。健脾胃、养心肺、退潮热、除骨蒸、止咳嗽、化痰涎、收盗汗"。本方常用于结核或肺炎、流感等发热之后，又发高热或低热迁延并有衰弱倾向者，尤其常用于妇女虚弱而有低热时。本方之虚证较诸小柴胡汤证更重、类似加味逍遥散证之程度，若上述处方服后不见效时，可试用本方。

滋阴至宝汤之处方：当归、芍药、白术、茯苓、陈皮、知母、香附、地骨皮、麦门冬、柴胡各 3g，贝母 2g，薄荷叶、甘草各 1g。（日）矢数道明．汉方临床治验精粹［M］．北京：中国中医药出版社，2010：179-180.

案 2：长期微热而致疲惫不堪（矢数道明医案）

会某，69 岁，女。初诊 1985 年 2 月。1977 年因肺结核曾住院治疗。营养一般，面色微红。初诊时血压 140/80mmHg。主诉：去年 8 月起出现心下部堵塞感，食欲减退。病院诊断为感冒后肺炎，其后一直有 37.5℃左右微热。几经治疗、迄今不退。其他症状包括盗汗、轻度咳嗽、咳痰，但持续不止。感冒时所服药品造成胃肠不适，体重近来减少 5kg，有时全身有灼热感。

《万病回春》中的滋阴至宝汤，常用于"妇人诸虚百损、五劳七伤"，能"健脾胃、养心肺、退潮热、除骨蒸、止咳嗽、化痰湿、收盗汗"。本病例几乎具备所有上述症状，故投给本方。服药 1 个月后热退，食欲增进、体力充实；5 个月后完全恢复正常。

原按 本方可用于结核、肺炎、支气管炎等有持续低热而致衰弱者。方中白术、茯苓、陈皮、甘草补脾胃，柴胡、地骨皮、知母、薄荷解骨蒸热，当归、芍药、香附子补气血，麦门冬、贝母治咳嗽。（日）矢数道明．汉方临床治验精粹［M］．北京：中国中医药出版社，2010：180.

案 3：外感后的微热（矢数道明医案）

草某，5 岁，男。初诊 1986 年 3 月。患者生来就患过敏性鼻炎，也有特应性皮炎症状，经常打喷嚏、流鼻涕、鼻塞等。有时尚有哮喘发作。自乳儿期起扁桃体肥大、腺样增殖。曾接受过汉方治疗，如对特应性皮炎症状服过荆防败毒散；在过敏性皮炎严重时或哮喘发作时服用过小青龙汤。有时也服用神秘汤等。近 3 个月来未服药。主诉：感冒后 2 个月期间，低热（37.2 ～ 37.4℃）不退，又犯鼻炎，不能上学。听、叩诊基本无异常，咳嗽及咯痰均不严重。按"虚劳心肺之蒸热"，投给了滋阴至宝汤。服药 3 周后，低热尽退、食欲增多、精神复原。因服药后身体状态良好，故热退后仍继续服药，其后再未感冒，哮喘也未发作、皮肤炎亦未发生，家人认为此药能改善体质，故已连服 1 年。现在仅鼻塞尚未获痊愈。

（日）矢数道明. 汉方临床治验精粹［M］. 北京：中国中医药出版社，2010：181.

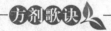

滋阴至宝回春方，柴骨知贝薄术香，

归芍茯麦陈皮草，滋阴清热养血强。